U0143694

最漫長的暑假
兔寶KO ALL兒童白血病日記

兔寶爸 陳廷宇
兔寶 陳繹安
著

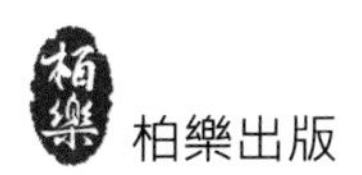

柏樂出版

目次

特別收錄

推薦序 關心

專文推薦（依姓名筆畫排序）

冰島研究社創辦人 Eric

第一次見面是在2018年的分享會，兔寶的乖巧貼心，令我留下深刻的印象。回想兔寶生病時寄給我的卡片：「我一定會去冰島！」如今這個延遲五年的夢想終於實現，他們終於踏上了冰與火之國！再次見到兔寶，她已是個臺風穩健，能與爸爸一起在臺上互動的小大人了！

兔寶爸從冰島群組裡感受到的「善的循環」，把經歷濃縮在這本書裡，這不單是兔寶克服困難的記錄，更是一個充滿愛與希望的故事，期待這本書可以為更多需要的人帶來溫暖激勵的正能量。

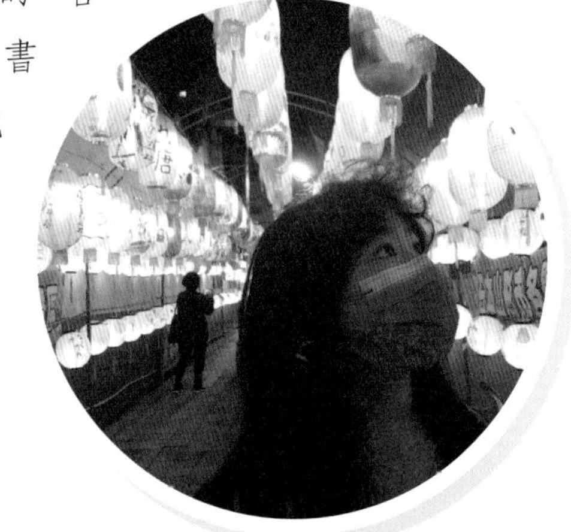

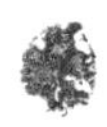

街頭路跑創辦人 胡杰

1020天的抗病日記是956天化療、胸口埋入一條人工血管、手臂超過二千個點滴針孔的瘀青、三餐無數的嘔吐與能填滿太平洋的眼淚。

兔寶是街頭路跑年紀最小的跑者，兔寶媽為她報名，從三歲加入，由兔寶爸推著嬰兒車參加100場街頭路跑，我看著她長大，心中不捨她受苦。

「有沒有一條路能療癒受傷的心與身？」我受傷的身與心，從跑進這本書得到救贖，1020天在我心中譜出一首生命的詩，她的勇敢給我力量，相信也能為你的生命透進滿滿的陽光。

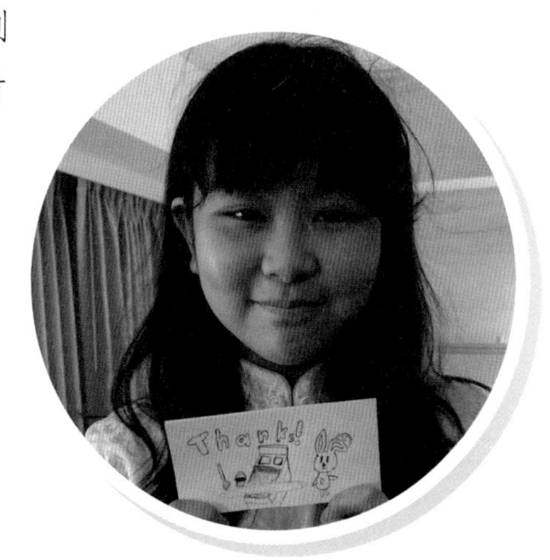

前行政院農業委員會主委、《減壓生活禪》作者、最重要頭銜「兔寶的阿公」陳武雄

2019年……傍晚接到女兒令人震驚的電話：孫女得到了兒童白血病。

很幸運臺灣擁有著許多一流的醫療團隊，歷經三年艱辛的完整療程，有愛與淚水的交融，有刺骨針劑中湧現的人間溫情；是孫女一家人昂貴又無價的生命教育，也是他們生命的突破與成長。過程中體現個人生命的微小，與眾生相依相存。感恩醫師、護理人員的照顧，志工、親友、法師的祝福與加持。感謝現代醫學研發出標準療程，這背後是無數人殫精竭力的心血。這是不可思議的隨緣任運，感恩諸佛菩薩。

臺大醫院小兒血液腫瘤科主治醫師 盧孟佑

兔寶爸來門診，記錄兔寶血球數，一切正常，就像段考及格後心情放鬆般的閒聊，聊到暑假去冰島看火山、格陵蘭看冰山崩落，寒假去北歐三國看極光，我心想旅行雖然遲到了，但仍然一步一步地把生病前的規劃完成，心中充滿祝福：兔寶一家走出黑夜，成為是「站在光裡的英雄」。

在小兒科服務三十年了，知曉小孩生病住院是全家的夢魘，尤其是癌症治療住院，常常一個療程都是以月來計算，簡直是以院為家，小朋友對治療的害怕、抗拒，為人父母心中的

不捨、擔憂、自責，治療預後的不確定性，整個家庭的關係重組、照護分擔、經濟負擔，都是很大的衝擊。

面對這突來巨大的壓力，常見病童和家長們自發的互相支持、交換照護經驗和心得，一同面對扎Port A換針、洗蝴蝶、換藥，一同追著紅鼻子醫生、一起上藝術治療課、上床邊教學、玩桌遊、發燈籠、交換聖誕禮物，也一起面對哭泣、悲傷、害怕、嘔吐、疼痛、掉髮、嘴巴破，甚至復發、生死。

病房文化中避諱「出院」，改稱「下課」，所以同時期發病一起在病房奮鬥的病童們，不分年齡就互稱「同班同學」，就像當兵時的「同梯」一樣，有革命般的情感，不論住院、門診都會約在一起，甚至「畢業」(療程結束的暱稱)後仍會有聯絡。

這些精神心理的支持、照護經驗的心得和交換，以往都只是透過病童家屬間私底下的口耳相傳而已，很高興兔寶正向積極面對的態度，加上兔寶爸有著感性的心和社工人造福大家的精神，在他的鼓勵下，兔寶從自身的經驗和觀點，拍攝照護短片發布在「YouTube奇異果兔兔」上，來降低病童面對醫療處置照護時的焦慮害怕；兔寶爸媽也發願成立網路社群來給予家長們精神心理的支持和輔導，並交換照護經驗；現在更是將自己的照護經驗和心得，特別是全家的心路歷程之轉折與適應寫成這本書，分享給未來有需要的人，給予所有兒癌家庭多一份支持的力量。

感謝兔寶家這本書的誕生！

最後祝福所有兒癌的小朋友，
都是「站在光裡的英雄」！
「愛在哪裡，幸福就在哪裡」。

親職溝通作家與講師 羅怡君

闔上書前看見一家三口長滿頭髮的合照，我讓淚水盡情奔流，最漫長的一段路終於跑完了！

早慧懂事的兔寶代為接受萬分之一罹癌的挑戰 讓9,999個孩子免受此病之苦。

謝謝向來勇敢不畏眼光、互相支持的兔寶一家記錄抗癌之路，提醒我們理所當然的平凡日子是受到祝福的恩典。翻開書，跟著兔寶一家發現自己的內在勇氣，重新解讀人生吧！

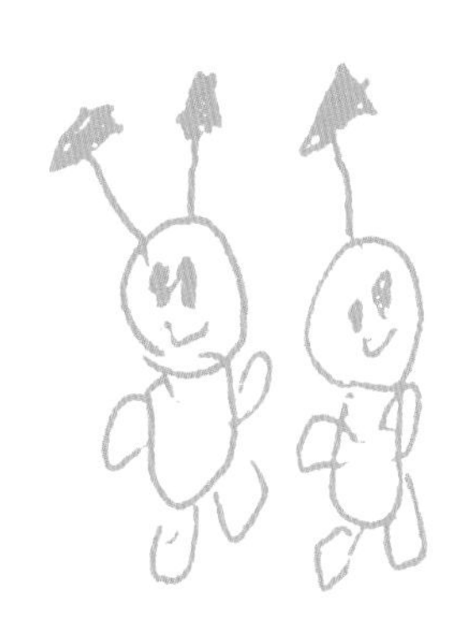

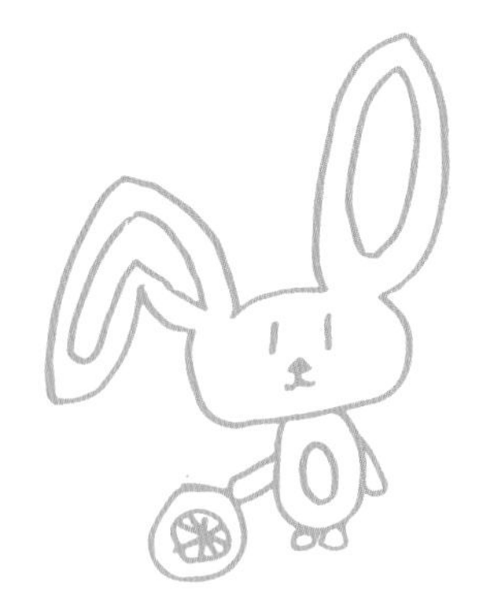

暖心推薦（依姓名筆畫排序）

Peggy Yang｜水果團購教主

NyoNyoTV 妞爸｜百萬親子頻道

朱紹盈｜花蓮慈濟醫院小兒科主治醫師

村子裡的凱莉哥｜親子作家

李心怡｜碩泰公關總經理

范琪斐｜資深媒體人

馬照琪｜紅鼻子醫生創辦人兼藝術總監

許皓宜｜諮商心理師／作家

陳德中｜台灣正念工坊創辦人

鄒敦怜｜龍傳文創顧問、兒童文學作家

謝文憲｜企業講師、作家、主持人

隱藏角色｜部落客

魏世芬｜聲音修繕師

魏德聖｜導演

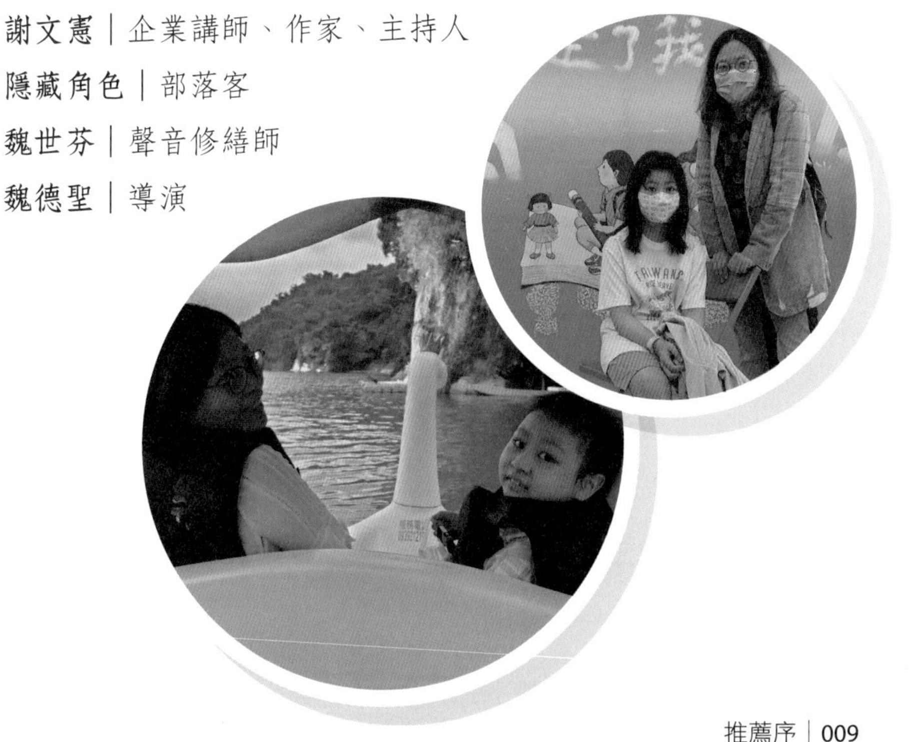

前言

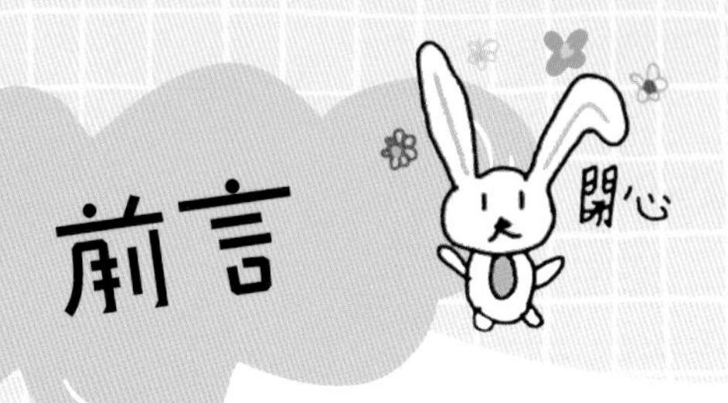

這是一個既溫馨又心酸的故事，原本活蹦亂跳、天不怕地不怕的小女孩——兔寶，小學一年級暑假被醫師診斷出兒童白血病，這本書記錄她罹癌後一路學習感受與面對恐懼的點滴。幸運的是，兔寶擁有幸福的家庭，以及一群給力的親友，持續為她祈福、給予協助。除此之外，也要感謝她願意不顧一切努力奮戰，共同成就了這個故事。

兒童白血病是什麼呢？
它是一種關於血的癌症，也是兒童最容易罹患的癌症。

每10,000個孩子中，就有1位可能會罹患兒童癌症。這「萬中選一」的孩子，拯救了其他9,999位小朋友，成為拯救大家的小英雄；代替其他孩子離開的病童，更是大英雄。不過，沒有罹患癌症的大多數人，藉由捐錢、捐血、捐頭髮或當義工來幫助社會，也能成為「無名英雄」。（註：臺灣兒童白血病發生率約10萬分之2到4）

小女孩兔寶的旅程，接下來會發生什麼事情呢？

她的治療完成了嗎？

她現在好嗎？

透過兔寶（我）的故事，想告訴大家的是：人們難免會遭遇困難和瓶頸，然而，真正美好的人生並非毫無挑戰，而是遇到挑戰時，依然能夠有勇氣面對、冷靜地解決它。所謂的冷靜並不是不能有情緒、不能哭，因為壓抑自己，反而可能造成長期處於憂鬱狀態。因此，一邊想辦法解決問題，同時能抒發情緒，才是最棒的方法喔。

兔寶　文

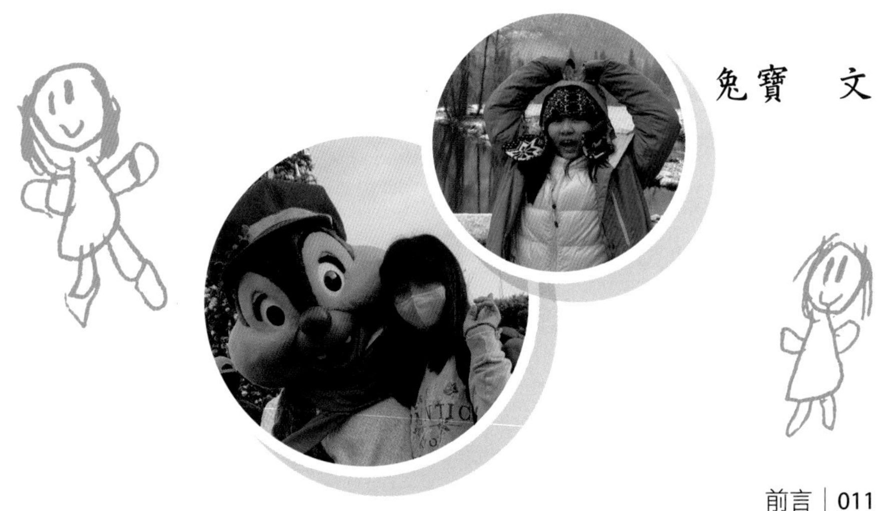

兔寶爸序

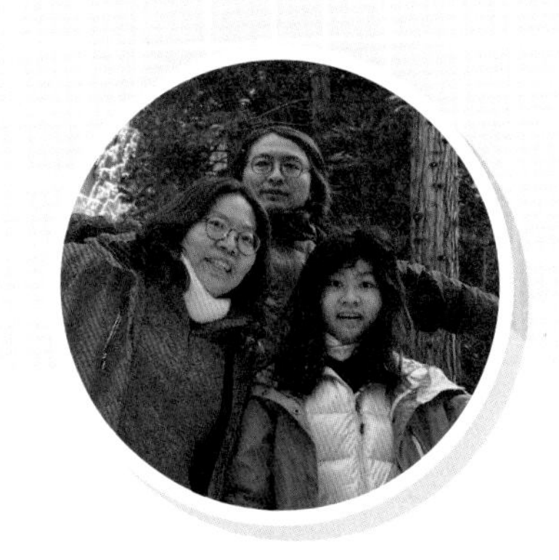

父母的心穩住了，孩子就能跟著穩

兒童白血病過去被稱為「血癌」，隨著醫學的改革與進步，治癒率逐漸提高，病名修改為「兒童白血病」。在臺灣，每年罹患兒童癌症的孩子約有五百人，其中，罹患兒童白血病的孩子就占了將近一半。也就是說，臺灣每年有兩百個以上的家庭，為此面臨人生的巨大考驗與轉折，又因輿論造成的錯誤認知，使父母陷入自責，甚至不敢讓別人知道「我的孩子生病了」。

針對兒童白血病，主要協助單位是「兒童癌症基金會」，目前尚未成立專屬的病友協會。兒童白血病有諸多類型，例如淋巴型、骨髓型等等，治療方式又區分成化療、移植、標靶、免疫細胞療法CAR-T等。治療引發的副作用會因孩子的體質而有所不同，這一切的不確定性，使得家長與孩子更容易長期處於恐慌與憂慮中。

以兔寶罹患的「急性淋巴型白血病」為例，治療順利的話，復原需要2.5年至3年。以往資訊少，所有的病童與家長們只能等待熬過漫長的孤軍奮鬥，倘若有過來人願意分享自身過往經驗，並同理那一份破碎的心，那麼，在這條路上的每個家庭、每一個人，就能更踏實、更有希望地朝前邁進。

「父母的心穩住了，孩子就能跟著穩」，兔寶一家人共同走過這段歷程，對此特別有感觸，「想笑的時候好好笑，想哭的時候就好好哭」，有正常的宣洩才能走得久，這場戰役不是百米賽跑，而是馬拉松。

尤其，男人容易要求自己要當堅強的肩膀，忍住不表現情緒，或是喝個兩杯，才躲起來偷偷哭，這樣很容易內傷。兔寶爸曾試圖在妻小面前保持冷靜，要求自己將所有事情處理妥當，直到有一回兔寶媽獨自在醫院照顧孩子，輪到我回家打掃，一個人靜下來面對空蕩蕩的家，我頓時忍不住崩潰大哭，「原來我不是超人，我只是一個平凡的爸爸」。

心裡再怎麼難過，日子還是要往前走，我們能為孩子做的就是「三師」。不同於過去社會追求的「醫師、律師、會計師」，當孩子接受化療和住院時，父母需練就一身「三師而行」的能耐：

1. 諮商師

生病的孩子治療過程中，身心承受痛楚，服用類固醇會引發情緒起伏，孩子時而憂鬱、時而暴躁，非常需要父母傾聽與陪伴他們的心。

2. 空間整理師

住院期間，病房的私人空間非常小，一住就將近一個月，該攜帶哪些用品？如何運用有限的儲物與生活空間？這些方法都非常重要。

3. 專屬廚師

化療時，病人的味覺會常常改變，食物須一直變換。孩子吃不完的，若不想浪費食物，往往是父母自己吃下肚，進而成了行「師」走肉，一路胖下去！

這一路走來，我們得到了許多祝福，深深感受其中的艱辛，因此非常雞婆地成立了三個管道，希望病童家屬們能從中獲取需要的訊息：

1. FB粉絲團：兔寶KO ALL兒童白血病日記

記錄兔寶的治療過程與心情的轉折，供病友家屬們提早了解這段過程，讓大家毋須在黑暗中尋找未來的道路。

2. 兔寶的YouTube頻道：奇異果兔兔

由兔寶自製，分享治療過程的影片，幫助孩子們更容易理解兒童白血病的治療方式。透過影像紀錄，病童與家屬能看見兔寶從治療到痊癒的轉變，讓大家安心——未來是擁有希望的。

3. 兒童白血病的家屬line群組

病童家長們互相交流療程、宣洩與擁抱情緒的園地。

這幾年來，透過這三個管道，凝聚了許多確診家庭的心，但有鑑於粉絲頁的宣傳效果有限，必須藉由關鍵字搜尋或是病友口耳相傳，才知道加入方式；此外，粉絲頁累積的文章，會因洗版消失，過往累積的分享文章不容易搜尋，進而使我萌生了撰寫書的念頭。

藉由我們一家三口的經驗，盼望社會大眾更加理解並體諒在世界上許多被忽略的事物，更加珍惜自己眼前的生活。這不是一本工具書，希望大家閱讀後，從中能小小獲得、找到屬於自己的那一份小小幸福，因為———幸福它一直都在。

成為全職奶爸，意外之外的人生風景

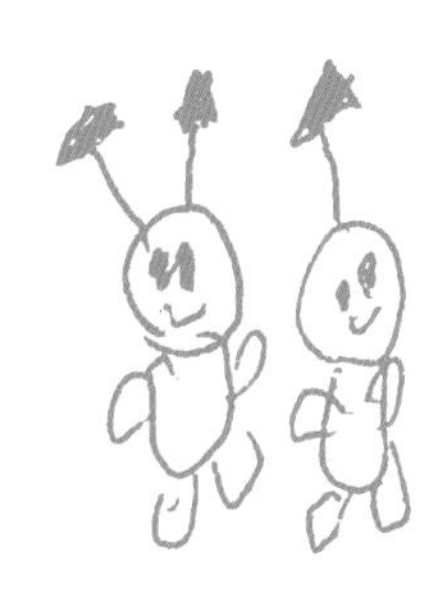

可愛的兔寶出生於一個平凡的雙薪家庭，

她誕生後，兔寶爸為了孩子的教養與家人的生活品質，決定辭去工作，全心在家相「妻」教子。每天早上料理好早餐、送老婆出門上班後，兔寶爸家庭煮夫的一天就正式展開了！

收拾餐桌、陪兔寶玩耍、講故事、整理玩具、推娃娃車去市場買菜和公園玩、煮副食品、洗曬衣服、煮晚餐，直到晚上老婆下班回到家，一家人先來個大大的擁抱。等哄好孩子入睡完，兔寶爸再聽聽老婆說說今天工作的辛苦，彼此互相陪伴抒發情緒。

兔寶爸是時間管理大師，平日利用照顧小孩和繁忙的家務的空檔，上網、閱讀、看新聞，讓自己跟上時代的潮流，假日再安排全家一起出外走走，享受一家三口齊聚的悠閒時光。

人生總會有許多出乎意料的風景，兔寶爸從沒想過自己會成為一位父親、成為沒有名片的全職奶爸，沒想到會有這麼一天，需要陪著女兒對抗兒童白血病，更想不到的是，原來臺灣有這麼多的孩子與家長，正在沒人看得見的角落，默默為生命的奇蹟而奮戰著。

這並不是名嘴意見或專家指導的教養書，全書只有兔寶爸成為全職奶爸後，最真實的人間遨遊。歡迎大家以輕鬆的心情，舒服窩在沙發上，準備好雞排與珍珠奶茶，閱讀這看似與眾不同，但其實發生在每個平凡家庭中，像空氣一樣重要，卻容易被忽略的故事吧！

兔寶爸　文

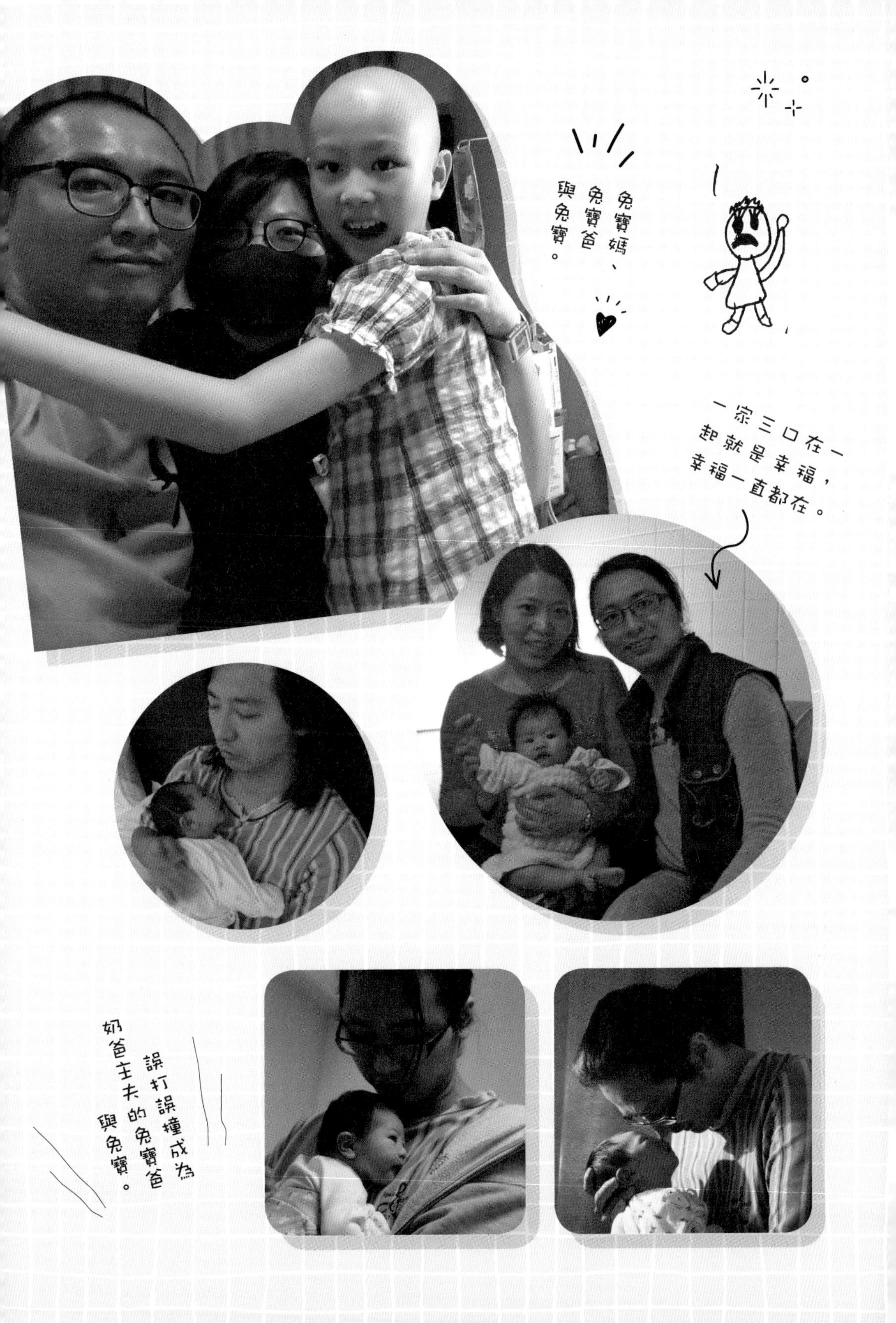
兔寶媽、
兔寶爸
與兔寶。
一家三口在一起就是幸福，
幸福一直都在。
誤打誤撞成為
奶爸主夫的兔寶爸
與兔寶。

Part 1

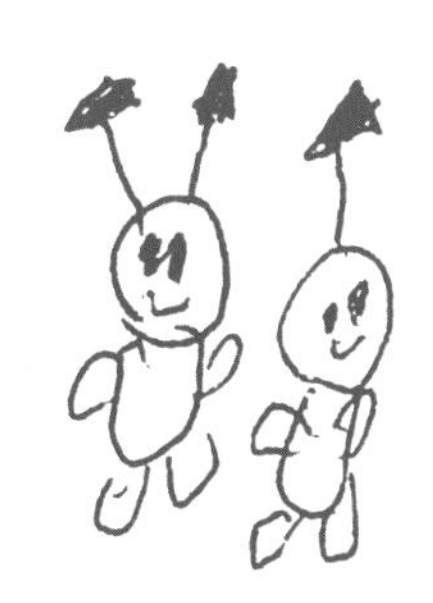

漫長暑假的開端：確診與化療

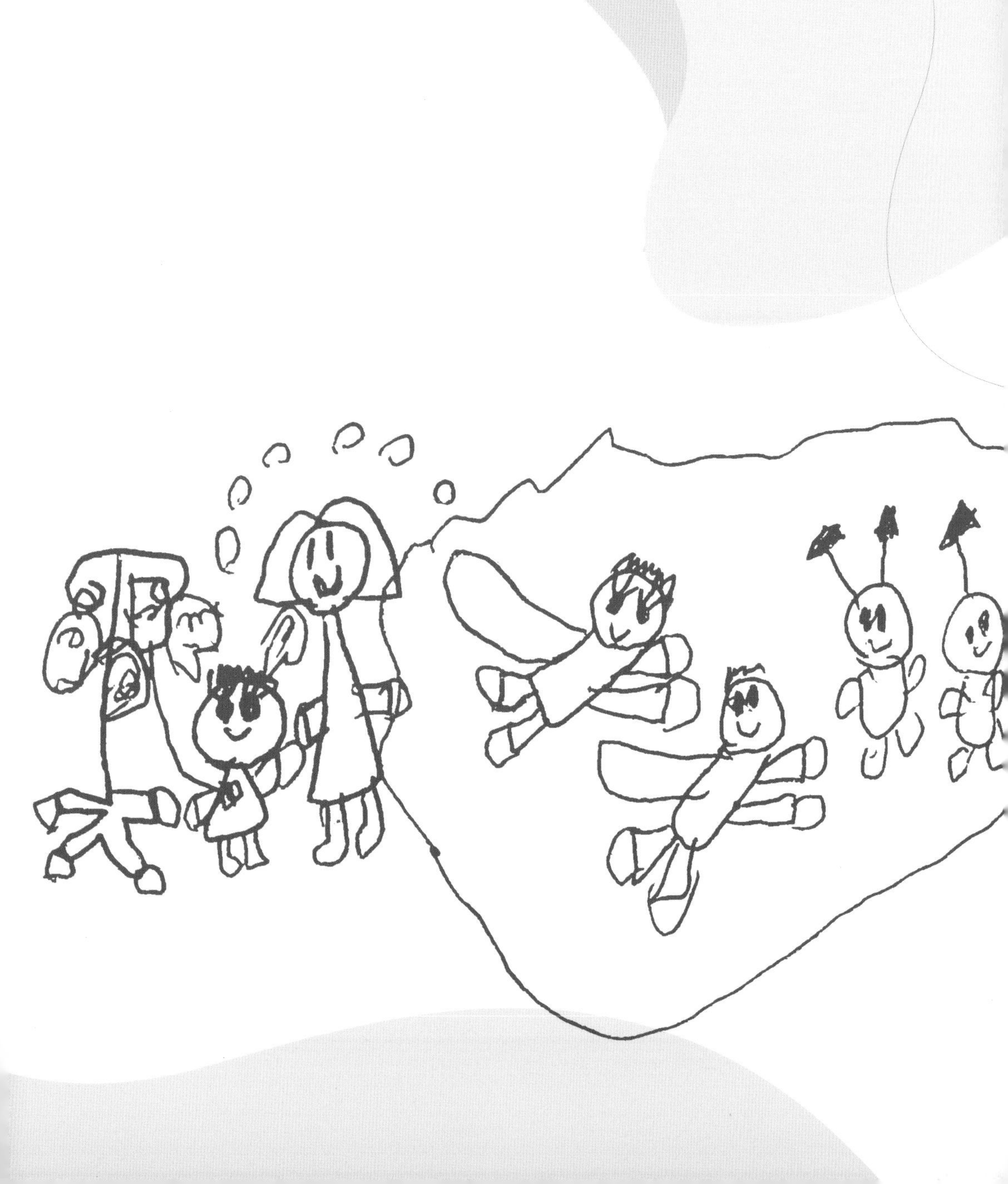

最初的我們

地球有七十八億人口，職業與人際圈完全不同的兔寶爸和兔寶媽，因戲劇與兔子把我們深深的串聯在一起。

1999年4月10日，《膚色的時光》，是兔寶媽和兔寶爸一起欣賞的第一齣舞臺劇。

1999年8月30日，綠果實劇團演出《天使的禮物》，是兔寶媽和兔寶爸第一次同臺演出的美好回憶。

2000年4月17日，兔寶媽和兔寶爸成為了彼此人生中的男女主角，因為兔寶媽和兔寶爸同姓，總可以開玩笑的說：「如果我賭輸了，我跟你姓。」

2011年11月29日，兔寶媽和兔寶爸跟兔子非常的有緣分，定情物是一隻兔子娃娃，婚禮影片我們扮成了兔子，而最後生下的寶貝女兒，也是一隻可愛的兔寶寶。

兔寶也聽得懂的「科普」兒童白血病

兔寶爸查詢到的白血病資料這樣說：白血病過去稱為血癌，是指不正常的白血球過度增生，目前占據兒童癌症類榜首。罹病前期常見的症狀有「反覆發燒、食慾不振、常感疲勞、貧血、臉色蒼白、容易流鼻血、好發肚子痛、出現異常瘀青及出血點、骨頭或關節疼痛」等現象。

以上描述的症狀初期常被誤判忽視——流鼻血可能是天氣變化造成，異常瘀青與出血點是孩子玩耍時撞傷的痕跡，其他症狀則像腸胃型感冒。一開始往往連醫師都無法辨別，直到症狀在停藥後仍反覆發生，或是開始出現明顯異常的瘀血，醫師才會再進一步抽血檢驗。

其實並非醫師誤診，而是這些症狀實在不易察覺，連醫師都無法在第一時間發現背後的大魔王。因此，希望確診者的家長們千萬不要自責，這並不是大人照顧疏忽，而是要找出真正的病因真的沒那麼簡單。

消化完上述生硬難懂的說明後，我嘗試以孩子能理解的語彙解釋給兔寶聽：人類的血液製造就像一座汽車工廠，血管是一條高速公路，成形的白血球、紅血球、血小板則是汽車，車輛在工廠製造完工後，汽車才會被分派上路，行駛到高速公路上。

罹患兒童白血病的孩子，等同於身體裡專門製造白血球汽車的工廠，一直派出尚未完工的白血球上高速公路，仔細想想，高速公路就僅僅這麼一點寬，當有太多未成熟的白血球占據道路，車道被擠得水洩不通，其他紅血球車與血小板車等就沒路可走，無法正常開上高速公路行駛，導致身體的紅血球與血小板總量不斷下滑，直到身體沒有成熟白血球，紅血球與血小板又數量不足時，就會危害到小朋友的生命安全。

癌症通常會分初期、中期、末期，但兒童白血病沒有早期或晚期之分，因為白血病從骨髓長出來，隨著血液循環到全身，所以發病一開始就是全身性疾病。

值得注意的是，如果是急性型白血病發病確診後要是不做治療，一般生存期僅有「三至六個月」，因此發現後一定要盡早治療，不要拖延！

過去，兒童白血病治癒率只有20%至30%，但隨著醫學發達進步，現在已提升到 80%至90%，治癒率相當高。當孩子確診為兒童白血病時，家長難免會緊張，千萬別過度恐慌，配合醫囑早期發現早期治療，切莫聽信偏方而延誤黃金診療期，因為小孩子一發作，惡化速度會很快，及早進行治療，治癒的效果最好，絕對要把握關鍵時間。

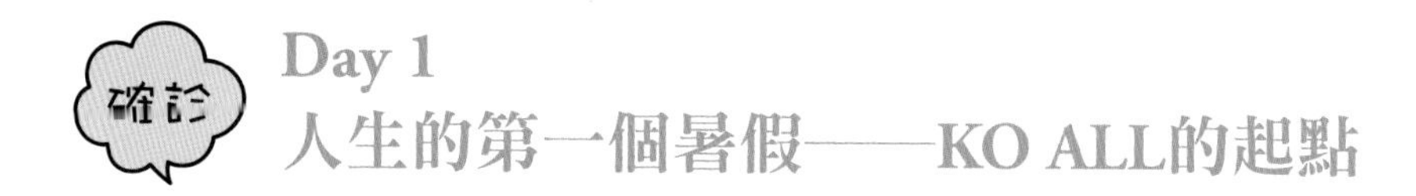

Day 1 人生的第一個暑假——KO ALL的起點

兔寶平時活力旺盛，最近身體卻稍嫌虛弱，臉色和嘴唇總有些蒼白，有時微微發燒或腹部悶痛，在班上還兩度忽然流鼻血。中醫師把脈說，孩子最近體虛，須吃藥調養，耳鼻喉科和小兒科醫師則診斷是腸胃型感冒。兔寶服藥後，確實肚子不疼也不發燒了，但每隔一段時間，同樣症狀又會反覆發作。

學期末的戶外班遊，兔寶玩耍中途突然臉色發白，靠在樹邊休息，當時我們以為是中暑。同行一位家長「蘭蘭」具醫療背景，熱心前來關切兔寶，卻發現異狀。她看了兔寶臉色，隨即按壓兔寶的肌肉，檢查皮膚是否有出血點。最後，她嚴肅認真地建議兔寶爸：「希望我的判斷是錯誤的，但請盡快帶她前往大醫院抽血檢驗。」

兔寶就讀私立幼兒園，從未放過真正的長假，小學一年級升二年級是她人生中第一個暑假，因此她非常開心，很期待參加傳說中的夏令營。我們陪伴她規劃好三個大活動：祖師禪林的兒童禪學營、刺點劇團的兒童戲劇營，以及計畫多年總算要出發的冰島行，都將在這一年暑假圓夢。營隊結束後，為求個心安，我們決定出國前夕去醫院抽血檢查，卻沒意料到，這一天的場景令我們永生難忘。

那一天下午，我牽著兔寶的手蹦蹦跳跳地去兒童腸胃科，等候檢驗報告的空檔，我們父女倆還一派輕鬆地去吃晚餐。熱騰騰的麵才吃到一半，醫院來電，希望我們盡早回醫院看報告。

醫師向我嚴肅說明，孩子罹患了「兒童白血病」，就是所謂的「血癌」，尚未確認白血病類型，但建議立刻安排住院，並轉診至血液腫瘤科。這消息實在是晴天霹靂，我第一次完全沒運動就全身冒冷汗。當天我立刻陪兔寶住進醫院，等待隔天做進一步詳細檢驗。兔寶緊張地哭了，其實我們夫妻心裡也很慌，也很想大哭一場，但為了孩子，我們只能故作堅強努力挺住。

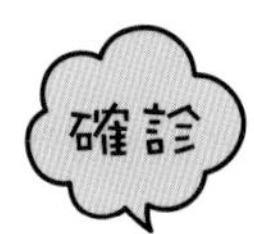

Day 2 煎熬！轉診變急診

第二天一早，我們沒有太多時間可以沉浸在悲傷之中，抽骨髓液做檢驗、打點滴補充血小板與紅血球等程序接踵而來。前一晚的慌亂下，睡不著的我們，徹夜查詢兒童白血病的資料，並趁空檔解釋給兔寶聽。兔寶了解狀況後，心情漸漸轉為平靜，但依然難免害怕，尤其隔天一早的重頭戲就是骨髓液麻醉檢驗。這是兔寶第一次接觸麻醉，外加身體的虛弱感，她無助地以天真的聲音哭著問：「我會死掉嗎？」

聽到兔寶的提問，原本挺住堅強安撫孩子的兔寶媽不禁默默落淚。我看著妻小都在哭，心都碎了，但這一刻也只能咬著牙強忍淚水告訴兔寶：「我們很慶幸生長在一個醫療進步的年代，三、四十年前兒童白血病的治癒率只有一至二成，現在已經提高到超過八成。爸爸相信，最相愛的我們，一定可以再一起攜手玩耍數十年的。」這時候的兔寶媽，儘管泣不成聲，仍然打起精神辦理所有手續，而我雖然強顏歡笑，卻常常腦袋斷片、一片空白。

從我們那幾天的搜尋得知，臺灣目前最常治療兒童白血病的醫院有：臺大兒醫與其分院、馬偕體系、長庚體系、榮總體系、中國醫藥大學附設醫院、彰化基督教兒童醫院、中山醫學大學附設醫院、高醫與成大等。

兒童白血病治療期長達兩、三年，絕對是一場馬拉松戰役。發病初期，我們還以為兔寶是腸胃方面問題，並未在上述的醫院看診。天下父母心，難免希望孩子能有較高的治癒率，於是猶豫著是否要轉院。除此之外，「離家近」也是一項重要考量。漫長的療程須反覆往返醫院與家中，每一次的治療都將是舟車勞頓，再三考慮後，我們決定轉診到離家最近的臺大兒童醫院，於是到處打聽是否有推薦的仁醫。

然而，也許是彼此溝通上的誤會，導致「轉診變急診」。當天中午原本的住院醫院通知可出院，給了我們一堆單據，卻不知是哪一個環節出現失誤，當時我們滿心感激收拾完行李，向醫護致謝道別，立刻帶著剛做完骨髓穿刺檢驗、身體極度不適且疼痛的兔寶，飛奔前往臺大兒童醫院。

我們打算轉院後，讓食慾不佳的孩子好好吃個午餐，但抵達櫃檯報到處才赫然發現，臺大兒醫院根本未接獲前一個住院醫院的轉診住院手續，此時，我們才發現手上拿著的並非轉院單，而是出院單。當天下午，臺大兒醫沒有兒童血液科門診，我們只得依循醫院流程，先到急診室掛號，再由急診室判斷是否有緊急住院的需求，接著才聯繫院方主治及確認床位。

臺大急診室是出了名的忙碌，病床根本不夠用，等待中的病患或坐或躺在走廊上。兔寶第一次進急診室，此時又累又餓又有骨髓傷口，當知道無法順利入院時，她完全嚇壞了，很害怕躺下後是不是就再也無法離開，於是怎樣都不願意躺上急診室的臨時病床。

哭泣中的孩子，忙碌中的醫護，無助的我們只能忍淚緊握拳頭、持續溝通，期望能早點獲得治療。從下午兩點等到晚上九點多，我們才總算進入病房。很幸運的是，當天的主治醫師恰巧就是朋友推薦轉院時可求診的仁醫盧孟佑醫師，當下真心感恩這份因緣，是這一整天裡最美好的事。

回頭想想，幸好有親友與學校家長們熱心協助與陪伴，讓我們在孤單無助時感受到無比的溫暖。入院後聽聞其他病友家屬提及轉院的辛酸史，好在多數醫師都還是會盡力協助病患轉院，驚滔駭浪的過程，才能有驚無險地過關。幾經波折的我們能夠在當天入院已是萬幸，希望兔寶籠罩在幸運女神的綠光下，撐過這兩、三年的考驗，讓我們一家人繼續牽手走下去。

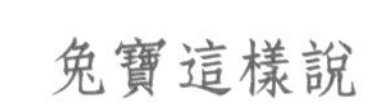

很感謝幫助我們的親朋好友，也謝謝盧醫師與照顧過我的所有醫護人員，有你們大家的幫助才有現在的我！

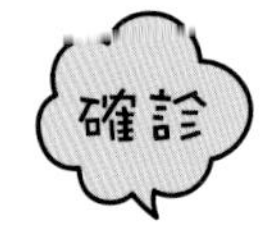

DAY 3 兔寶媽的吶喊：讓我離職吧！

兔寶確診住院後，每天都有滿滿的檢查要做，除了需要統計每次喝水、進食、排泄物的總量以外，每八小時要尿檢一次，每十二小時驗血一次。為減輕身體器官負擔，必須持續打點滴清理血管中的廢棄物質，排尿的頻率也因此直線上升，等同於近乎每小時都要協助孩子使用尿便桶，並測量記錄詳細的尿便量。白天需要陪伴、安撫孩子，晚上只能間斷睡眠，對家長來說是體力大考驗。

確診第三天，兔寶媽覺得現階段的自己很難兼顧工作與家庭，雖然老闆願意給她較彈性的工時來陪伴兔寶，但她也自知身為管理階層，長期下來勢必會造成團隊夥伴的負擔。相當重視工作責任感的兔寶媽與我討論後，毅然決然選擇讓公司有足夠時間找到接班人後離職。

這對兔寶媽來說無疑是個非常重大的決定，一直以來，工作是她的成就感來源之一，出於家庭的責任與對兔寶的愛，促使她飛速做出取捨。與此同時，她帶著對另一半的愧疚，自責質疑是不是自己抗壓性太差，才無法兼顧工作與家庭，並擔心離職後的經濟負擔，會造成丈夫的生活壓力。

我抱抱兔寶媽說：「這不是妳的抗壓性不足，而是在這一刻，妳很清楚什麼才是內心最在意的事。雖然平時工作忙碌沒有太多時間相互陪伴，但我知道妳對我與兔寶的愛，時刻都在。在過去，我們總覺得還有很多時間可以好好相處，而現在的妳，只是不想放過一家人同聚在一起的寶貴時光，每一刻都想好好珍惜，時光寶貴，就別花時間難過了，讓我們一起攜手走過吧！」面對妻子的割捨，這是我當下唯一的念頭：我們一起，一起！

大人拿定主意共同面對考驗，兔寶也面臨自己的煩惱，她很傷心的兩件事情分別是「脫離與同學相處的日子」以及「需要剃光頭」。儘管她明白，不接受治療就只能接受生命的終點，可是對於小女生來說，光想像就覺得光頭好醜。

於是我對兔寶說：「誰說剃光頭髮就是醜？以前爸爸留長髮是為了兔寶想看，這次爸爸也可以陪著兔寶一起剃光光，再一起重新把頭髮留長喔！至於課業，爸媽會和導師溝通在家自學，讓妳盡可能地銜接上學校課程進度，早日回到同學身邊。」

聽到這裡，兔寶才總算稍稍安心。

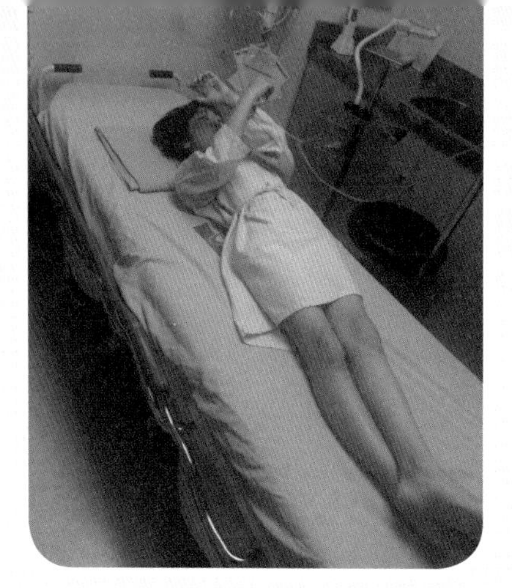

兔寶進行抽血檢查，當天醫師告知是罹患了兒童白血病。

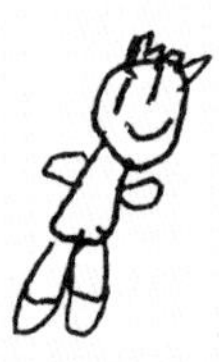

治療前醫護人員會以玩偶示範，讓孩子有概念。

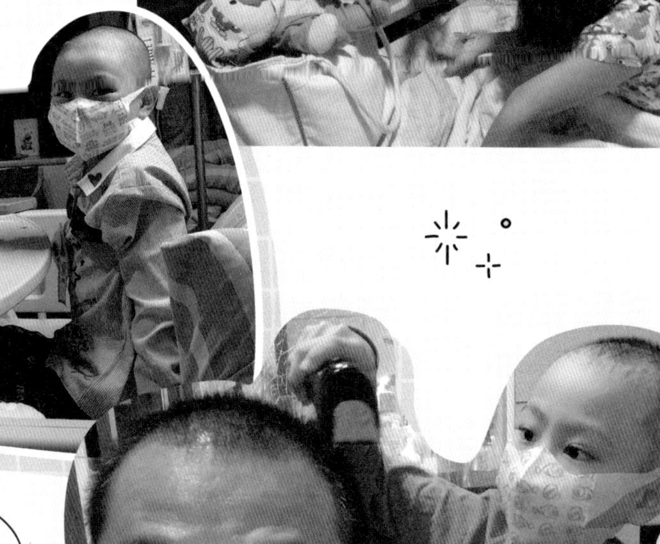

兔寶確診後，兔寶媽決定離職，專心照顧兔寶。

兔寶爸陪兔寶剃光頭。

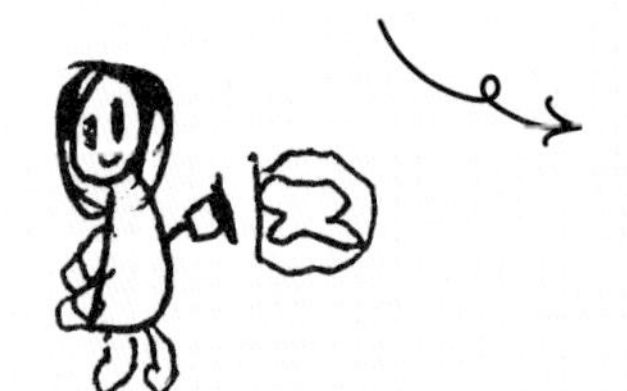

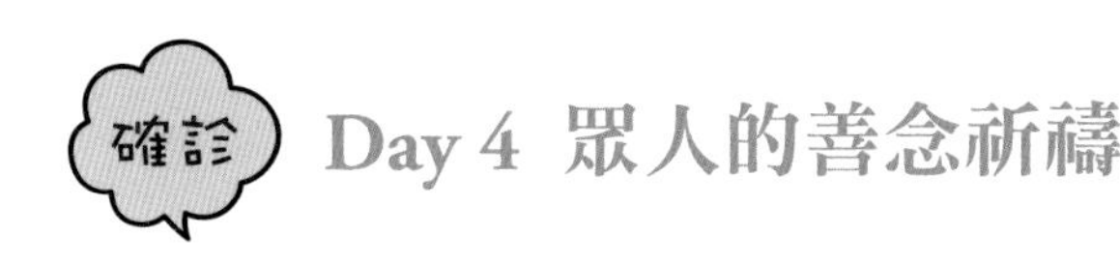

Day 4 眾人的善念祈禱

兔寶確診後，我們接觸到各式各樣的宗教觀點，以不同角度詮釋兔寶的疾病，有人說是上輩子的因才導致這輩子的果；也有人說是因為神要成就未來更強大的兔寶；還有人說這是神的考驗，或說是神要藉由這樣的苦痛讓我們更接近神。

然而不管各個宗教信仰什麼樣的神，膚淺如我，當下只想著：「如果只是希望我更接近神，可以不要用折磨我家孩子的方式來達到目的嗎？如果我們都是神的孩子，就我的職業病來看這可是家暴啊！」對於兔寶的病情，從我個人的視角看來，這一切都不需要理由，誰都想中樂透，但不想中這種金馬獎，生老病死本來就是無常的變化，世間事常常就是如此，只不過，這樣的課題真的太難了。

不能因迷信而耽誤病情，但真心地祈福並不會影響治療，因此，滿滿的祝福我們通通不排斥、來者不拒。這幾天，各宗教的親友都為兔寶禱告。我用筆電與手機處理接踵而來的大小事務，同時幫兔寶辦理「在院隨床伴讀」與「隨家到府的課業輔導」服務，這一切不是為了維持孩子的學業成績，而是想讓兔寶能保有夢想，繼續堅強地克服病魔，懷抱重回同學身邊的希望。

半年前，兔寶曾蓄髮數年以響應捐髮，花自己的零用錢去麥當勞叔叔之家當小小志工，當時我們還解說兒癌的各式情況給兔寶聽，沒想到僅僅數月後，我們卻成了兒癌家庭的當事人。或許是因為兔寶曾參與過這些公益活動，面對自己的疾病，她比同齡的孩子懂得更多，進而減少些許的恐懼感。

治療展開後，兔寶很懂事也很忍耐，連血型Rh陽陰性配對等邏輯都搞清楚了，護理師、藝術治療師甚至其他家長都驚訝於她超齡的穩定度與理解力。雖然面對打針的恐懼和疼痛，她還是會忍不住哭泣，但兔寶知道必須這麼做才有機會與家人繼續在一起。

平時習慣什麼都想問、什麼都想知道的她，一反常態，已經不再問我們會不會死亡的問題，因為她懂了，所以她不再問了，懂事得讓人心疼。對兔寶來說，坦然面對比「什麼都瞞著她」更好，但我更想讓她知道的是我有多愛她，無論是天使還是惡魔的調皮狀態，一直以來，爸爸都以她為傲！

這天兔寶因為打血小板引起過敏反應，身體非常不舒服，不禁歇斯底里地反抗，讓平日堅強的兔寶媽看了也忍不住落淚，想想後續正式化療才是硬仗的開始，不知孩子還要吃多少苦？幸有藝術治療師前來，利用各式娃娃與道具對兔寶解說安裝人工血管等醫療過程，讓她了解後續的手術如何進行，全家繃緊的神經有了暫時舒緩的片刻。

熟悉的家　不再像家

僅僅入院四天，擠在健保三人房陪睡沙發和病床上的我們已身心俱疲。緩下來後才發現，醫院裡有超多令人佩服的家長，由於工作因素或家中還有其他孩子要照顧，選擇單槍匹馬長期留院陪伴孩子。我們雖然慶幸一家三口依然在一起，也清楚長期抗戰下這樣並不是好辦法，經過一番討論後，我和兔寶媽決定晚上輪流回家休息，才能有足夠的體力與精神持續下去。

忙了一整天，輪到我回家補眠的夜裡，當再度踏入熟悉的家中，才發覺再熟識不過的家已經不像家，而是間空空蕩蕩的房子。走進少了嘻鬧聲的兒童房，忍耐多日的眼淚終究潰堤，僅能跪在兔寶的房內狂哭，拜託老天爺一定要讓女兒能再次回到家中。

雖然兔寶媽希望我能一到家就盡快睡覺，但這樣的夜實在輾轉難眠，只能把握不用照顧孩子的幾小時，能處理多少事情就盡量完成，直到體力耗盡才默默闔上眼，躺在孩子的床上忽醒忽睡直到天光。

Day 5 人工血管與紅鼻子醫生的到來

同病房第二床的國中小男生即將出院，他與肝癌奮戰四年多，進出醫院多次，看得出小男生已經老神在在地習慣了這一切，謝謝他的媽咪在此時很熱心地提醒我們許多後續須注意的事項，讓我們增加了不少信心。

第三床的三歲小女孩也是淋巴型白血病，兔寶是B型，對方是T型，女孩的媽咪以自身的例子鼓勵我們，說她女兒的類型更加險峻，都已經撐到第二階段的鞏固期，相信我們一定也可以繼續走下去。小女孩在兔寶痛痛的時候，會來到她身邊比愛心為她加油，而兔寶也會拿畫冊和她一起塗鴉。

聽說癌病兒童樓層目前住院中的病童裡，年紀最小的才六個月大，想必對每位父母來說都是滿滿的煎熬，還好大家都是抗癌同路人，總會不吝給予支持與鼓勵，漫長的路不再如此孤單徬徨。

今天是兔寶裝置人工血管的日子，醫師術前說明這個手術通常需要半小時至一小時，在手術時間超過一小時後，門外等待的我們也不禁開始坐立難安，盯著顯示手術進度的螢幕。一個接著一個手術完畢，過了一個半小時，我們夫妻倆在門外擔憂恐懼到手腳冰冷，最後終於等到兔寶進入恢復室，才總算鬆了一口氣。

在兔寶裝人工血管前，院方不但請兒童疾病輔導員來講解手術的過程，讓兔寶了解與安心，今天還有紅鼻子醫生來關心孩子們，逗孩子開心。這是我們第一次遇到這樣的服務，據說每週都會有兩次的陪伴，雖然互動的時間有限，卻能為整個病房樓層帶來難得的歡樂氣氛，長期住院的孩子與家長，都很期待紅鼻子醫生的到來。

Day 6 感受孩子的心　爸爸陪兔寶一起變光頭

本日的重頭戲就是兔寶和爸比要一起剃光頭髮啦！

很多時候我們總要求別人配合，卻忘了對方的真實感受，就像這次剃髮，一開始我認為既然化療有需要就把兔寶的頭髮剃掉吧，反正以後還會再長出來的。但是率先剃給兔寶看的我，一坐上輪椅準備在病房剃髮時，內心居然開始緊張了起來。

此刻我才意識到，如果連我這陪伴剃髮的大人都會緊張，怎麼能要求剃光頭髮的小孩不害怕呢？同理心說來容易，但連曾受過社工輔導訓練的我，面對妻小時都還是會忘記，可見大人平時真的需要常常自我提醒，多去感受孩子內在真實的情緒。

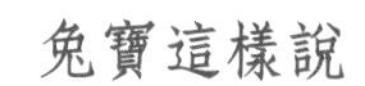

謝謝爸爸陪我剃頭！雖然剃頭時沒做太多反抗，但我其實還是會害怕，我知道即使不剃頭，治療還是會掉頭髮，所以我跨出這一大步了！也很高興，可能是因為體質吧，我的頭髮在一治療完後便飛速成長，現在留得還比爸爸的長呢！

很開心我捐過頭髮，因為可以幫到其他需要頭髮的小朋友，讓他們無須面對別人異樣眼光而有壓力。不過最開心的不僅是我能幫助他人，而是我自己也活下來啦！

Day 7
住院小確幸　一家三口獨處時光

住院期間特別珍惜日常的小確幸，隔壁兩床剛好都出院的今天就是「小確幸日」，難得有單人房的感覺，可以稍稍放鬆自在一些。由於健保三人房的浴室廁所和小小冰箱是三名住院者共用，個人區域僅有一張病床、一張陪睡長椅、一個置物櫃、一座點滴架和兩側一個轉身的出入空間。

三床同住時，我們會擔心干擾到其他床需要休息的孩子，所以無論說話或移動都很小聲，想看看戶外的風景更是難得，倘若未分配到靠窗的床位，就不知道外頭的天氣究竟是陰是晴、分不出白天黑夜，時間感也變得非常薄弱，因此更珍惜有一家人獨處空間的時刻。

由於清理體內廢物的流程與藥物反應的影響，兔寶平均每小時都會起床排尿一次，帶著點滴使用尿桶是非常麻煩的事，例行性測量尿液重量的動作也不可少，一整夜下來，其實大人小孩都折騰，每次起床都是頭昏腦脹，處理完排泄和測量後瞇一下，沒多久又要再來一次。

大人睡眠不足，睡少少的兔寶就更辛苦了，因為安裝人工血管的傷口尚未復原，稍微拉扯到或每次起床和躺下都會很痛，每小時的排尿清理皆是反覆的折磨，有時兔寶甚至想蜷縮著趴臥，以避免起身如廁時又要再痛，想到她是又累又痛地面對治療的過程，大人的累似乎就根本不值一提了。

謝謝這些日子以來所有親友給予的鼓勵，沒有提出任何偏方，或將孩子的病以因果論歸咎在我們身上，後來聽聞許多病友家長的甘苦談，深深感受此時的我們需要的真的只是一句：「加油，我們不打擾，但你們並不孤單，需要的時候我們都在！」

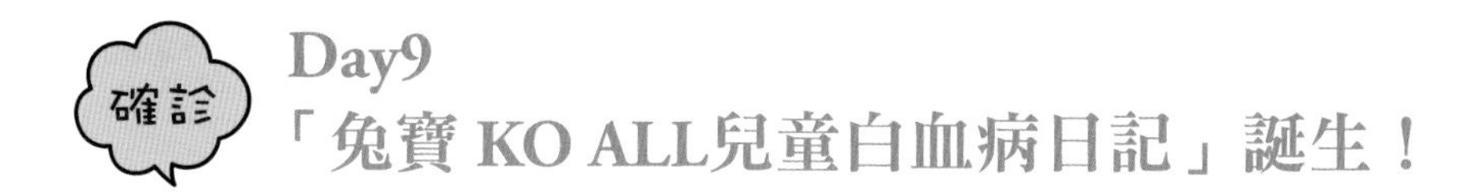

Day9 「兔寶 KO ALL兒童白血病日記」誕生！

護理師說我們算是非常快進入狀況的一家人，應變心態相當成熟，很多家庭在孩子剛確診時，都會一直困在不想承認事實，執著於探究原因，陷入指責自己與他人，遲遲無法接受即將面對的種種。

我想那是因為有幾位朋友和兔寶的醫師都不約而同地帶給我們一個很受用的觀念，幫助我們在最短的時間內調整好心態。

這個觀念就是——如果知道確切的醫學理論，醫師早就有辦法從源頭阻止悲劇，但現實是目前的醫學科學中，有太多疾病的因果關係其實都還無法判定，各種原因都只是猜測某些可能的理由。所幸ALL（急性淋巴性白血病，為Acutelymphoblastic leukemia的縮寫）在兔寶這年紀發病的治癒率很高，這是比較好的狀況，更應該正向看待這件事。

整理好情緒後，我快速著手成立臉書社群和粉絲專頁「兔寶 KO ALL 兒童白血病日記」，一來是希望有個抒發情緒的管道，平衡長期抗癌作戰的壓力；其次是想節省時間，統一回覆眾人的關心，讓親友同步知道兔寶的近況，而能較為安心。此外，記錄走過這段路的心路歷程，希望留下的資訊能幫助自己也幫助別人，供其他確診者日後參考。

因為社工輔導背景，我知道適時宣洩情緒和壓力很重要，我和老婆都是很會勉強自己的人，有時為了害怕對方受傷，選擇自己承擔一切，反而容易讓自己被情緒吞噬。人人都需要一個情緒的出口，我認為，寫下來也是一種讓自己更勇敢的方法。

這一路親友們的支持與關心，為我們帶來堅定的力量，但消息慢慢傳開後，我們實在沒有心力一一電話回覆眾人的關懷與問候，有了粉絲專頁可以方便親友從中得知兔寶的近況，也利於大家用文字慰問，省下講電話的時間。我篤信「信念」的力量，相信眾人的正向信念與祈福，能讓很多事物往對的方向走去。粉絲專頁的功能正好能集中祈願的心念，同時將資訊傳遞給需要的人。

最一開始，我們到處搜尋網路上各式兒童白血病的資料，查到的多半是各醫院的醫療資訊，並沒有來自病友們撰寫分享的詳細過程；至於相關的臉書訊息，通常都是已經處於危急狀態的集氣文，不查還好，越查反而越惶恐。

經由醫護人員解釋後才知道，是因為臺灣人傳統觀念認為在生病時需敬鬼神而遠之，越是順利治療越是需要低調，不讓鬼神知道，才不會帶來不好的結果。面對這樣的文化，讓我決定做一點不一樣的事。

我鼓起勇氣開了關於兔寶治療的粉絲專頁，並不是我鐵齒不畏懼鬼神之說，而是我相信我們的初衷是助人助己，老天爺一定不會因此怪罪我們的，希望留下所有治療過程與心境的轉變歷程，讓未來新確診的病友家屬有個參考之處。想成為大家正向的範本，我們更要有決心，堅信一定要痊癒，才能成為未來其他病友家屬的信心來源！

這一戰一定要勝利，於是我將粉專取名為「兔寶 KO ALL 兒童白血病日記」，希望可以打倒兒童急性淋巴性白血病「ALL」，打破一切命運的考驗，讓所有的恐懼與痛苦種種不順遂都能全數清除K.O.（Knock out，擊倒、打敗之意），帶著這樣的信念開啟了網路日記的扉頁，鼓勵大家一起應戰。

這一次，我們要贏得漂亮！一起贏給大家看！

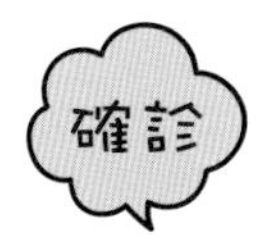

Day 11 最大的小事　神祕數字520

「520」這組數字通常是用來表達我愛你的諧音，在確診初期卻是我們每天都記憶深刻的數字，因為這是兔寶尿桶的重量，每次大小便都需要扣重以獲取正確的排泄數據，這些數據攸關醫護判斷治療狀況的準確性，所以可說是「最大的小事」，一次都不能疏漏。

開始照顧兔寶後，我對聲音特別敏感，這天夜裡突然傳來水聲將我驚醒，才發現居然是打著點滴的兔寶貼心地為了不吵醒沉睡的我，自己努力嘗試移動點滴，並下床拿尿桶排尿。

想到這些天，因為要持續打點滴排出不好的白血病細胞代謝物，兔寶也是完全沒有睡眠品質可言，卻還顧慮著需要休息的我，內心真的是蠻感動的。但在此刻，我還是必須讓兔寶知道，爸爸看到了兔寶值得讚許的貼心，但是目前她貧血容易跌倒，也需要注意安全第一，下次還是要告訴爸媽，讓我們陪她一起處理。謝謝兔寶這份體貼，我們收到了。在治療期間，這樣的鼓勵與提醒，需要不斷不斷地讓孩子知道。

今天紅血球又降低了，輸了兩袋血，另外又增加一款「滅菌靈」，效用是口內除菌，以避免口腔與消化道破損，須於飲食後含在口中五分鐘才能吞下。為了讓藥效在消化道發揮作用，還需要禁食1小時，這款藥物會一直伴隨兔寶，直到痊癒停藥為止。

兔寶初次將藥含入口中時，便立即嘔吐，大聲哭喊：「超難喝！」

這時候我們能做的不是立刻指責她，而是慢慢等孩子冷靜後，盡量用體諒但堅定的口吻讓她明白這款藥物的重要性，並告知她：「可以慢慢嘗試與沉澱心情，但吐出來吐到整罐都沒有」，我還會再買第二罐，因為爸比不能因為愛妳而害妳。」同時讓兔寶明白，不含這個藥物的後果可能會有哪些。

最後兔寶總算含著淚水努力克服了排斥感。後來我試含這款藥物，一樣忍不住反胃，真的是超級難喝。我們只能平靜而嚴肅地說出治療必須面對的現實狀況，其實是相當心疼、痛苦的，但這就是我們必須一起走過的路，因為「520」。

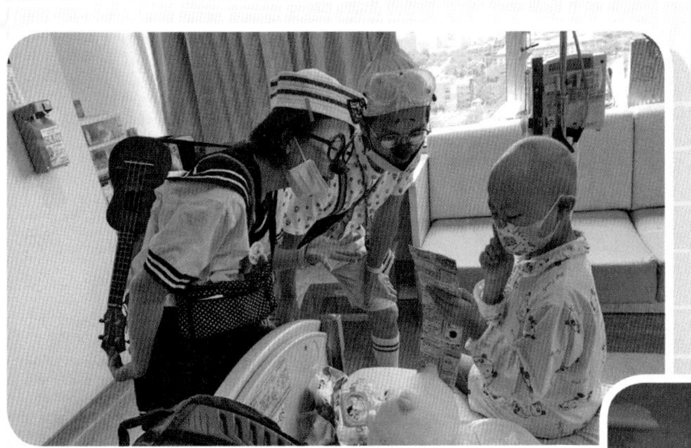

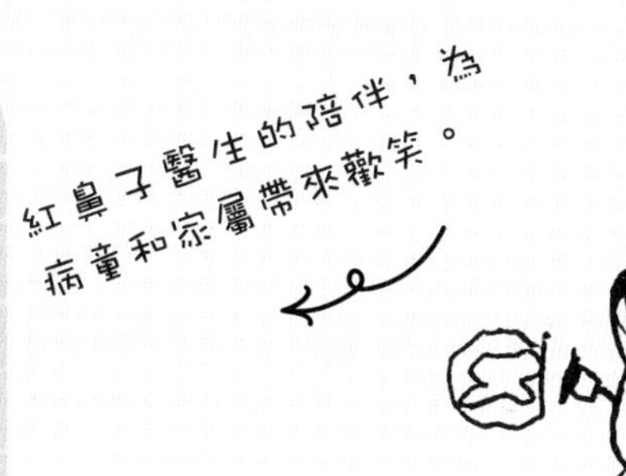

紅鼻子醫生的陪伴，為病童和家屬帶來歡笑。

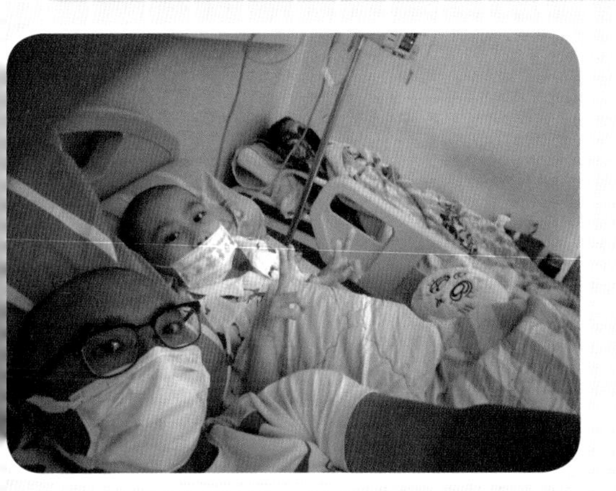

一家三口擠在小小的個人病床區域。

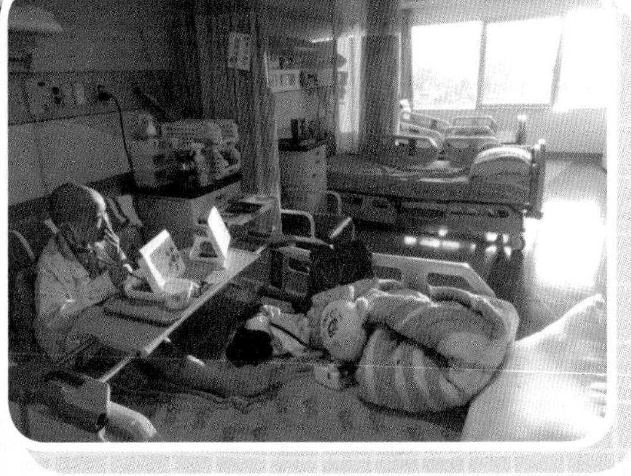

獨占病房時，是一家人難得獨處的小確幸。

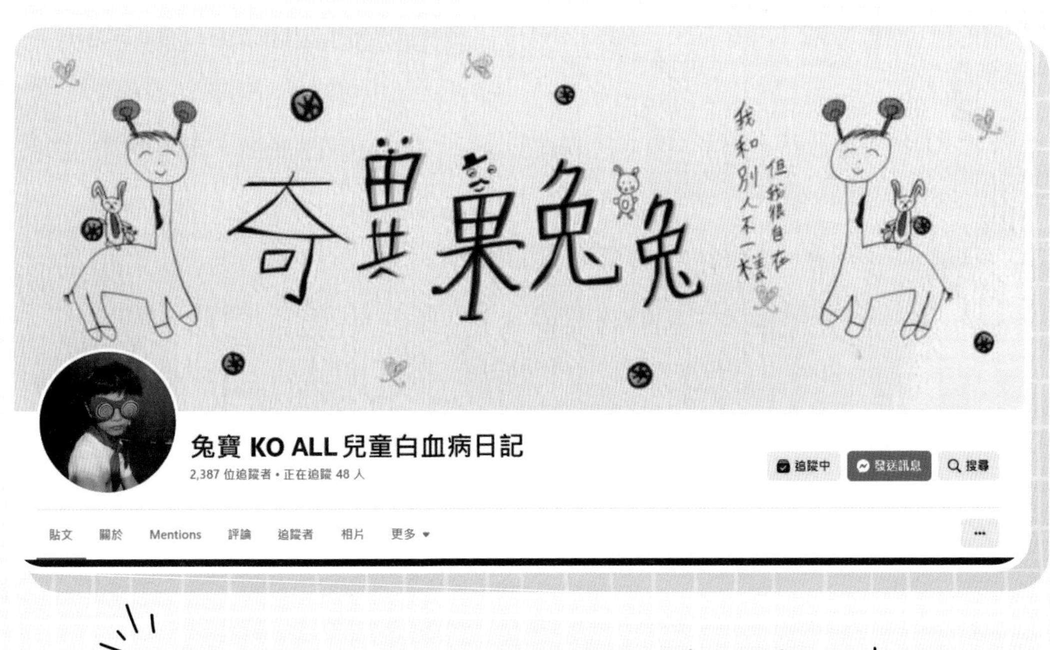

兔寶確診一個多禮拜後，我們成立了臉書粉絲專頁「兔寶 KO ALL 兒童白血病日記」。

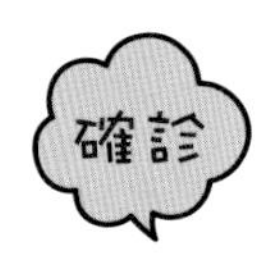

Day 12 各種「第一次」大考驗

選擇接受治療的初始，總要經歷很多的「第一次」。曾聽聞有病人對各式健保化療藥物有強烈過敏反應，需要另外使用自費藥物，累積了數百萬的醫療費，不免令人膽戰心驚。感恩兔寶第一次的過敏測試針順利通過，讓我們免於藥物過敏的擔憂。

在測試針檢驗結束的幾天後，緊接著是第一次更換人工血管蝴蝶針，光想到每週換針需要用一根針直接從胸口刺入穿破皮膚，就令人頭皮發麻。院方聘請兒童醫療解說師，先拿娃娃來讓兔寶親身做演練，希望減低對未知流程的恐懼。然而，孩子畢竟是孩子，就算已經上過如何換人工血管蝴蝶針的課，每天的新鮮事還是讓兔寶有掉不完的淚。告訴兔寶後續每週要從人工血管打兩劑化療劑、兩天一次屁屁化療劑，聽到還有這些「日常作業」，她都快要昏倒了。

接二連三的考驗一一列入日後的功課表，讓我們心底忍不住沉重起來。兔寶入院才不到兩週，不知不覺間瘦了兩公斤，真不知本來就清瘦的她哪來的肉可以瘦？很快的，我們也一同經歷了第一次的病房地板消毒打蠟日，所有人、病床和雜物等都移到走廊等候，此時看到所有病房的孩子與家長，想想功課雖艱難，但大家並不孤單！

確診半個月後，還有新的「第一次」要面對，那就是做「腰椎穿刺術」，俗稱「背針」，以分析腦脊髓液是否有發炎細胞或惡性細胞的存在，同時將化療藥物直接從脊椎注入，以增加化療效果。前一晚的準備工作居然是要讓孩子熬夜，越累越晚睡，隔天才更容易被麻醉，疲憊愛睏也能縮短孩子術後疼痛的清醒時間。

於是，我們從出生起的照片開始翻閱，述說著兔寶成長的故事，直到深夜十二點。隔天的背針穿刺術總算成功，但更難的還在後面，因為之後還需要趴上半小時，再乖乖躺6至8小時，對孩子來說也是很不容易呢。

當天，我買完晚餐返回醫院時，在門口看到一個爸爸接送約莫讀小學的孩子和太太，他們熟練地扛著大包小包看似要住院，心裡默默揣測，這應該是反覆進出醫院治療的孩子吧？爸爸也許是為了要工作賺錢而無法留下陪小孩，看來很不捨地在車內不斷對孩子喊著：「要加油喔！要勇敢喔！」

我想這就是天下父母心呀！

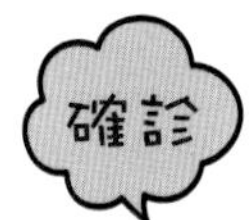

Day 13 家人在哪裡，家就在哪裡

住院前幾天，都是我們夫妻倆認真安撫著哭泣中的兔寶，想不到很快便迎來全家相擁而泣的日子。

為了避免孩子長期躺臥病床導致肌肉萎縮，院方很鼓勵孩子們在體力與血球指數許可的狀況下，盡量下床到走廊散步。由於兒癌病房這一側消毒最徹底，病童們通常都只會在這附近走動，但兔寶卻一直很想偷偷移動到另一側的走廊落地窗去。

反覆幾次下來，我們忍不住數落她，被爸媽念完的兔寶靜默不語好一陣子後，才突然流下了眼淚說：「我好想家。」原來，從走廊盡頭落地窗的方向望去就是我們家，兔寶望著家的方向說出：「好想回到正常的生活。」這句話讓這些日子以來一直強撐著的我，忍不住眼眶泛紅。

我們是孩子的靠山，孩子其實也能成為大人的肩膀。

兔寶輕輕擁抱因不捨而痛哭的兔寶媽，輕聲安慰道：「媽媽，我還在啊！」我其實好想告訴她：「雖然晚上爸媽會輪流回家休息以保存戰力，但對我們來說，現在的家就在妳的病房內，回去的只是間空蕩蕩的房子，屬於妳的一切都停留在妳出門的那一刻，沒有人願意移動，就像等待著小主人回到他們身邊，『家人在哪裡，家就在哪裡』，親愛的女兒，爸媽永遠愛妳，有妳的地方就是我們的家，康復後我們三人一起牽手回家。」

擁抱痛哭宣洩過後，一家三口還是要繼續努力每一天的功課。

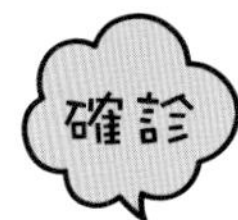

Day14 原來都一樣，原來不一樣

這天兔寶和紅鼻子醫生一起領著孩子們在走廊上玩耍，由兔寶當火車頭，其他孩子們則是一節一節車廂，火車在這個樓層來回繞著，一起幻想著環遊世界的旅程，爾後還一起在走廊吹泡泡。兔寶很開心，原來在醫院也能交到朋友！可惜因紅血球不足，兔寶站個15分鐘吹泡泡就頭昏了，需要回房休息。

難得的遊戲時光後，兔寶有了特別的感觸：「認識那麼多光頭的小朋友，並知道原因後，才發覺原來不論是長髮、短髮、光頭都是一樣美的，重點是他們的心都很美，沒有因為髮型不同而有所差別。我之前害怕剃光，嫌棄光頭很醜的說法，真的是很不對，這樣也傷害了其他已經剃光頭的孩子們的心了。」

接觸其他院童後，我們聽到許多不同的故事，院內有一位由社會局安置的孩子，才出生幾個月就遭家暴，被打得頭破血流，進出加護病房急救數次，因身患多重疾病與障礙，經社會局的協助，這些年都在醫院中度過，她理解的世界都從醫院的小小電視獲取，命是救回來了，出院後卻不知該何去何從。

多年來，孩子的家人只有被社會局要求做捐骨髓檢驗時出現過一次，這次院方要求家長到院簽名辦理手續，負責照顧她的老奶奶說：「今天爸媽會來看妳喔。」五歲多的孩子反應卻是：「什麼是爸爸、媽媽？」童言童語聽了讓人好心疼。

兔寶知道這位孩子的經歷後，決定做一件感人的事情，那就是一改原先懶得走動的狀態，卯起來散步，也願意接受打針。原來是醫院有發「貼紙護照」鼓勵孩子，只要願意接受打針，或是願意忍著疲憊與疼痛到走廊走走運動，就可以獲得點數貼紙。兔寶知道這個孩子目前虛弱得無法賺貼紙後，開始很努力地打起精神，拖著疲累的身體去散步與打針，希望累積到足夠的點數，能為小朋友換一個芭比娃娃，在她出院時就能有個娃娃為她加油，陪著她一起往前走。

我問兔寶：「辛辛苦苦累積的點數就這樣送人，不會覺得可惜嗎？」她搖搖頭說：「我的確有想換的東西，但反正我還會住院很久，再存就有了。」

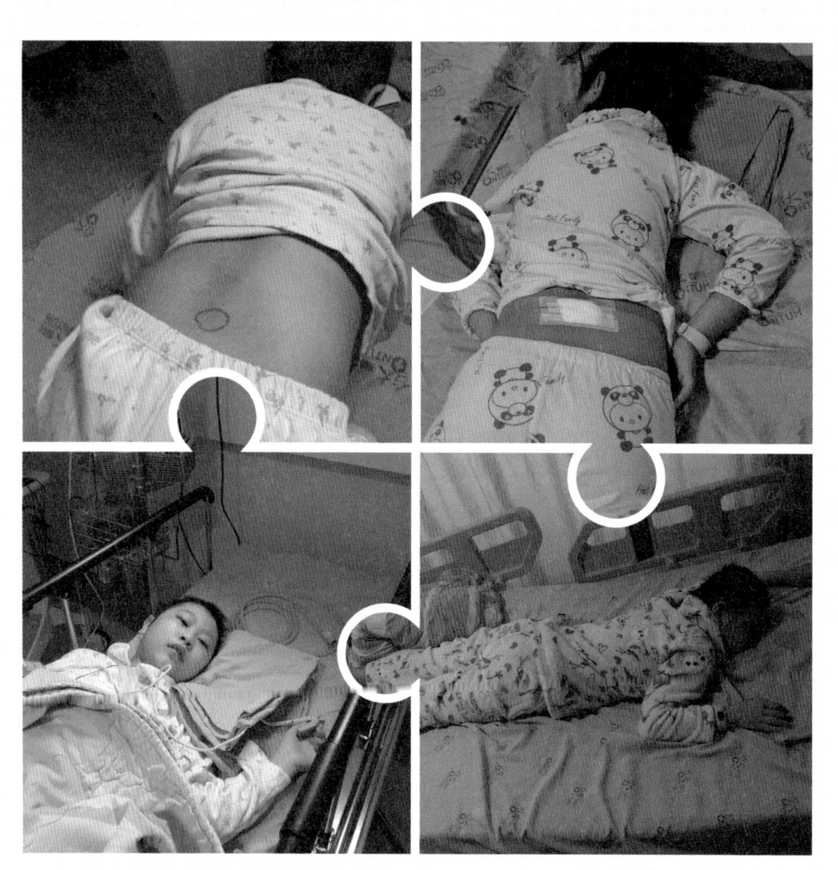

背針脊椎液穿刺術，將化療藥物直接從脊椎注入，完成後須趴著半小時，再躺6至8小時。

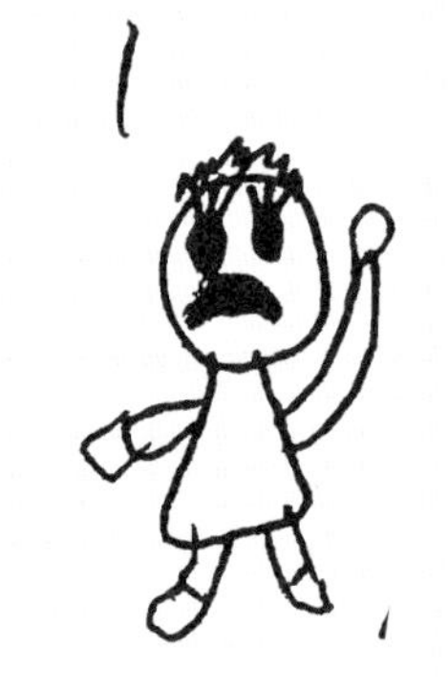

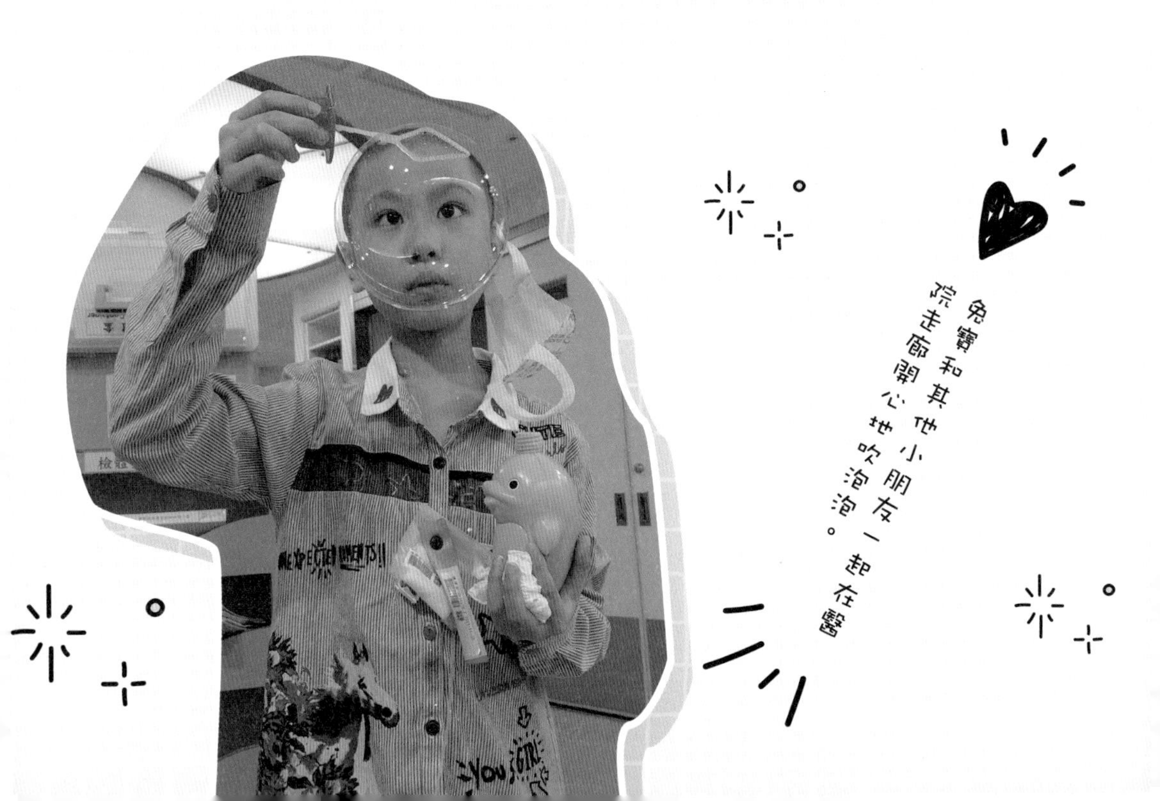

兔寶和其他小朋友一起在醫院走廊開心地吹泡泡。

確診 Day 18 心跳「9595」

住院期間常會聽到廣播「9595」，起初還困惑什麼是9595呢？一打聽才知道病房號或醫院某地點加上9595或999，是各醫院支援緊急搶救的廣播代碼。一接到代碼廣播，附近有空的醫師與護理人員就會以最快的速度趕去幫助可能需要急救的病患，每當夜深人靜時響起清晰的廣播聲，更是讓人心驚膽跳。

今天剛買完午餐回到走廊上，就看到整個醫護站人員全湧入隔壁一位女孩的病房內，前兩天還嘻笑走動的孩子，現在卻面臨生死關頭。我回到房間時，告訴兔寶暫時不要按紅色鈕，不要打擾護士阿姨，他們正在幫隔壁房的姊姊急救。

本以為兔寶會害怕，結果她選擇合掌祈福希望對方度過難關。兔寶說：「我只是個小孩，沒能幫忙處理事情，現在也在作戰中，生病住院期間不能亂跑，能做的就是幫對方祈禱，希望對方可以獲救活下來。」

睡前，兔寶忽然靜靜落淚，我問她怎麼了？她說雖然比較適應醫院生活了，但仍希望回到正常的軌道，實在不想治療兩、三年，不想一直住院，七月都結束了，該有的暑假都過一半了，手術後好不舒服，好厭煩每天打針吃藥的生活。

我抱抱兔寶，告訴她後續進出醫院的流程不會連續住院那麼久，也提醒她**活在當下，去覺察眼前細微的小確幸就好**，如果持續負面思考，只會一直哀怨為何會得到這個無法預防的疾病，卻忽略要慶幸我們生長在醫療技術已提高的年代，且十歲前的治癒率是最高的，而七歲已懂事的兔寶，不同於小小孩只能陷入恐懼被迫打針。因此，我們應該感謝老天，選擇了一個好時機讓我們接受這既定的考驗，也感謝同學家長奇蹟式地留意到生病的徵兆，讓我們有機會早期發現早期治療。

兔寶聽完後釋懷許多，轉而感謝老天讓她在這個年紀罹病，接著說道：「原來我也算幸運的，雖然真的很不愛住院的打針功課，但現在忽然覺得上學時的功課根本不算什麼，也許老天都把這齣戲安排好了，就像一齣音樂劇演出一樣，但我們自己卻覺得生活就像即興劇，不知下一刻會發生什麼事。」

說著說著，兔寶就默默睡著了。

兔寶這樣說

看到爸爸寫我生病後的故事，我自己卻寫不出東西來，不是沒有想法，而是滿滿的情緒，想到過去治療的過程以及爸爸、媽媽的照顧，就會一直流下眼淚。我想我是始終無法忘懷的吧！

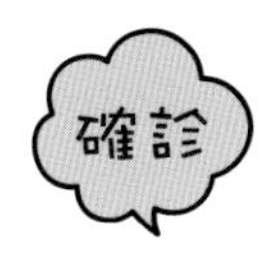

Day 20 童言童語小英雄

在走廊散步時，兔寶問起兒童癌症的罹患率，我說大約是萬分之一。一般人聽了，可能會因為機率這麼低還中獎，而覺得自己很倒楣，兔寶卻告訴我：「所以我幫了9,999個孩子不會得到這個病呢！我覺得幫忙得病的人，和幫忙死亡的人，都是其他人的英雄！」聽了兔寶的話，很感動她這善良的邏輯，但是身為父親的我，多希望在治癒率提高的年代裡，為9999個孩子擋箭的妳，可以是那位幸運的痊癒者。

在醫院的時光很枯燥乏味，孩子們最常接觸的就是電視、手機、課外讀物、桌遊等，但不舒服或想家時，真是連3C也無法撫慰內心的情緒，幸好院內有兩個團體可以協助孩子暫時忘掉憂愁。

一個是「紅鼻子醫生」，另一個是臺灣大學社團「臺大童癌童語」，這些學生會定期到各病房陪伴孩子們玩耍做手作，大家都很期待他們的到來。知道他們即將來訪，兔寶也會特別注意自己的身體數據，因為院方會評估每個孩子的健康狀況來決定是否可讓他們前往病房內互動，例如紅血球太低需要輸血，或是背針檢驗當天，抵抗力過低的時候，就不適合陪病童玩耍了。

化療中抵抗力會變低，到底是多低呢？簡單來說，六至十四歲正常健康的孩子白血球量是6,000到10,000，而抵抗力判斷會由其中的顆粒球或稱為中性球的數量來判讀，一般為白血球量的50%至70%，所以中性球量大約就落在3,000到7,000之間。

兔寶目前的白血球量是430，含中性球2%，所以中性球量為「8.6」，這就是她現在的抵抗力數據，這也就是為什麼治療中會盡量謝絕訪客，父母也會努力避免將細菌帶到孩子身邊。聽聞中性球量還有可能下探到 0，真是難以想像當一個人毫無抵抗力時的感覺。

期待抵抗力值到孩子自己的低點後，後續數值可以像股票一樣，到底後反彈回升一路往上爬。

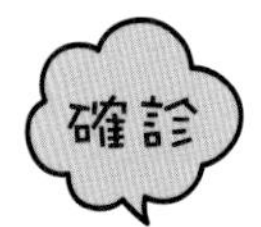

Day 25 最棒的父親節禮物

父親節當晚，兔寶送給我一幅畫，她從白天畫到晚上，雖然沒有明說，但是我知道這是送我的禮物。我提醒她：「雖然知道妳很想在父親節完成，但身體第一喔！」兔寶回答我：「爸爸，對不起，看來今年父親節要在醫院過了，我會照顧好自己的，因為你說過最喜歡的禮物不是貴的東西，而是真心、心意。你最喜歡的禮物是我的健康和快樂，所以我不會為了準備禮物傷害到身體，不然這樣就算準備好禮物，你也不會快樂。」

這洋蔥好強勁，連在一旁抄經的兔寶媽都忍不住啊！好想告訴兔寶，這段話就是我最棒的父親節禮物，但當下的我已被滿滿的情緒淹沒，無法說出口。

我想起曾看過三面旗幟，上面題的字句很貼切此刻的心情，三句話分別是「我最大的恐懼就是沒有活在當下」、「求生只靠一句話『永不放棄』」、「面對恐懼，是勇敢的開始」，很勵志，很喜歡。

每個病房裡的每一床都是一個家的故事，不同的故事一樣令人心疼，比起某些療程副作用更加複雜、家庭經濟或人力不堪負荷的家屬來說，我們一家三口真的算是幸運的了。

然而，為何平時幾乎看不到身處疾病或是在悲傷困擾中的人們，說出自己的近況或心理話呢？我想有些是他們不願造成別人困擾而不提，有些是擔心他人異樣的眼光，有些是害怕過度關心造成的壓力，但更多的原因是他們的虛弱與抵抗力，根本無法如常地站在人群之中。

我們總在網路上看到別人貼文放閃、吃香喝辣、四處旅遊，然後反過來質疑自己為何無法過那樣的爽日子？但原來也可能只是對方沒有把生活中的困窘之處寫出來而已。尤其，那些看似美好的爽文，並不是由同一人發表，每天只要有一個朋友說說自己的美好日子，就容易有好像大家整年都在過爽日子的錯覺。

當我們每天過著所謂平凡生活的時候，竟都忘了感謝這份平凡，忘記這份理所當然是多麼難能可貴，其實生離死別每天都在我們看不見的角落不斷上演。謝謝兔寶送給我的省思，在收穫真實的用心同時，也覺察了社群網路的幻象。

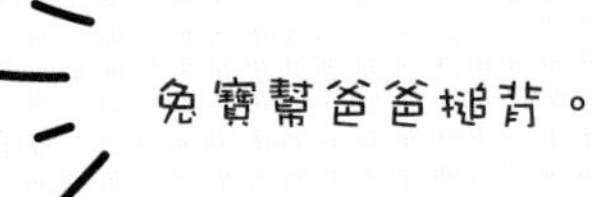

兔寶幫爸爸搥背。

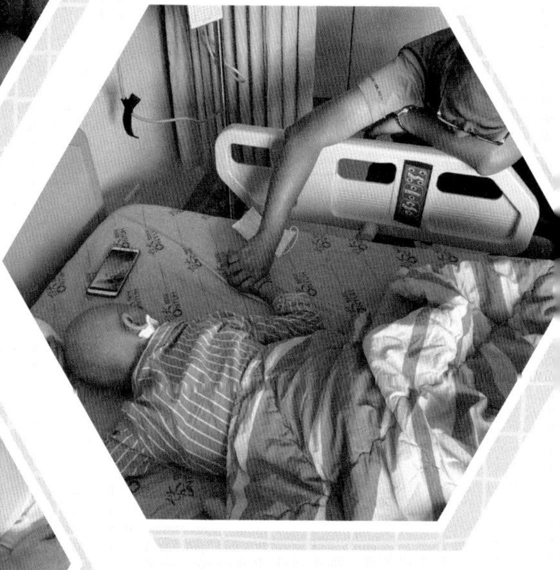

兔寶化療的不適感，不易入睡，
兔寶爸經常陪著她一起睡。

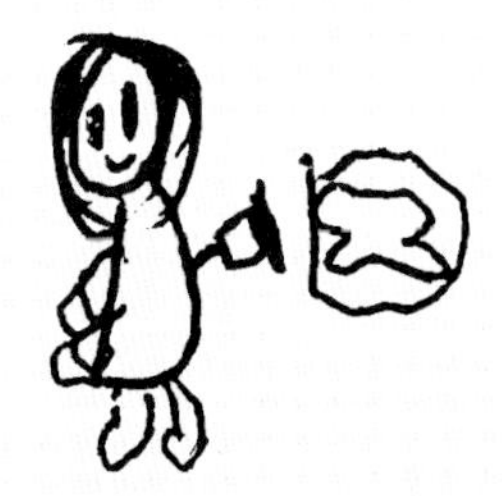

化療皮膚特別脆弱容易感染，
連洗頭都要特別小心翼翼。

Day 32 不多想，往前走就對了！

我們幫兔寶洗澡或是擦藥時，看到身體各處都是打針造成的瘀傷，難以想像孩子該有多堅強才能克服這一切。

這天，我們父女倆彷彿上演偶像劇，一早媽咪來接班，我隨即趕去處理延宕的事務，再飛奔回醫院陪兔寶進入手術室做脊髓針穿刺。好不容易趕上兔寶被推入手術室準備麻醉的前一刻，我大喊：「爸爸在，爸比到了！」讓原先逞強的兔寶瞬間鬆懈哭了出來，慢慢在撫慰中麻醉昏迷。

夫妻輪班陪著兔寶都已經感到疲憊，想到很多病床長期都是媽媽獨自一個人陪孩子，真的很想向她們敬禮！

在兒童醫院裡有個看似超樂觀的媽咪笑笑地對我們說，她陪著孩子奮戰五年，歷經兩種不同的重大疾病。孩子五個月大時確診神經母細胞瘤，治癒率僅有五成，化療、放療兩年多，終於成功出院；才高興不到半年，疑因前兩年的密集治療導致免疫系統崩盤，轉為罹患白血病再次入院，治療至今，孩子六歲即將上小一，總算要從醫院順利畢業。孩子前六年的童年幾乎在醫院往返中度過，如今聽到他開心說：「我可以上學了！」很為他開心。

這位媽咪提到，她家保險額度很高可以住單人房，但他們從來不考慮這個選項，因為她情願忙、情願一直和人聊天，也不想在忽然靜下來時獨自面對一切的真實。現在她哭乾了，不哭了，決定努力讓自己笑著陪孩子繼續走下去。

最近我們也慢慢懂這種感覺了，微笑中總是讓自己很忙，卻勸另一半早點休息，知道有人開心返家等待著下一個療程而離院，也有前兩天看似健康嘻笑著的人，現在可能正在加護病房搶救，而不久後那個病床就會被新進的孩子取代，只有親身經歷其中的人最有感觸。

不論治癒率是五成或是九成，其實大家都很畏懼不好的可能性，常會聽到別人的安慰：「很不錯，治癒率有八、九成很高啊！」但經歷過的家長都有著相同的心情，對於尚未百分百確定安全的事物，誰都很難不恐懼。也許我們都在努力讓自己忙，讓自己腦袋暫時別想太多吧，不多想，往前走就對了。

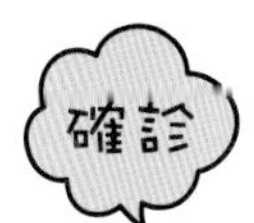

Day 34 開心返家　卻是壓力衝突的開始

第一階段療程結束的這一天，本來是我們全家要出發前往冰島的日子，想不到最後竟成了兔寶第一次出院放暑假的時間，對此，我們沒有因為去不成冰島而惋惜，反而因為有機會返家兩週休養而雀躍不已。

從車窗看著沿路的公車、熟悉的校門，兔寶都超興奮的，忽然領悟「以前認為理所當然的事物，原來並沒那麼理所當然，看起來的平凡原來樣樣都不平凡。」

返家原本應該是件開心的事，但其實也是壓力的開始，因為少了專業護理人員在身邊，父母對於孩子的身體狀況更顯得草木皆兵；明明家是一個溫暖的地方，讓人放鬆的地方，但卸下武裝和界限後，卻也讓關係變得真實且尖銳。之前在醫院努力維持的理性與堅強，回到家後很容易瞬間崩壞，情緒起伏、軟弱的無力感、言語中的刺都會慢慢浮現，衝突也逐漸增加。

就如兔寶嘴破不舒服，一進食就哭，痛到連吞口水都不敢，吃藥喝水時忍不住哭鬧、耍脾氣。大人擔心沒服藥可能延誤孩子的病情，一心急反而說出看似提醒實卻語帶威脅的話，像是「如果不怎樣怎樣，萬一變嚴重了，妳想回醫院嗎？」

以為反映現實可以讓孩子願意好好配合醫療，無形間卻造成孩子心理龐大的壓力與傷害，我們關心也擔心，卻不經意地傷害了她，忘了她一點都不想在家裡也被當成病人對待的無奈。

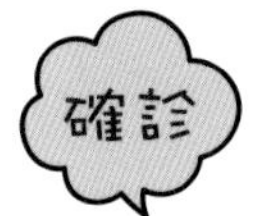

Day 35 只想當個平凡人

兔寶返家後的每日例行流程就是：用餐、刷牙及全套的口腔保養。由於化療會讓身體的黏膜變得脆弱，口腔和肛門如果有破損的傷口，都可能造成細菌感染，嚴重的話甚至會引發敗血症，因此每次都要口含如生太白粉液般噁心口感的「滅菌寧」來消毒口腔，靜待至少十分鐘再吞下以保護喉嚨黏膜，再用「蒙得莎凝膠」消炎既有的許多嘴破傷口。除了服藥保養外，隨之而來的還有，因為疼痛強度不等，而觸發的哭叫甚至痛罵。

照三餐重複這樣的治療順序，餐與餐之間需要補充小零食或保久乳，以緩解類固醇的後遺症——飢餓。若有解便就要面臨另一個消毒關卡，那就是為了降低感染機率，每次都需用稀釋碘酒洗屁屁及使用消毒凝膠殺菌。嘴破、屁股破，只能每天在忍耐劇痛、爆哭到崩潰之間無限循環。

兔寶呢喃著：「我討厭嘴巴破，討厭整天一直吃藥，討厭整天清理落在臉上的頭髮，討厭隨時可能要送急診，討厭整天讓你們擔心！現在的生活已經不是生活了，但現在除了好好配合治療的方法以外，也沒有別的辦法，不然就沒有以後的相處時光，也沒有到處旅程的期待，只剩下去天堂了。謝謝爸爸、媽媽的陪伴，我哭的時候陪我哭，我笑的時候陪我笑，因為我生病了，你們陪伴著我，害了你們自己想做的事情都沒辦法做，然而有時我就是會忍不住任性……有人鼓勵我：現在的痛苦經驗都是為了成就未來更偉大的事，但我可以當個平凡人就好了嗎？」

我輕輕環抱兔寶，對她說：「爸比不是在孩子摔倒痛得要死的時候，還對著孩子說『沒事、不痛』的大人，因為我知道明明就真的有事，而且很痛啊！這陣子我知道妳很痛、很難過，想哭就哭出來，很痛就說出來，沒有關係，但在內心對於疾病與治療過程充滿怨懟時，想想看，如果我們可以利用一、兩年的時間，讓自己有美好的未來數十年，這一切就痛得很值得了。有許多疾病根本沒有那麼高的治癒率，還有非常多因為基因或其他狀況無法治癒而過世的孩子，因此，我們既然有努力的希望，就要珍惜這份希望。」

平凡的說理雖然無法止痛，但心裡的傷，希望兔寶理解後能漸漸平復。

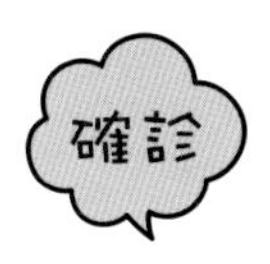

Day 36 過好每一天，開車抓寶可夢

衛教時護理長提醒，由於病因無法追溯，無須檢討或懊悔過去在照顧上甚或懷孕期間是否做了什麼才導致這樣的結果。

此外，衛教的「功課表」只是個大方向提供參考，每個人的狀況和對藥物的反應都有個別差異，治療過程中也無須和其他病友比較進度。更特別表明「爸爸、媽媽的情緒起伏會牽動孩子。」很多過來人也有經驗分享：「爸媽穩，孩子就會穩。」雖然理解這些道理，但身為父母還是很難控制情緒，尤其看到孩子受苦，因疼痛不已而大聲哭喊：「為什麼會這樣？」時，理智特別容易斷線。

直到有一次主治盧醫師出國幾天，由「小周」周書緯醫師代理協助治療時，兔寶發現他胸前掛了寶可夢徽章非常開心，兩人聊起寶可夢遊戲時更是滔滔不絕，才知道原來周醫師也對寶可夢頗有研究，而這一切都是為了拉近與病童間的距離，幫助他們轉移注意力、減輕痛苦的「課外活動」，真是超級貼心。

這也提醒了我們，孩子雖然生病了但依然是孩子，一樣可以有能振奮精神的喜好和興趣，醫師們忙碌之餘仍願意抽出時間找到與孩子們的共同話題來支持他們，為什麼我們當父母的不能嘗試做點什麼讓彼此稍微喘口氣呢？

為了讓兔寶放鬆緊繃的情緒，於是趁著可以抓到水君色違的寶可夢社群日，由我開著車載兔寶出門玩遊戲，全程在車內並戴著口罩，駕車移動抓寶真是一次特別的體驗，看著窗外，兔寶說：「自由的空氣真好！」

完成水君任務時，本以為兔寶會想多逗留一下看看窗外的風景，沒想到她毫不猶豫地決定立刻回家，在意著越晚回去越讓人擔心，不想讓媽咪在家掛念焦慮。就因為這份懂事，我們才敢讓她在安全範圍內盡量多給予一些自由，後來也會在人潮較少的區域讓兔寶下車，散步一邊運動、一邊重溫抓寶的樂趣。

雖然還在和病魔抗戰，兔寶仍保有幽默和自信，對於自己能穿上皮卡丘裝非常滿意，覺得現在的她比長髮時更適合這套服裝，原來是因為「皮卡丘沒有頭髮」。看到她一如既往的樂觀，我們也鬆開了敏感的神經，時時提醒自己要過好每一天，謹慎而不緊繃。

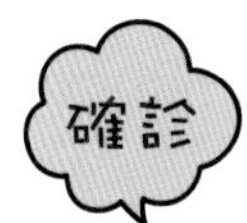

Day 37 居家理髮店開張

兔寶短髮掉落的速度越來越快，溼紙巾一抹就會有一堆頭髮，衣服、枕頭上也需要一直清理，頭頂東缺一塊西缺一塊的狀況也愈發明顯，孩子看到自己一直掉髮其實難免心酸，情緒也明顯受到影響。我們和兔寶討論，以目前頭髮的生長速度來看，相信康復後可以很快地長回來，於是我們決定再次剃光光！

因顧慮理髮店人潮會有過多細菌，加上理髮工具也不可能先消毒再剃髮，經一番評估後，我們買陶瓷理髮器回來，自行消毒後，再幫兔寶剃髮，「居家理髮店」成了優先選項。

然而，面對不熟悉的器具，不免擔心會刮傷兔寶的頭皮，有了傷口就容易細菌感染，最好的辦法就是兔寶爸自己先當實驗品，讓兔寶幫我剃光頭。如果連孩子不夠細膩的手感都能夠理得乾淨而不會傷害到頭皮，那我這個新手剃頭師弄傷孩子的機率想必非常非常低。

於是，兔寶爸與兔寶就一起再次變成光溜溜的頭啦！

Day 45 霸氣宣言「我扛」

兔寶確診後輾轉一個半月過去，兔寶媽終於正式離職，我對她說：「放心吧！我有我的投資收入，也會更認真思考投資方向，現在這個家就讓我來扛吧！結婚多年經濟上一直是妳負擔比我更多，難得換我承擔一下，不用覺得離職是自己抗壓性不足、無法同時兼顧工作與家庭兩邊，偶爾讓這個大家以為沒薪水零收入的家庭煮夫肩負起這個家，其實還蠻驕傲的！」

當說出「我扛」這兩個字，彷彿魯夫霸王氣上身，感覺還蠻霸氣、蠻爽的，但其實內心也是抖抖抖，壓力山大呀！

早熟的兔寶也和我聊起對於媽咪離職的兩難之處，爸比、媽咪都能陪伴在自己身旁這部分，她很開心，但同時又覺得不該這麼自私，明知媽咪很熱愛工作，當年爸比放下工作回歸家庭，就是不想讓媽咪斷了工作成就的夢想，但現在自己彷彿破壞了這穩定的一切，讓兔寶覺得自責又傷心。

我對兔寶說明，「大人的選擇由爸比、媽咪自行負責，不是妳的

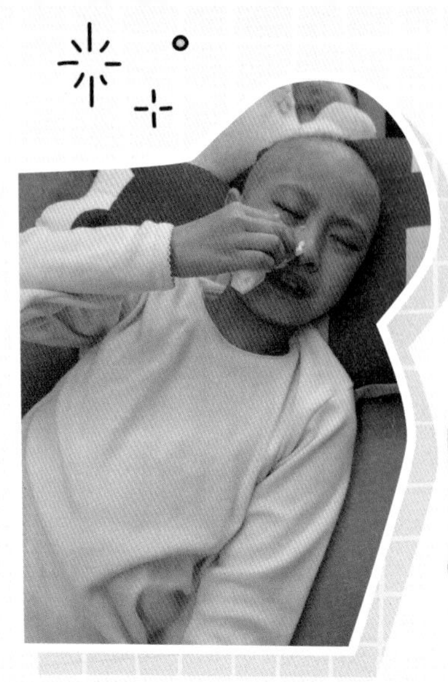

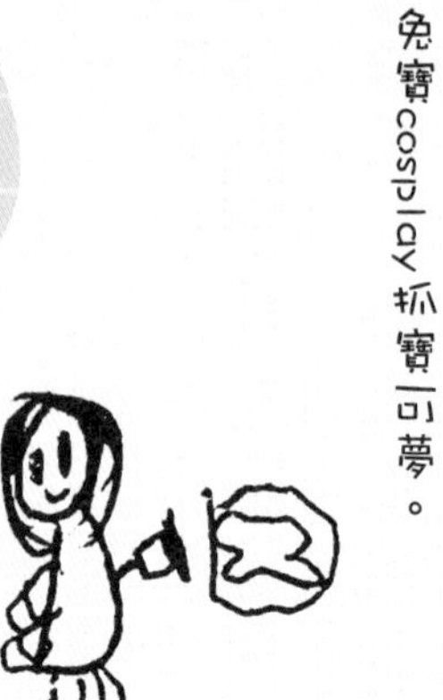

兔寶cosplay抓寶可夢。

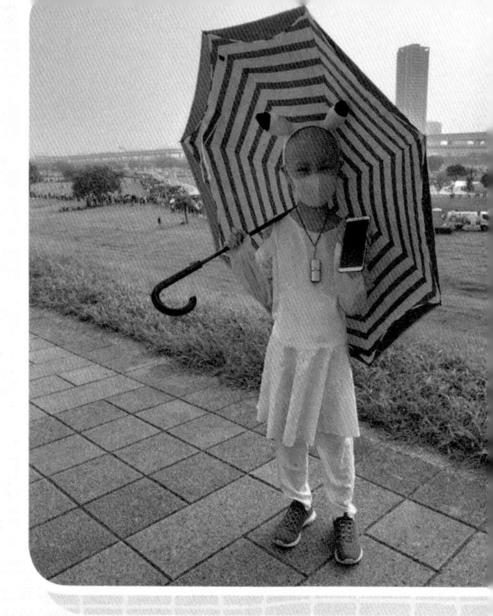

回到家雖然開心，但兔寶常常因為病痛不適而大哭。

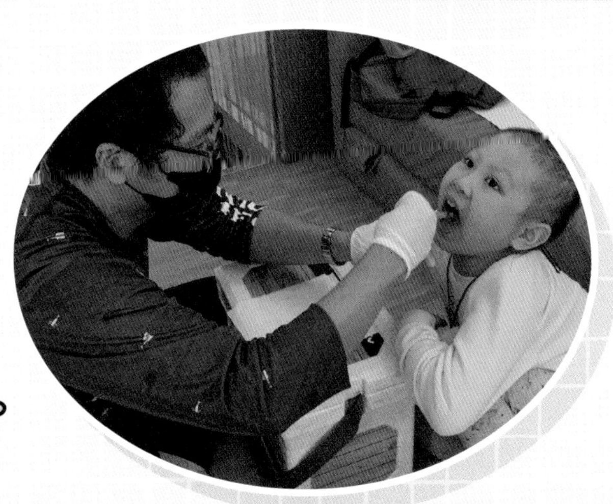

每日必須按照流程，仔細口腔保養。

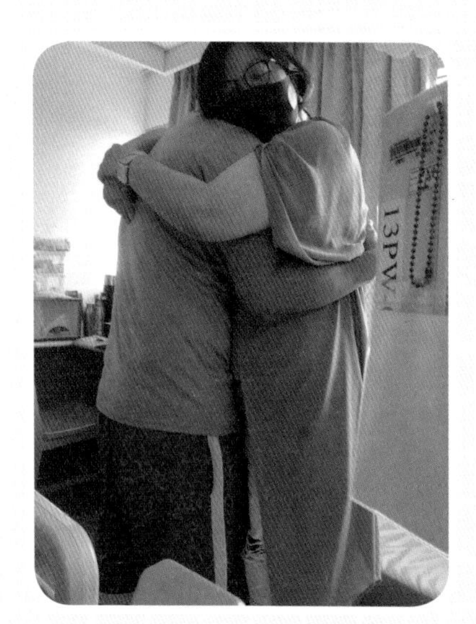

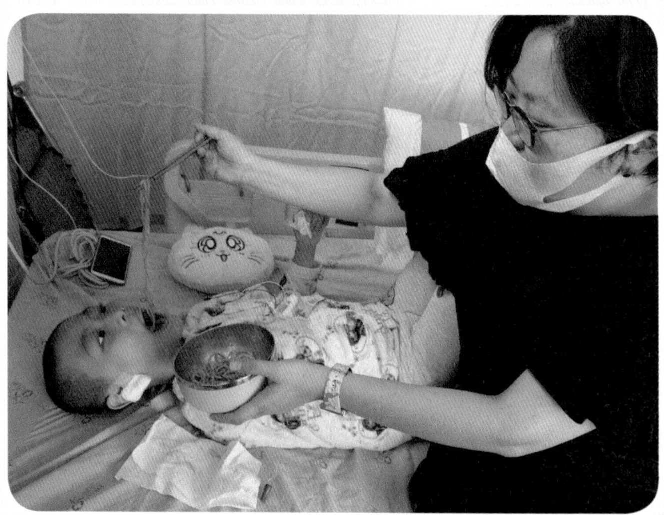

兔寶爸和兔寶媽一起全心全意照顧兔寶。

問題，往後兔寶的健康與身心會越來越穩定與茁壯，未來兔寶的情況足以讓媽咪繼續衝刺圓夢時，妳可以主動告訴媽咪，讓媽咪放心地繼續飛翔。」我們打了勾勾，兔寶才安心好好入睡。

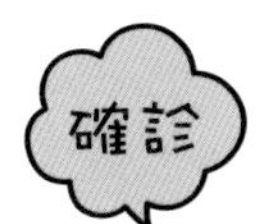

Day 46 晴天娃娃、鼻涕娃娃、雨天娃娃

黑暗中隱約聽到啜泣聲，因為兔寶知道今天是暑假的最後一天，明天起同學們都將升上小學二年級，自己則要回醫院「上課」，就會一直聽到「治療、打針、吃藥」這三件事，導致不想回醫院過點滴生活的她，從昨晚就開始情緒不穩定。

開燈遞給她衛生紙，好好擦乾眼淚擤擤鼻子後，兔寶媽將衛生紙球捏成娃娃開玩笑說 ：「晴天娃娃變成鼻涕娃娃了。」關燈沒多久再次聽到窸窸窣窣的聲音，兔寶媽便起身陪她聊聊抒發心情，兔寶說：「晴天娃娃都變成雨天娃娃了。」於是，她再做了個晴天娃娃送給明天的自己。

儘管不能和同學一起開學有些悲傷，但這段時間以來，兔寶誠心地為自己和眾人祈福的同時，也獲得了許多人同樣真誠的祝福。因為她認為：「人生的每一天都是重要的，要照顧好身體，不然生病了很可惜的。」於是向家中的神明和祖先祈求保佑自己健康時，她也不忘為病友祈禱：「希望和我一樣生病的孩子們都能夠健康復原，需要配對骨髓的小朋友，都能夠找到合適的骨髓。」

知道阿公投入《梁皇寶懺》念經祈禱到聲音沙啞；同樣正在抗癌

化療中的姨公，多次和姨婆一起準備了營養衛生的餐點送給兔寶吃；表姊為了多陪伴兔寶，連自己的復健都刻意排到最晚的時段；近期生日的友人，紛紛將生日願望獻給兔寶，甚至還說第一次那麼期待買蛋糕，因為可以快快許願。

乾爹、乾媽、姑姑和諸多親友們，也都用自己的方式為兔寶祈福，帶來十字架、兒童守護神獨角獸、日本御守、天使、佛珠、彰化埔鹽順澤宮的鐵人帽等祈福品，滿滿的愛心，讓我們一家看到了無私的溫暖心意，也讓兔寶落下感謝的眼淚。

意外的是我那愛搞笑的高中導師竟也忽然來電關心，遙想當年羅導總強裝成不苟言笑的樣子，距離上一次看到他落淚，已是高中畢業那天的事，而今早已退休的他居然在電話中泣不成聲流露真性情，要我們好好照顧自己，更讓我們清楚感受到來自四方的溫暖支持，在醫院「開學」的沮喪遂也慢慢平復了。

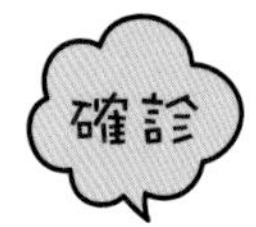

Day 61　集氣街頭路跑

常聽人說：「無私的善念能帶來更多更美好的改變。」我想是在形容物以類聚或吸引力法則的概念吧。就如當年突然喜歡上跑步的胡杰，想藉由推廣跑步運動讓更多人變得快樂，於是積極帶動眾人加入「藉由跑步發現世界之美」的行列，進而成立了街頭路跑社團，帶起臺灣趣味路跑的旋風。

因為胡杰無私與善意的初衷，讓越來越多跑友效仿他的善心，貢獻自己的心力去幫助更多人，沒想到有朝一日我們也成了被支持的一部分。

當時那篇文章是這樣寫的：

「過去六年，如果你有來參加過街頭路跑，你可能看過一位年輕爸爸推著嬰兒車，上面是一歲半的女兒，從一歲推到五歲，在每場街頭路跑奮力的往前跑。

小女孩去年滿六歲，嬰兒車已經對她太小了，小女孩也覺得自己長大了，說不要爸爸辛苦推她，她要用跑的，一起與爸爸往前跑。

這個小女孩叫兔寶，這女孩是我們每位跑者的心頭寶。每次跑步過程中，她的童言童語總能讓我們每個人重新檢視自己的生命：是否沒有遺憾？是否善待自己？是否沒有浪費自己的天賦？

兔寶今年七月罹患兒童白血病，落下小女孩的長髮，開始踏上兩年的化療療程，有人鼓勵兔寶：『現在的痛苦經驗都是為了成就未來更偉大的事物。』但兔寶看著窗外默默地對爸爸說：『我可以當個平凡人就好了嗎？』這一切都令人不捨。

街頭路跑為了鼓勵兔寶，所以我們今天趁著中秋節，願望都能圓滿的節日，大家一起跑出一個兔子，主題叫『兔寶』，希望七歲的兔寶能擁有智慧、勇氣與力氣，在生命的超級馬拉松上成為自己最閃耀的冠軍。

兔寶特別向醫院請假，將在終點發給每位跑者一人一支白玫瑰，兔寶的爸爸說：『白色玫瑰代表純潔天真，又是兔子顏色，希望每個人的身體都能健康純潔，遇到挫折依然心靈保持天真與活潑。』

我們也準備了兩個月亮卡片，大家一起在上面寫滿祝福，希望月亮的力量給予兔寶，一切圓圓滿滿，隨時都能賞月。」

為了兔寶，街跑夥伴們在炎熱的豔陽天跑了長達九公里路程，我們一家在車上默默跟著在臺北市奔跑的跑友一起前進。到終點發送花朵時，我們全程戴著口罩，大家表達祝福與鼓勵的時候仍會細心地刻意保持距離，避免細菌、病毒靠近的可能。

此刻，有太多感謝的話想說，也不知該如何訴說，只能說聲：「謝謝大家！」誰說這社會只剩下冷漠？這天眾人的熱血與愛就這樣溫暖了我們。

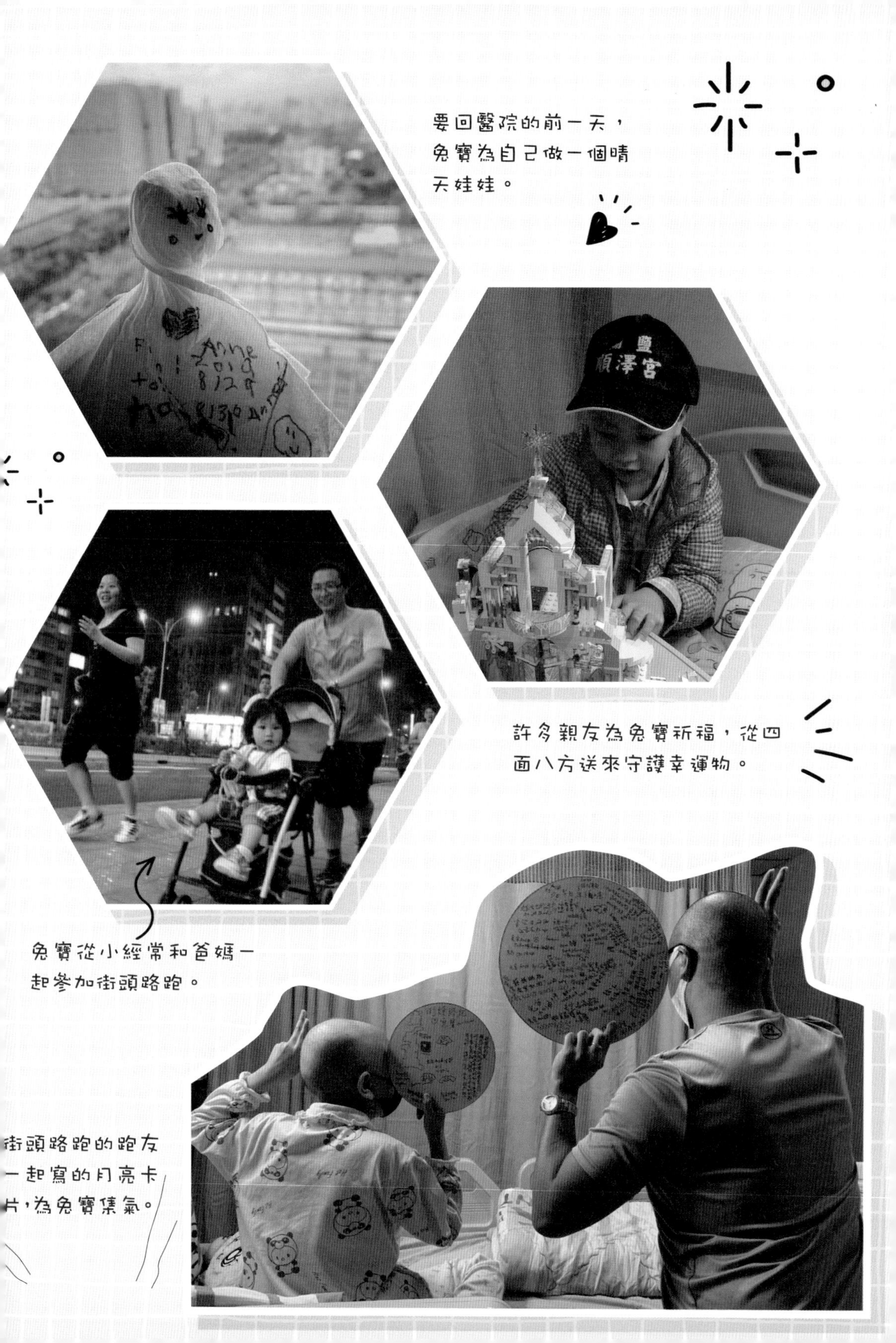

要回醫院的前一天，
兔寶為自己做一個晴
天娃娃。

許多親友為兔寶祈福，從四
面八方送來守護幸運物。

兔寶從小經常和爸媽一
起參加街頭路跑。

街頭路跑的跑友
一起寫的月亮卡
片，為兔寶集氣。

Day 63 受「冰島研究社」啟發 病童家屬line群組成立

以無私的愛與分享為出發點，進而成立的群體，除了街頭路跑社團之外，在旅遊領域也有著相似的組織慢慢誕生，那就是被我們戲稱為「冰島教主」的Eric，於2016年創立的「冰島研究社-吉特事件簿」。

當時，冰島對於臺灣人而言還是很陌生的國度，唯一讓人比較有印象的應該是2013年於冰島取景的電影《白日夢冒險王》。兔寶爸與冰島教主都差不多在2015年左右開始準備冰島自助行程，那時臺灣幾乎沒有中文版的冰島旅遊書，華文網路世界尚無旅遊資訊可尋，多要從國外網站搜集資料，真是件不得了的冒險王任務。

由於北歐國度的超高物價，即使再怎樣節省也需要一定程度的旅費，去冰島相對之下是一趟費用較高的旅程，需要更周延的規劃。於是我們因緣際會先去了其他國家，將冰島行程擱置下來，直到兔寶生病前半年，我在查詢機票時發現不錯的折扣，才終於定下前往冰島的旅程。

就在我擱置幾年冰島旅行計畫的同時，冰島教主Eric早已去過冰島兩趟了，他有感於收集資料的匱乏，也真心喜歡冰島這個國度，想大力推薦給大家，於是成立了「冰島研究社-吉特事件簿」。不只提供網頁資訊，還有多達1,500名成員的三個line群組，讓大家可互相分享旅遊資訊。甚至，有群組成員在冰島當地遇到爆胎等突發狀況時，光憑群組的力量，就讓同時在冰島旅遊的其他夥伴，隨即趕到現場，提供及時協助。

冰島教主本身並不是從事旅遊業，做這一切都是無償無私的付出，許多已完成旅遊的成員仍願意留在群組，繼續把自己的旅遊資訊與經驗分享給其他尚未前往的準備者，成為一個「善的循環」。

這兩年來，這類的無私旅遊群組有增加的趨勢，有東南亞群、歐洲群、非洲群，甚至有不分國家區別的環遊世界群，成員會交流各樣旅遊資訊，奢華爽玩、背包客路線，甚至克難省錢玩法，都可以得到其他旅人的建議。雖然網路看似會引發人與人的疏離，卻也以不同方式散布愛。

兔寶接受治療期間，有冰島群友主動協助與外國溝通各類退票事宜，讓我們有更多的時間專注於陪伴兔寶，也有醫護背景的夥伴主動給予醫療提醒，大家都給予相當的祝福與鼓勵。

看到冰島教主Eric對於冰島群組的經營，讓兔寶爸有了創立「病童家屬line群組」的靈感。先前在兔寶爸成立「兔寶 KO ALL 兒童白血病日記」粉絲頁時，沒想到除了親友外，真有不少病友家屬在收集資訊時發現了我們的粉絲頁，也會私下詢問我們一些治療的相關事宜。

雖然有醫院的衛教，但我們過來人都懂，當孩子剛確診的時候，父母的腦袋一片空白，世界都像要炸開了一樣，醫護雖然講得很認真，但真的吸收不了，事後還要一直巴著醫護重複詢問；也很需要勇氣，所以當有同為病友家屬可以詢問時，會減少許多壓力。

於是兔寶爸與兔寶媽討論成立「病童家屬line群組」的可能性，

畢竟兔寶也還在密集治療，我們真的有時間去經營這樣的群組嗎？但我們又很清楚這類群組誕生的重要性，因為兒童白血病的治療就算一切順利，也需要兩、三年的時間，是一段非常漫長的時間。兒童白血病明明是最多孩子罹患的兒童癌症，但目前卻沒有任何的互助團體或是協會的誕生，大家都孤軍奮鬥著。有著一顆善心的兔寶媽聽到這個提議，立刻認同這份理念。

也許成立協會不是我們目前的時間與財力可以立即實踐的，但成立「病童家屬line群組」是我們現在就可以嘗試做的，於是群組誕生了！

我們並非病友協會，無法直接發信通知全臺的相關醫院，所以兔寶爸媽先藉由土法煉鋼方式來讓有緣人能夠加入，我們藉由FB粉絲頁的持續更新文章，讓新確診的病友家屬能夠在收集資料時，容易搜尋到「兔寶 KO ALL 兒童白血病日記」，藉著粉絲頁可以得知「病童家屬line群組」的存在。我們也鼓勵已經在群組內的病童家屬，如果認同此做法，在醫院遇到其他確診病童的家長時，可以主動邀請他們一起加入。

當時我們夫妻也不知道是否能成功幫助到其他的家屬，只是有著「相信」的力量，兔寶爸媽盡量解答病童家長們的疑問，而兔寶媽人格特質上的溫暖也在此顯著的發揮，四年來，群組人數已超過五百多位，這也表示有數百個家庭凝聚在一起。

我們起心動念原本是想回報親友們的鼓勵，在兔寶奮鬥的過程中，能發揮點幫助人的小力量。但我們錯了，最後不是我們幫助了別人，而是病童家屬間無私的互助與陪伴療癒了我們。

大家相互吐露真心與苦水、分享醫療資訊、提供各式治療經驗與食物等衛教注意事項、療程副作用時的處理等，甚至家長在孩子痊癒後，依然願意留在群組內幫忙繼續解答，也成為大家正向痊癒的指標與希望。

感謝在這黑暗的時刻，卻有著這些無私的光芒。陳奕迅的〈孤勇者〉*歌詞中寫著「致那黑夜中的嗚咽與怒吼、誰說站在光裡的才算英雄」，很像家屬們的心情啊！很感恩我們一家人在漫長的奮戰中，所遇到的親友和群組家屬都是正向真誠、溫暖支持並祝福的。

*註：〈孤勇者〉由罹患癌症的音樂天才唐恬創作。

兔寶這樣說

傳說背部的肩胛骨是小天使來到凡間後退化的翅膀，當小天使來到人間之後，提醒自己就算來到人間也要當個像天使一樣的好人，我希望這翅膀不是來帶我回去天國的翅膀。

如果重來選擇的話，我還是情願吃這兩、三年苦，因為我很愛爸媽，還是想當爸爸、媽媽的女兒。

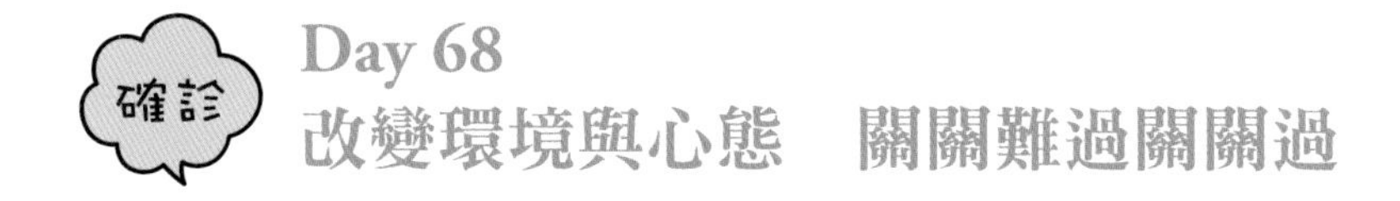

Day 68 改變環境與心態 關關難過關關過

病魔的考驗並沒有隨著時間平復，打完背針的隔天，馬上來了個震撼彈。兔寶一直說背部打背針的地方又痛又痠，不管調整什麼姿勢都坐立難安，她狂哭狂喊，坐也不是、躺也不是，需要尿尿而移動時更是呼天搶地。我們只能努力地想各種方法安撫兔寶，一小時就像度過一年那麼長，還要壓抑著協助孩子卻要莫名挨罵、強忍看著孩子疼痛哭泣卻不能代她承受的痛楚。

窗外的天空很美，房間內卻持續狂風暴雨，不知過了多久才找出了可能原因的關鍵字——「脊髓麻醉後平躺」。依據醫師判斷，可能是背針後的副作用造成不適，有些孩子會這樣劇痛連續一星期，可以參考的解決辦法，就是未來背針後平躺的時間須從六小時延長到八小時，第一次知道「躺好」的重要。

直到下午我抱著兔寶讓她睡上一覺，隨後媽咪在床上陪她讀書，這份寧靜，彷彿中午前的一切都只是場不真實的夢，除了兔寶哭腫的雙眼。

另外，新增化療藥物「黃藥（MTX）」，由於副作用太大，而有了新的嚴格規定，用藥後24小時內不得離開病房。使用後，屁股破、嘴巴破、喉嚨破、腳趾頭冒出指溝炎等的副作用陸續來報到，倘若繼續惡化，除了承受傷口的痛楚之外，病人還會被禁止返家，更是讓人心驚膽顫。

困難總一關接著一關到來，打從住院第一天就被醫護人員提醒的口腔白膜竟也出現了。口腔白膜是抵抗力差時容易滋生的黴菌，一般人不會有，唯一可處理的方式就是「刮除」，聽說疼痛指數等同於需要使用嗎啡麻醉的等級，可以想像兔寶有多痛苦，且會鬼哭神嚎到什麼地步了。

心疼兔寶的疼痛，護理人員選擇沒有一次清除完畢，只有清理掉較成熟的白膜，至於尚未成型和黏比較緊的部分，後續再分成幾天處理。

由於吃東西會刺激傷口，需要用醫院提供的麻醉藥水漱口，以降低疼痛感，趁著治療後麻藥還未退去、尚可接受的口腔狀況下，還要把握時間吃點東西。真不敢預期麻藥消解後的感覺，且後續還要刮好幾次，看到一根根清潔口腔的大棉花棒滿滿是血，很難想像別人要一次全力清除的畫面。

皮膚過度脆弱黏膜受損，除了嘴巴會破洞以外，連肛門附近的膚質也每況愈下。為了避免破損更加惡化，不能用衛生紙擦拭，便便後僅能用稀釋百倍的優碘溫水消毒浸泡，再用毛巾吸乾水氣並保持乾燥好好塗藥。

面對接二連三的關卡，我們也只能關關難過關關過了。

不在學校也能上課

回兔寶學校辦手續時，剛好看到兔寶的同學在操場跑步，孩子們一起上體育課的平凡畫面現在變得好陌生。化療中尚無法返回學校的兔寶，在教育上有兩種資源協助：

1. 床邊老師

臺北市教育局「西區特教中心」進入支援的老師，提供「床邊教學服務」，雖然一週只有一、兩小時，但兔寶總是興奮等候君君老師前來教學，因為有「重新回到學生生活」的感覺。

2. 在家老師

臺北市教育局「北區特教資源中心」所提供的師資，不管住院或返家休養期間皆可協助教育，須看資源中心師資人力是否能夠調配，原則上最少每週一次，最多每週兩次，每次九十分鐘，等於學校兩堂課時間概念。江老師是個對學生很有愛的老師，最常對兔寶說的話就是：「不用急，我會等妳。」

有人支持我們，我們也嘗試轉變心態，既然要住院，那就讓一家好過點吧！

我們決定做點病房環境的小改變，自備數套可愛的「角落生物」床套組到醫院，也帶了3M可水洗枕頭過去，定期每週更換，讓孩子能夠保持清潔外，又能保有屬於孩子的環境，降低住院的負面情緒感受。雖然為了有個舒適溫馨點的住院環境，需要扛一堆東西過來擺放，但看到成果，我們依然覺得值得啦！

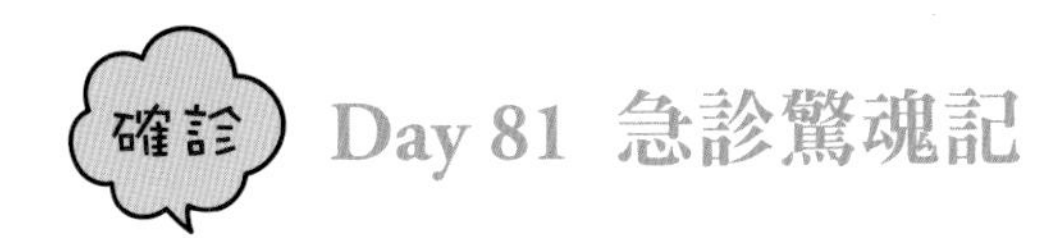

Day 81 急診驚魂記

一早醒來量體溫，兔寶溫度36.2，令人感到天下太平，但敏銳的兔寶媽觀察到孩子在冒冷汗，為了慎重起見，我們每十分鐘就用兩支溫度計同時測量。

體溫計的體溫從36、35.8、35.6……一路下滑，持續觀察下，半個多小時內，體溫已從36度滑到35度，兔寶覺得身體發冷且虛弱到不想說話，兔寶爸腦中很怕是敗血病出現，立刻拖著妻小直奔臺大急診室。

常有人說電腦當機，只要工程師一出現，電腦就自動復活，同樣道理也有人開玩笑說病菌怕醫師，有時咳嗽很嚴重，一到診所就止咳了。這次我們坐上計程車趕到臺大急診室，測量兔寶溫度居然回升到36度了，但兔寶還是會覺得冷，該做的各式檢查還是要做，在急診室待了2個小時，最後院方檢驗報告出爐，表示一切數據正常，而這時兔寶的溫度也默默地回到37度了。最後，急診室請我們回家繼續觀察，結束了一場「全家衝急診」的驚魂記。

如果小孩感冒或有其他症狀，盡量別先跑急診室，建議還是先找診所或是醫院門診掛號為佳，因為急診室其實是各樣細菌與病毒的大染缸。

我們一家三口在急診室等待數據時，坐在我們隔壁的小嬰孩剛被急診室確診是A型流感，我們都快嚇壞了，平時兔寶要躲得遠遠的對象，現在居然就在身邊。我們一出醫院就先用噴劑消毒全身，回家後

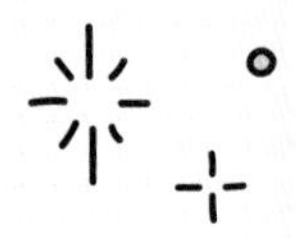

即使時光重來，爸爸還是希望是兔寶當我的女兒。

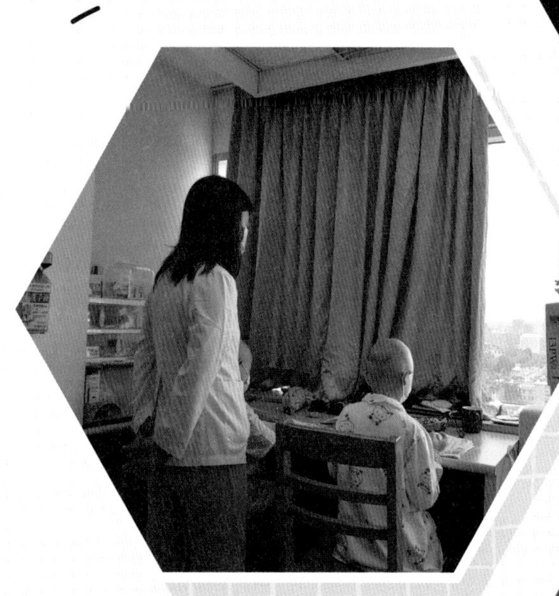

在醫院也能為孩子申請床邊老師的服務。

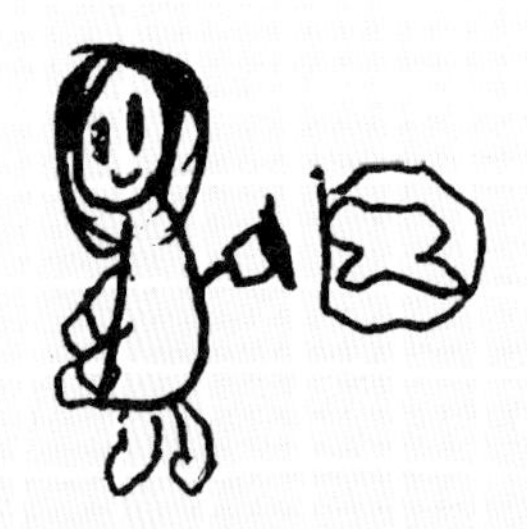

既來之則安之，將病房改造成舒適可愛的角落生物床。

立刻把所有衣物拿去洗，並好好洗個澡，乞求保佑一切順利沒事。

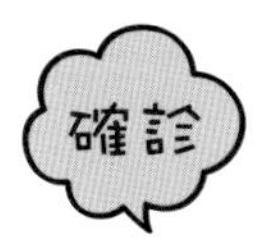

Day 83 辛苦只為那一口

兔寶有個化療副作用就是容易反胃想吐，兔寶真的變成「吐寶」了，即使已經打了止吐劑也沒用。兔寶打完黃藥後，容易食慾不佳，進食很慢。

醫護衛教時提醒，所有的水果都需要先燙過表皮後再去皮，以避免皮上細菌進入口中的可能，但削好的果肉千萬別再燙，果肉容易腐敗。我們為了讓兔寶補充養分，兔寶爸負責把芭樂、草莓、櫻桃用水果刀削皮，兔寶媽則一顆一顆的剝好葡萄果肉讓兔寶吃，等待兔寶慢慢地吃。中間我們邊陪兔寶聊天，讓她轉移注意力、忘卻身體的不適感。

折騰了兩個小時，兔寶好不容易快吃完時，卻一個反胃就全部吐光光了，兩個小時的努力付之一炬，這已經不是一肚子火，而是失落感超大，這就是我們的餵食實況……。

兔寶媽真的很棒，為了讓兔寶願意吃東西、為了讓孩子開心，什麼辛苦都咬著牙嘗試；為了降低孩子吃飯的痛苦感，兔寶媽還特別學習如何製作章魚燒，讓兔寶可以在家休息時，邊做章魚燒邊吃。堅強的媽咪真美麗！

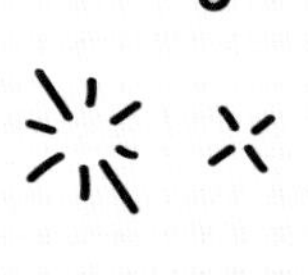

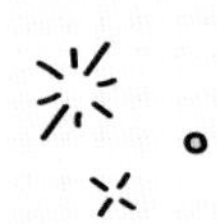

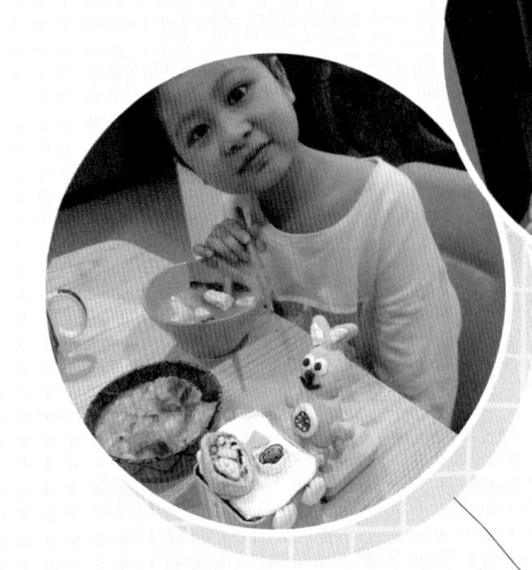

為了讓兔寶有胃口，兔寶爸媽煞費苦心準備三餐。

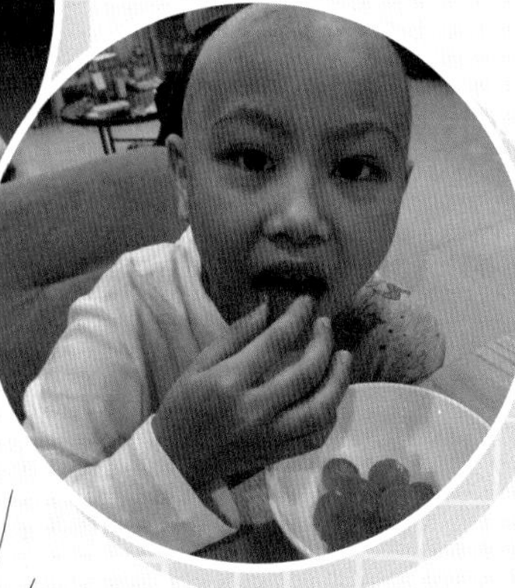

避免感染風險，兔寶吃的水果都要先燙過再削皮。

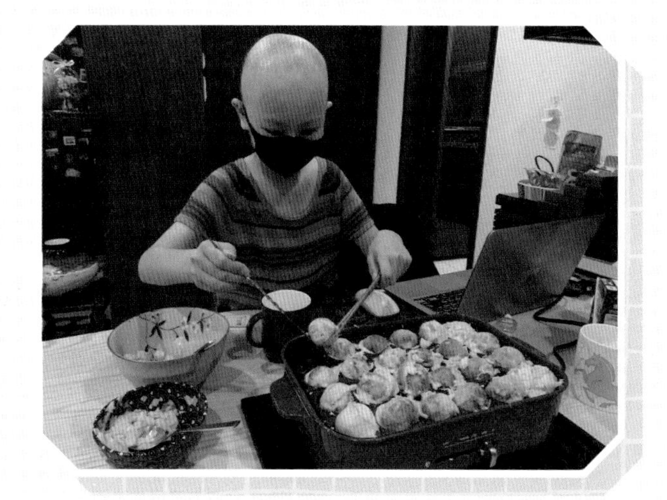

兔寶媽為兔寶準備的章魚燒DIY。

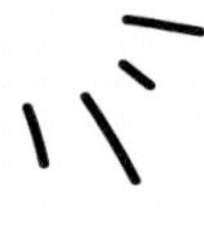

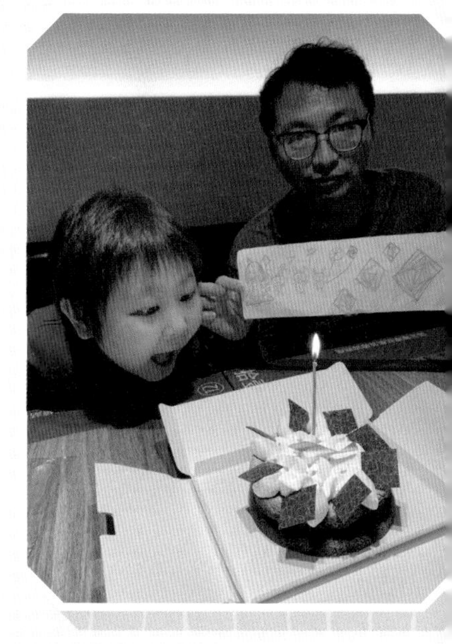

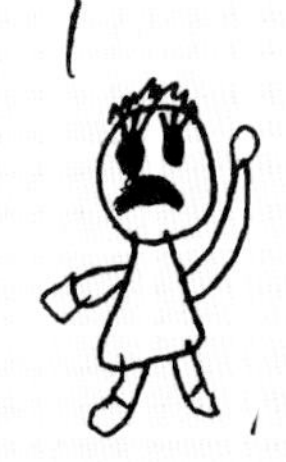

Day 91 天使護理師　當駐點門神

一床的小哥哥去了單人房，另一床的小姊姊也下課離院了，而且沒有人入院替補床位，所以今天算是賺到一晚，從健保三人房變成「偽單人房」，但這份愜意並未維持太久。

晚上十一點，本來兔寶喝完化療藥想要睡覺，結果點滴機器開始叫個不停，通常會叫有兩個不同的原因，一是點滴用完提醒該換藥了，二是點滴管線被壓迫到，導致流速不順。通常只要點滴機器發出叫聲，病人家屬就按呼喚鈕，請護理師前來協助檢查即可。

夜班M護理師前來協助檢查壓迫管線點，並重新開啟機器，本來這樣的流程只能說是住院生活的日常，結果卻是驚魂夜的開始！

當晚，機器每隔三、五分鐘就叫一次，一度護理師還懷疑是否是孩子惡作劇或是亂動壓線所造成，但事實上兔寶怕被誤會而完全不敢亂動，機器照樣叫。後來直接更換新機器，但連新機器都還是會叫，從夜班一直嘗試到大夜班。機器更換了三臺，管線檢查無數次，連管線也都替換了，各環節一一測試，甚至一度同時有三個護理師在房間內尋找原因，卻都找不出問題。

最奇妙的是，當護理人員在病房時，機器比較不會叫，但每當護理師離開病房一、兩分鐘後，機器就會開始叫，除此之外，關燈的話也比較容易叫，這叫大家想不毛毛的也很難。兔寶爸還特別趕去便利商店買綠乖乖，擺在點滴機器上，希望機器乖一點，護理師苦笑地說，該不會要直接駐點在房間內，才能讓機器乖乖吧？

嘗試到凌晨一點多，折騰了一個多小時，大夜護理師再次把蝴蝶針附近的管路重新疏通，護理師說如果這次再沒有用，就須會勘醫師，檢驗是否需要以手術方式，將體內的人工血管盤整個換掉，兔寶聽到都嚇哭了。

這次疏通完後，護理師直接將病房的燈全數打開，將辦公筆電直接搬到兔寶病床旁的房內走廊，站著駐點辦公當起了門神。兔寶爸牽著兔寶的手，安撫著兔寶睡覺，兔寶實在太累了，儘管病房內的燈全亮，她還是睡著了，等兔寶睡著好一會兒，兔寶爸也坐在床邊打盹，護理師好意的告訴我，她會守護著我們的病房，叫我好好躺著睡在照顧椅上。

感謝老天，機器終於沒有再叫了，至於到底是什麼原因使得機器這樣亂叫，這一切就不可考了。護理師笑著說，這一次出院前，綠乖乖就這樣好好地放著吧。感謝護理師天使光芒的照顧！

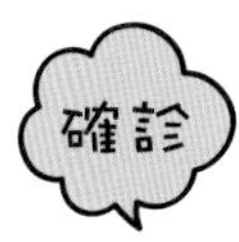

Day 92 照護的難處

夜裡聽到隔壁房的幼兒園小男孩，恐懼針藥的來臨而尖叫大哭，足足出動了三位護理師才完成流程，時間拖得非常長，不同的病房即使關著門，都還能聽到孩子的尖叫聲，就能知道孩子的哭喊聲有多大了。

兔寶根本無法睡覺，兔寶爸協助推著兔寶的點滴，陪著她在走廊散散步。走廊上，除了小男孩的尖叫哭鬧聲外，也有瀕臨崩潰家長的安撫聲，最後連家長也用吼叫聲來恫嚇孩子，很顯然沒有用，護理站的其他護理師默默地說：「嗯，又一位家長也崩潰了……。」

兔寶媽是「佛心女」，習慣把好東西和大家一起分享，應是遺傳自岳父、岳母的個性，兔寶媽最近熬煮數小時的太極養生粥都會多做一些，分送給住院認識的其他病童們，使病童家屬在苦悶的生活中有一些良性互動。

短短三個月內，兔寶媽認識了不同病床的家長，在漫長的照護馬拉松中，有夥伴可以彼此打氣，也讓彼此的孩子相互認識而有同儕感。兔寶現在很愛和夥伴們一起在走廊散步聊天，身為父母的我們，很開心孩子有了動力願意拖著疲憊的身軀，帶著點滴散步運動，避免肌肉的萎縮。

年齡層有別　治療照護優缺點

這幾個月觀察下來，每個年齡階段的孩子，接受治療都有不同的照顧辛苦面。「小嬰孩」打針比較不用顧慮感受與掙扎的問題，直接抓住處理，這算是小優點吧。但嬰兒無法溝通，不吃的藥就直接吐出來，正是難處之一；而小小的血管也很容易使得固定的針管脫落，一直紮針對嬰孩來說真的是煎熬，年齡小到還無法溝通，想笑就笑，想哭就哭，肚子餓了就會鬧，多數家長很擔心吵到鄰居病床。

「幼兒園」年齡的孩子似懂非懂，要講道理還真的有些困難，很容易陷入如上述提及的爸爸崩潰情況。不過，幼兒病童的好處是他們面對痛苦與快樂的感覺都是及時的，痛苦來得快，去得也快，只要有吸引他們的事物，很快就能把之前的不愉快放下了。聽過來人的經驗談，從嬰孩到幼兒園的孩子治療後幾年，會慢慢淡忘這段治療回憶的痛苦，這也許也算是家長小小的欣慰吧。

「小學生」如兔寶的年齡接受治療，換個角度是爸媽的幸運，他們這年齡還算可以溝通，也較為懂事知道如何保護自己，為了避免疼痛與重複扎針，他們也比較不會亂動，真有需要強硬來要他們配合的時候，也還管得動。但這年齡的孩子心靈正在發育中，雖然堅強懂事，但有時卻也會異常脆弱，而且已經開始重視別人怎麼看自己了，容易感到自卑，家長除了治療的照顧外，心靈的陪伴更是重要。

到了「國高中」年齡階段的治療，似乎照顧起來會更加輕鬆些，但其實青少年們開始有了自己的強烈意志，父母真的只能從旁協助照顧事務。少年如果拗起來，父母根本無從單純用權威來壓制。到了青少年階段，夢想的中斷、和同學的隔閡都會深深影響著孩子的心。他們看似比小時候更該懂事與堅強，但其實他們的心，破的比童年時更加細碎。

其實，住院觀察到的這些照護互動，就很像平時的親子教養方式，不同的年齡、不同的過程，有著不同的互動方式，教養絕對不會是一成不變的，親子間平時養成的互動，這時就面臨期中考啦。

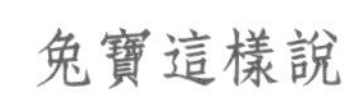

就是因為我生病了，我才知道很多人比我更需要幫助，我才知道有很多人更辛苦的在跟自己作戰，比起很多小baby 根本不知道發生什麼事，卻要面對一直打針、一直打針的恐懼，最少我已經知道醫師護士在幹嘛，小baby 們真的很辛苦。我以前知道有很多人在捐錢、捐血，以為那就是愛心，以為那樣已經很足夠，沒想到是怎麼樣都不夠。

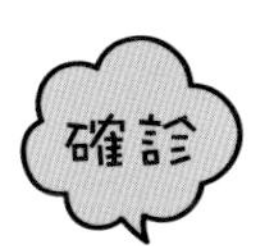

Day 93 病房內的人生百態

醫院可看盡人性百態，在病房或走廊經常見到不同的戲碼上演。聽其他醫護提過，兒癌病房已經還算單純，成人癌症病房有孝順與恩愛的親情，有時也有令人無奈搖頭的橋段。例如長輩還沒有過世，晚輩親人就開始爭產的嘴臉，又例如病人剛生病住院，一堆親友出於關心或禮貌而來探病，但其實那是病人最需要休息療養的時刻，反而真的生病久了、寂寞了，卻沒人來探視。

兒癌病房也有各樣的故事發生，有父母親為了孩子的醫療費用賣車、賣房都在所不惜；也有父母知道孩子有心臟問題或罹癌後，顧慮到龐大的醫療費，竟然直接遺棄孩子；或有父母，當孩子生病、正需要家人支持時，反而開始酗酒、賭博通通來，藉此逃避現實；也有一家人身處病房，仍嘻嘻哈哈的開心度過，盡量不讓孩子把焦點都放在病痛上；還有家長只丟個3C給孩子當陪伴，大人自己也3C不離身，在病房內安安靜靜地度過，這是好還是不好？實在很評斷。

當然，在兒童病房聽到錢錢錢的話題也不少，例如夫妻或婆媳針對孩子後續的教養與生活開銷而大吵。今天聽到一位女孩分享，她遇過隔壁病床的父母親，就在三人病房內直接打起架來，因為她的父母剛好外出買食物，女孩只能默默躲在病床上，透過隔開的門簾剪影，看著一齣武打片在眼前上演。

有家長很認真地維護病房清潔、減少訪客、盡量戴口罩，愛自己的孩子，也保護別人的孩子；卻也看過孩子都發燒了，孩子與家人卻依然不戴口罩，並且訪客來者不拒；有病房間和睦相處，最後成為朋友；卻也有人求神問卜，最後怪罪孩子治療之所以有副作用，是因為隔壁病床病童的穢氣，才拖累到他們家的孩子。

通常家屬在病房內都會適度的克制音量，因為很容易相互干擾，但有些病友家屬，毫不客氣地當單人房般的喧嘩。癌症樓層的病友通常都是需要長期來回住院的，所以多數家屬對於醫護還是很客氣的，畢竟長期都需要靠醫護人員的協助，但我們親眼見識過，家屬對著護理人員超級不禮貌，甚至失控咆哮的畫面。

只能說醫院真的是個集結人性百態的一個小縮影，所以，通常要返院時，大家常會先祈禱，希望能遇上好室友。

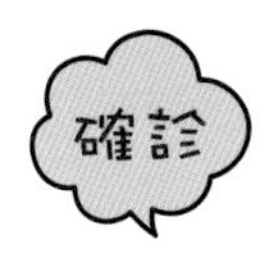

Day 100 爸比藏100天的內疚

一篇醫學文章寫著「每年臺灣兒童平均新增加各類型癌症人數575人」，天啊！過去我們根本不會注意到，因為這群孩子們不是正在住院，就是遠離人群生活。

「每年新診斷」的兒童白血病孩子也約有「230名」，最常見發期為三至五歲，患者中以一歲以上、十歲以下治癒率最高。兒童「急性淋巴型白血病」潛伏期是落在四至八週。

醫師強調，目前沒有任何證據可證明這疾病是什麼原因導致的，網路的所有理由都只是猜測。現在兒童白血病的罹患機率就是十萬分之二至四，部分文章將原因歸咎於環境賀爾蒙、食物或殺蟲劑等等，甚至有人撰文表示，生活空間太乾淨或太髒，都可能導致罹患兒童白血病。

但，這些都是錯誤資訊！

若真是環境賀爾蒙所致，罹患人數應逐年增加才對，但根據醫師說法，其實罹患人數不增反減，並非醫學進步或有所預防，單純是因為出生率降低，孩子總人數變少了。所以，倘若孩子不幸罹患了，家長千萬不要自責與追究原因，陪著孩子好好治療，一起攜手往前走最重要，要是走入死胡同的思緒，反而難以積極面對眼前治療。

這些道理我都懂，但感性那面，真的好難好難。兔寶確診滿百天了，其實這百日來，我的內心一直有個心魔存在，也抱著兔寶媽哭過，我內心依然擔心兔寶罹患原因，是不是因為她很愛學習與探索各樣事物，而導致她睡眠量很少，或是因為家中有使用蟑螂殺蟲劑等環境賀爾蒙造成的。雖然沒有任何證據顯示兩者有直接關聯，但我內心仍非常煎熬與內疚，明明已經治療百天了，卻一直難以放下。

我們好想再看到兔寶那無憂無慮的笑容！兔寶現在有個小小的願望，居然是希望可以隨時自由的抱抱、親親我們，可以將爸比的手臂當枕頭睡覺。

現在我們外出返家時，兔寶總想衝來抱住我們，卻會被阻止，要等大人先全身消毒才可以，親臉也很注意，以前常做的親親嘴更不用說了，因為擔心傳染細菌給兔寶，而完全不敢做，如果和兔寶靠著我們睡覺，大人就要戴上口罩，現在常做的是以摸摸兔寶的頭替代。

兔寶爸曾半夜做噩夢，夢見我使用殺蟲劑，夢到自己害孩子吃了那麼多的苦，害老婆需要離職、一直陪伴孩子，明知道醫師說的話很有道理，但理性總是被感性所壓垮，我們這正經歷一齣真人版的舞臺劇，希望這齣戲最後的結局是喜劇收場。

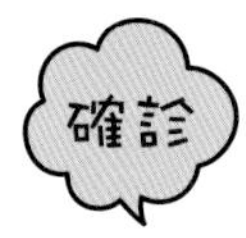

Day101 溫暖的眼淚

打從兔寶生病，一不小心犯錯後，她就會說對不起、對不起，她變得很常說「對不起」，這不是單純的禮貌，這是一個警訊。

我和兔寶聊天時，試著打開她的心房，兔寶哭著對我說：「對不起，我生病拖累了爸比和媽咪！」

我輕抱著兔寶說：「生這個病不是妳的錯，又不是妳故意的，妳沒有必要對爸爸、媽媽說對不起，我很愛妳，媽咪也很愛妳，如果老天讓時間倒流能讓我重新選擇是否生下妳，我依然會選妳。如果老天說要讓我有二擇一的選擇，一個是確定不會生病的新小孩，另一個是妳，我依然會選擇妳，因為只有妳是我的寶貝，兔寶才是我的女兒。」

兔寶媽告訴兔寶：「媽咪心中只有妳，只會選擇妳，只是我會告訴老天是否可以不要讓妳罹患這個疾病，是否可以由我們來幫妳承受這病痛就好。」

兔寶抱著我們哭著說：「爸爸在部落格寫過，如果時光能夠倒流，如果老天讓我有自己選擇的機會，是否還要冒著得病的痛苦來當爸媽的女兒，我的答案是『願意！我很愛很愛爸爸、媽媽，我想一直當你們的女兒！』」

一家三口一起抱著哭，但這眼淚不是悲傷，而是溫暖……。

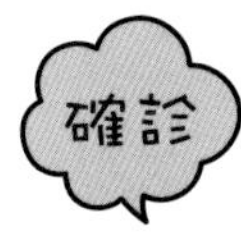

Day 104 無常才是平常

兔寶的阿嬤最近生病住院，平時就超孝順的兔寶媽想要去陪伴母親，同時又想照顧兔寶，兔寶媽覺得對我很抱歉，因為孩子需要丟給我一個人照顧了，晚上回到家中後，她為了不想要我們擔心，就默默獨自躲在房間內哭泣。兩邊都是她掛心的人，如果她只想一個人扛下，身心真的會撐不住的。

其實，我與兔寶都看在眼裡，我很想對老婆說：「不用對我說對不起，也不用掛心我和兔寶，我們會把自己照顧好的，妳在忙碌之餘也記得照顧好自己的身體，祈福我們身邊的每個人事物，都圓滿往好的方向前進。」

最近有位長輩說：「最近的不順，我們不能抱怨我們做了那麼多的善事修行，卻沒有得到庇護，反過來我們應該更加謙卑懺悔，我們也有過往做得不夠、有很多需要改進檢討的地方，所以要更加精進，更加的修持，做更多利他的布施。」

東方有因果論，西方宗教觀則認為苦痛是神給予試煉，有苦痛、身心障礙或病童誕生於家中，不會像東方以處罰解釋，而會正向看待，認為這是神將有缺陷的孩子賦予給有能力的家庭照顧。

然而，兔寶對於這兩種邏輯都不大能接受。

於是，我對兔寶說明自己的觀點，人生經歷的一切本是「無常」，所以與其我們不斷的去與別人比較，不斷的哀怨為何自己會需要經歷苦痛，還不如就好好面對眼前事物、好好認真做自己、克服眼前的難關、珍惜眼前的小幸福。也許別人生活也都有不順遂的時刻，只是我們沒有看見罷了。

就像面對兒童白血病的成因，我們不會知道真實的原因，但我們能做的就是活在當下，積極治療，面對無常不是消極，而是更實際的積極。我看過兩段話，特別喜歡：其一，「因為無常，所以不執著，世事無常，淡然面對」；其二，「無解是針對一件事、無常是面對所有事、接受無解是放下、接受無常是平靜。」

另外，兔寶的阿公曾以書法寫過一首很棒的詩，主題為〈不圓之圓〉，內容是：

滿月，
瞬間即過，
弦月，
是常在的不圓之圓。

Day 106 想要活下來

兔寶治療白血病以來，第一次病毒感染發生了，前幾天只是些微的咳嗽、流鼻水、喉嚨痛、耳朵不舒服，到今天早上喉嚨痛、頭暈、活動力下降、肚子痛、出血點都出現了。

因為兔寶的主治醫師盧醫師沒有診，我一早上網查詢發現臺大兒醫血液腫瘤科主任周獻堂醫師尚有診號，但須現場掛號，立刻帶著兔寶前往。不過，周醫師是小兒科百大良醫，又是臺大兒醫血液腫瘤科第一把交椅與主任，當我們一早到達時，現場掛號一下子就滿了。

我只好厚著臉皮去拜託周醫師能否加診，當診間護理師還在依照流程詢問兔寶狀況，要來判定是否急迫到需要加診時，周醫師直接說：「病患是盧醫師的診，如果爸媽不是因為判斷無法等到幾天後的盧醫師門診，家長也不會來求加診，就直接給他們加吧！」

這份心意我們真的感動到眼淚都快掉下來了，在此感謝平時在臺灣默默貢獻的諸多醫護們，感謝你們付出與犧牲自己的家庭時間，來

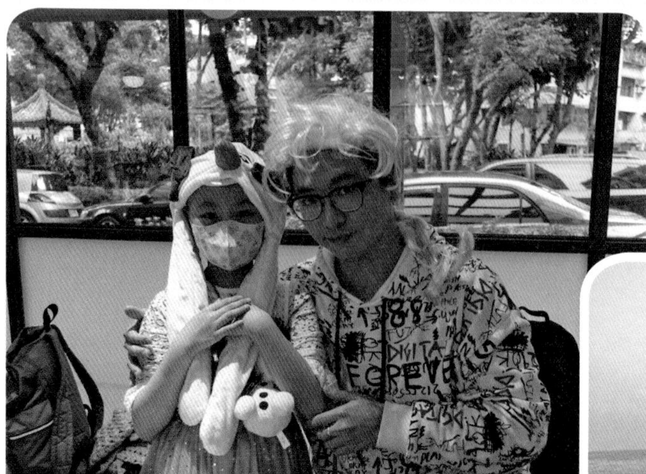

兔寶罹患兒童白血病以來，兔寶爸其實內心深藏著滿滿的內疚。

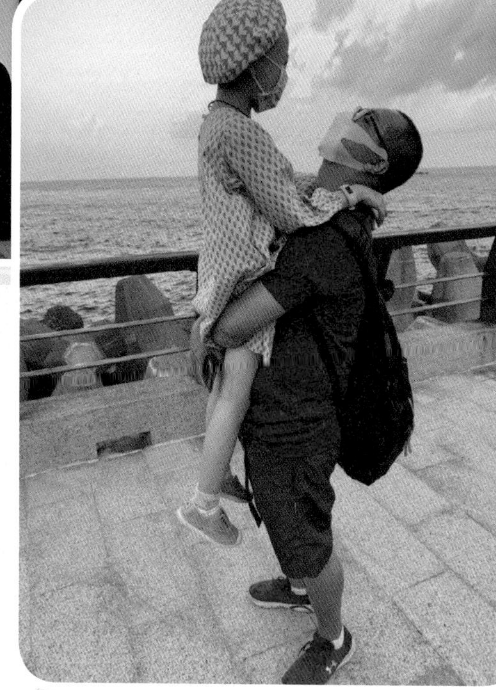

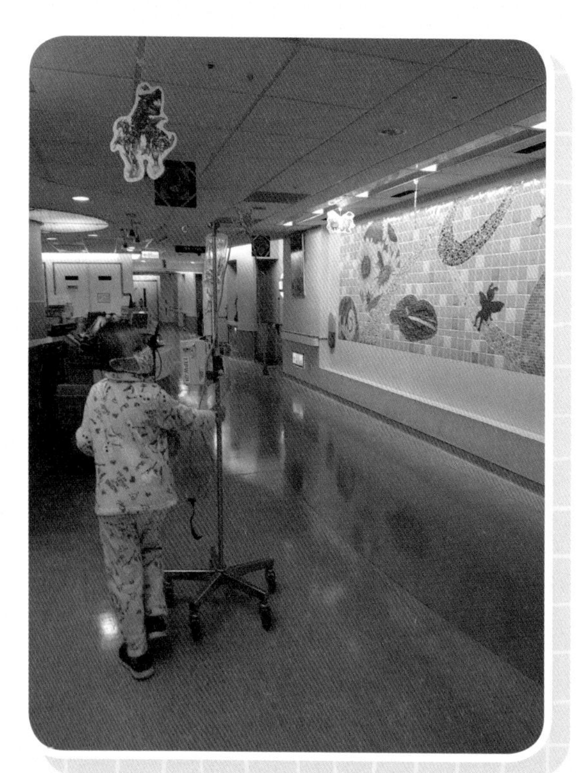

兒童病房走廊上有許多可愛的裝飾。

兔寶阿公寫的詩〈不圓之圓〉。

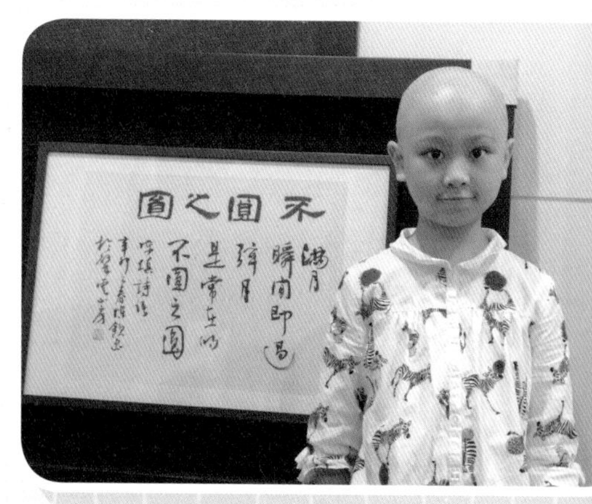

成就眾人的健康與平安。

經歷這次中耳炎感染後，兔寶明白自己的身體現在有多脆弱了，主動告訴我們，雖然她很想念同學和老師，但不會再堅持要快快返校了。這些日子以來，兔寶看見醫院裡的生離死別，才小小的七歲，她對於死亡兩個字已不再懵懂。兔寶很清楚她想要活下來，她說，她還有好多夢想與事情想和我們一起完成，她不想現在就消失而失去這一切，她很清楚活著才有希望與夢想。

一場病讓一個本來就早熟的兔寶，更加長大了。

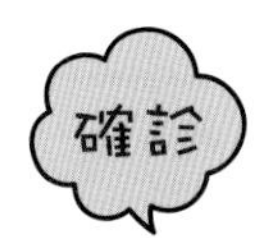

第112天 找回那份熟悉

兔寶說：「明明我才出生七年多，卻和爸比有著好熟悉好熟悉的感覺。」

我說：「當然啊，妳從小到大，我是二十四小時和妳膩在一起，除了妳上課外，我幾乎沒有不在妳身邊的時候，當然熟悉啊！」

兔寶說：「七年多過去，我好像和媽咪沒有那麼的熟悉，因為媽咪平時上班需要晚晚回家，早餐、晚餐不一定有空可以一起吃，假日或晚上是她唯一可以和朋友聚聚的日子，所以她也常常不在家去和朋友聚會，她的確也需要聚會讓自己休息一下。但是，我生病的這幾個月，我真的很開心，感覺我和媽咪的距離拉近了，我們好像找回了那份熟悉……。」

老爸內心的OS是：「兔寶的思緒真是蠻成熟的，兔寶媽毫不猶豫地離職與陪伴的那份愛，相信一切都找到了價值，孩子都感受得到。」

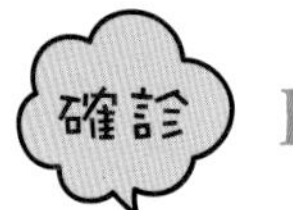

Day114 孩子的世界

向大家報告一件好消息吧，兔寶的嘴巴終於完全好了，兔寶從化療開始，足足使用這超難吃又痛的口腔藥物「蒙德莎」將近一百天，總算停藥了，可喜可賀！耶！

我們對孩子容易以大人的眼光看待，就像我們總會要求孩子把玩具分享給更小的孩子一樣，認為這些玩具又不是多貴多特別的東西，如果孩子不願借出去，大人還會生氣或是罵小孩小氣，卻沒有以孩子的眼光去看他們的世界。我們成人認為普通的玩具，對孩子來說，可能是他小小世界中的珍寶，就像我們會願意把結婚鑽戒、超跑、一雙雙昂貴的訂製跑鞋，隨便借給別人嗎？

現階段，兔寶超討厭每天須施打的藥物，我們很容易要求她「忍一下就過去了」，因為這些都是每天必要療程，為了活下來，有什麼不能忍的呢？但我們卻忘了關照孩子內心，他們其實還那麼小，怕藥水、怕打針、怕未知都很正常。我嘗試過兔寶的幾款口腔藥劑，例如滅菌寧、蒙德莎、康護寧等等，這些是兔寶每天得照三餐塗嘴巴的藥劑，兔寶爸吃過的結論就是「真他XX的，有夠難吃，超噁的啦！」

何況，我還是在口腔沒有傷口的狀況下嘗試，很難想像兔寶嘴巴有十多個傷口，每天至少三次以上，得面對這噁心的味道並忍住疼痛、塗抹傷口，我們卻只是希望孩子忍一下就過去了。

日常生活中，不也是如此嗎？孩子即使面對霸凌、日漸嚴峻的課業與環境變化，父母也可能認為忍一下就過去了，但我們真的用心體會孩子的真實感受了嗎？別忘了，蹲下去用孩子的眼光看事物喔！

Day 115 YouTube頻道「奇異果兔兔」上線

利用住院時光，兔寶自個兒摸索出如何使用手機拍攝和剪輯影片，她打算拍攝一系列兒童白血病介紹、治療歷程與注意事項，從兒童視角出發，讓有需要或是想了解兒童白血病的家長與孩子們，透過這些影片的陪伴，可以更簡單清楚了解。因為，網路上她找到的治療過程介紹，實在都太成人了、好複雜。

她認真觀察與記錄藝術治療方老師與護理師的解說，接著她以娃娃和可取得的小物，例如飲料罐、吸管、衛生紙、色筆等，做了一些模擬院方治療的用品，嘗試將複雜的治療流程簡單化，讓其他需要化療的孩子們也能夠輕易的看懂。

結果，兔寶還真的做出了一些影片，不是兔寶爸自賣自誇，她真的製作出每個小細節設備，完整呈現治療流程，相信恐懼未知療程的孩子，看到這些影片會很有幫助。真的蠻佩服兔寶的創意，大家可參考奇異果兔兔頻道的〈熊抱哥打屁屁針〉及〈熊抱哥打背針〉等影片喔。

另外，兔寶也想告訴其他正在化療的小朋友：「別慌張，也別覺得孤單，我們都在。」她想一路拍下去，想讓大家看到她治療進步，想讓其他治療中的孩子知道，只要好好治療就能痊癒和繼續玩耍。

兔寶願意以一個的孩子身分，來鼓勵更多正在治療中的孩子，我們覺得真是太棒了。

異想天開　拍片分擔家計！

兔寶想放影片在網路上，其實還有另外一個重要的原因，我們知道後非常的感動。原來，兔寶因為擔心自己生病會拖累家庭，所以才想當網紅賺錢。雖然點子很異想天開，但是我們很感謝兔寶的心意，給她一個抱抱。

我告訴兔寶：「爸爸很贊成妳製作探索影片，因為這是思考的能力，這是很棒的能力，不過，不用擔心錢的事情。雖然媽咪現在沒有工作，但是爸比會扛起來的。要是媽咪沒有上班，我們就會活不下去的話，超愛家的媽咪絕對不會離職的。

妳想成為網紅不是不行，但妳需要先了解與充實各樣成為網紅的專業，沒有一樣工作是可以不付出努力就能賺大錢的。而且，希望妳不是為了賺錢才去努力，而是真的因為自己的興趣去鑽研。

現在的妳先把身體照顧好，未來好好地盡好身為一個孩子的本分，玩的時候好好玩，該讀書的時候好好讀書，好好地找到自己的真實興趣，尋找到自己未來的人生方向，能讓興趣成為工作是多麼幸福的一件事啊，爸比希望未來的妳可以擁有這樣的幸福。」

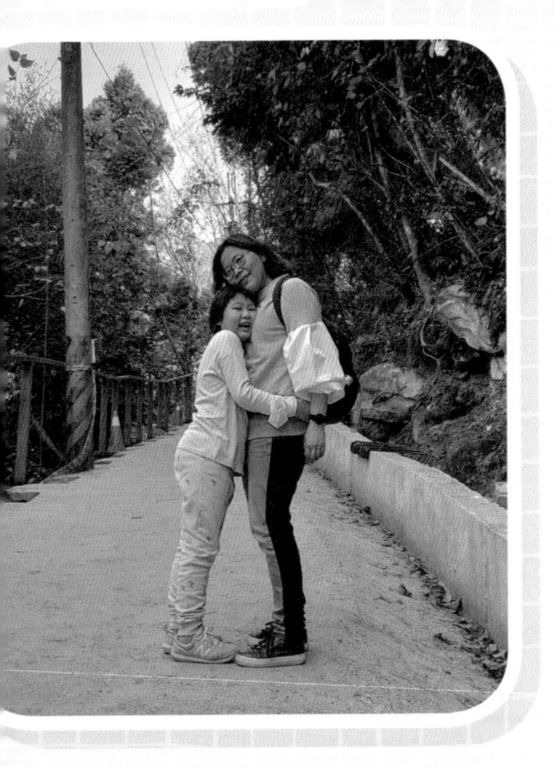

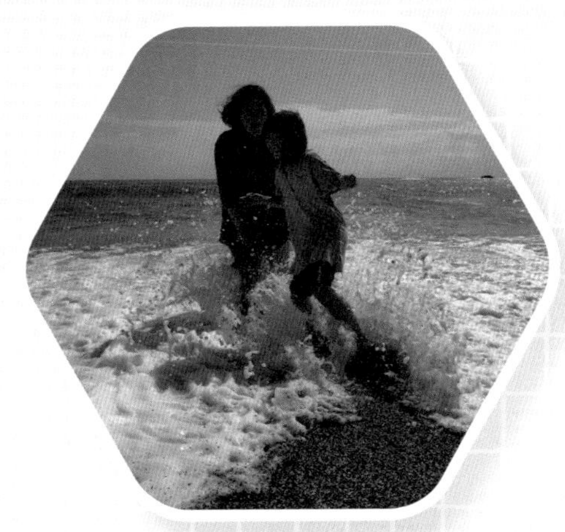

兔寶媽辭去工作專心陪伴兔寶，兔寶感受到重新與媽媽連結的熟悉感，拉近母女間的距離。

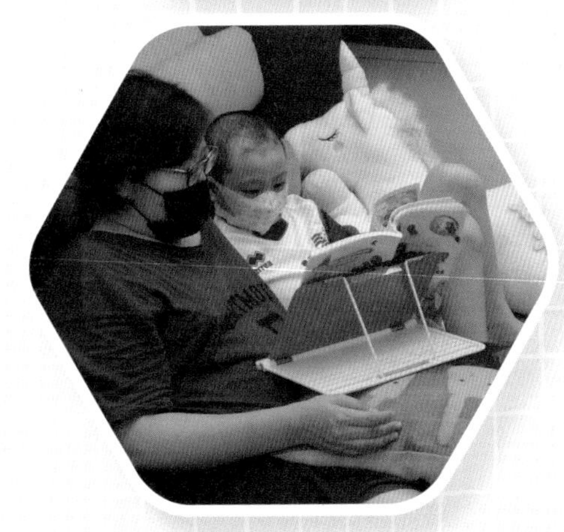

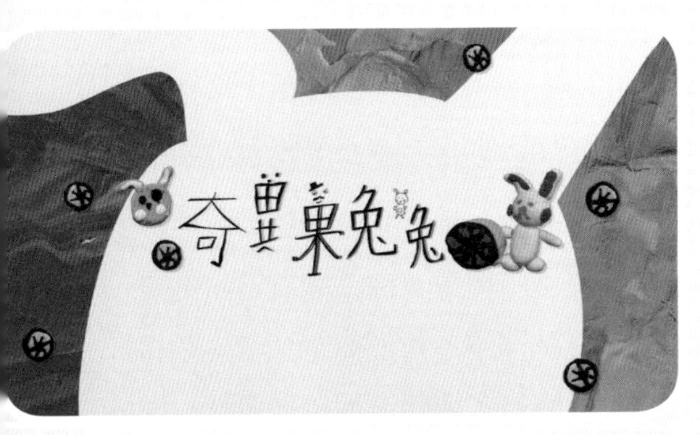

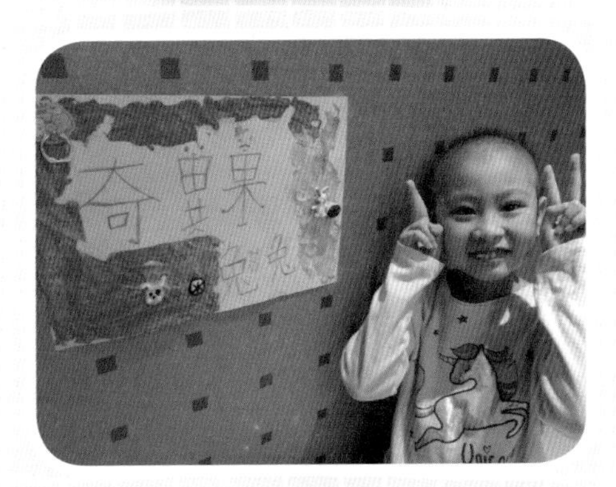

兔寶成立YouTube頻道「奇異果兔兔」，從兒童視角出發，分享介紹治療過程。

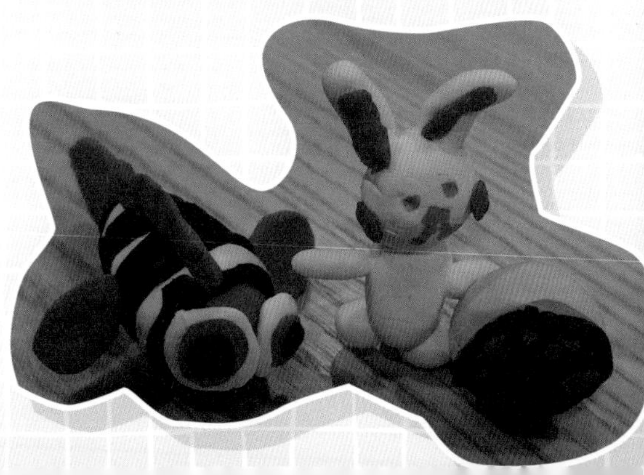

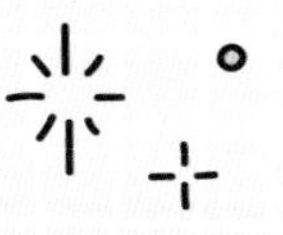

奇異果和兔兔的造型玩偶。

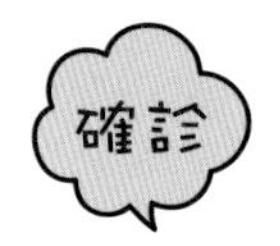

Day 116 偶像五月天的祝福

兔寶例行性的週四抽血、週五門診打針，這次她沒掉任何一滴眼淚，因為她想錄一支影片叫做〈愛紗公主敢打針〉，來鼓勵其他孩子們勇敢面對治療；另外，她還拍了〈沒頭髮也可以一樣美麗的方法〉，希望別的孩子就算沒了頭髮，依然有自信，也鼓勵自己做得到。

正當兔寶想著如何利用自己目前所學到的技能來鼓勵別人時，我們收到了一份大大的鼓勵打氣禮物，那就是我們一家三口的偶像「五月天」親自送給兔寶的打氣鼓勵！

兔寶超開心的，因為五月天是兔寶的超級偶像，她很喜歡五月天與蔡依林的歌，也很喜歡他們的歌詞傳達支持任何不論性別或弱勢，都該被尊重與平等的理念。

兔寶四歲時就跟著爸媽去過雨中的五月天演唱會了，當時她還嗨到半場時斷電睡著，睡了三首歌後起來繼續嗨，本來還想再去搶那無敵難搶的門票，嘗試陪著兔寶去看年底的演唱會，來建立兔寶現在的短期目標期望。然而，兔寶考慮後很乖的說，她現在的抵抗力可能無法在搖滾區與人擠來擠去，而太遠她又看不清楚，總不能奢望搶到最不用人擠人的搖滾區第一排吧，所以我們這次放棄搶票了。但我們與兔寶相約，等她痊癒之後，一定會認真搶票，讓我們全家可以再次去聽演唱會，留下美好回憶。

就在此時，我們居然收到了五月天的溫暖祝福，真是太感謝和開心了。

兔寶童言童語地錄製了一段影音，放在奇異果兔兔頻道回送給五月天，哈哈！平時天不怕地不怕的兔寶，錄音時竟然超緊張。兔寶錄音的最後一句話是兔寶爸媽特地拜託兔寶轉達的：「拜託五月天別解散啊，不然我家女兒成長中就沒有五月天可以聽，那可怎麼辦才好！」

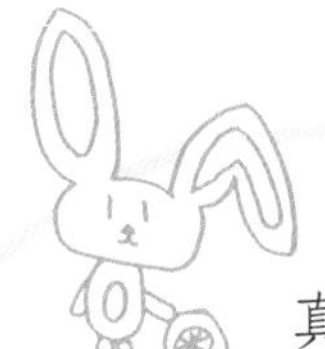

兔寶這樣說

真的超開心能接到這份五月天大禮的！

Day 118 五粉讓兔寶見到愛

自從《鏡週刊》披露五月天錄音給兔寶的故事後，其他媒體和五粉也接連傳遞分享，使更多的人得知兒童白血病，感謝大家的打氣與祝福，五粉果然是充滿溫暖的一群人啊。這些天來，兔寶的粉絲團湧入了好多五粉的鼓勵與祝福，其中還有人主動提出要把五月天的親筆簽名送兔寶，有人要把辛苦搶到的年底演唱會門票以原價出讓給我們。

謝謝你們大家，讓小小的兔寶看到世界與人性的美好，兔寶一家的想法是：「謝謝所有關心我們的五粉祝福與加油，全臺灣同時間在抗癌與對抗疾病的孩子大有人在，我們沒有做任何的努力就得到了五月天他們的留言，還被媒體報導而得到了那麼多人的祝福，已經是既幸運又感動了。

這幾天所發生的經歷已經讓正在痛楚中的兔寶很開心的度過了好幾天，孩子的笑容對我們來說已經是超級棒的禮物了。大家好不容易獲得的五月天簽名或搶到的門票，我們真的不捨讓大家割愛，你們大家的心意與這份愛，我們都已經接收到了。

我們搶過好多年五月天的門票了，相信一堆五粉也有一樣搶票搶到快砸電腦的回憶，相信還有很多各樣疾病的五粉其實也很喜歡五月天，也都很想去看五月天的演唱會，我們這次得到五月天五位的親自留言與祝福，已經是非常幸運的五粉，也很感激了。我們一家會努力的，兔寶也會努力痊癒，然後搶票重返五月天演唱會的。」

其實一直以來我們都在思考如何回報兔寶治療百天以來大家無私的愛，之前我們成立FB粉絲專頁「兔寶 KO ALL 兒童白血病日記」來分享與抒發兒童白血病的歷程，逐漸有陌生的家長與病友看到這網頁，私下詢問我們治療的準備與歷程，甚至有家長因為看了粉絲頁，察覺自己孩子可能罹患兒童白血病，而早期發現早期治療。

很開心微小的我們也可以在接受別人幫助之餘，幫助到別人。

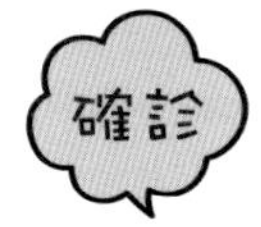

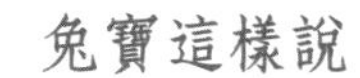

兔寶這樣說

真的很多人因為五月天而認識我們，也很感謝大家願意無私的將不容易得來的東西讓給我們，但我想我們即使沒收到禮物，我們還是得到了一個無形的關心，謝謝大家，我一定會痊癒，然後努力搶票，再去五月天演唱會，耶！

確診 Day 120 感謝M護理師 兔寶得獎啦！

由兒童癌症基金會舉辦「全國2019 金絲帶小勇士才藝徵選」，兔寶得獎啦，獲得「創意作文小學組-金絲帶創意家獎」。

這回兔寶願意參賽，要特別感謝臺大兒童醫院的M護理師。我和兔寶媽都希望兔寶能分心身上的苦痛，很鼓勵她參加，但當時正在密集治療的兔寶，除了身體疼痛外，也覺得自己實力很弱，沒有自信參加，認定自己一定不會得獎，大人在旁鼓勵「志在參加、不在得獎」的話語，她完全聽不進去。

平時以超大無憂笑聲陪伴病童、工作超認真的M護理師，對兔寶說：「你參加啦，臺大兒童醫院這麼厲害的醫院，結果卻沒有半個人得獎，這樣多漏氣啊！」兔寶就因為M護理師的這句話，所以決定報名拚了！

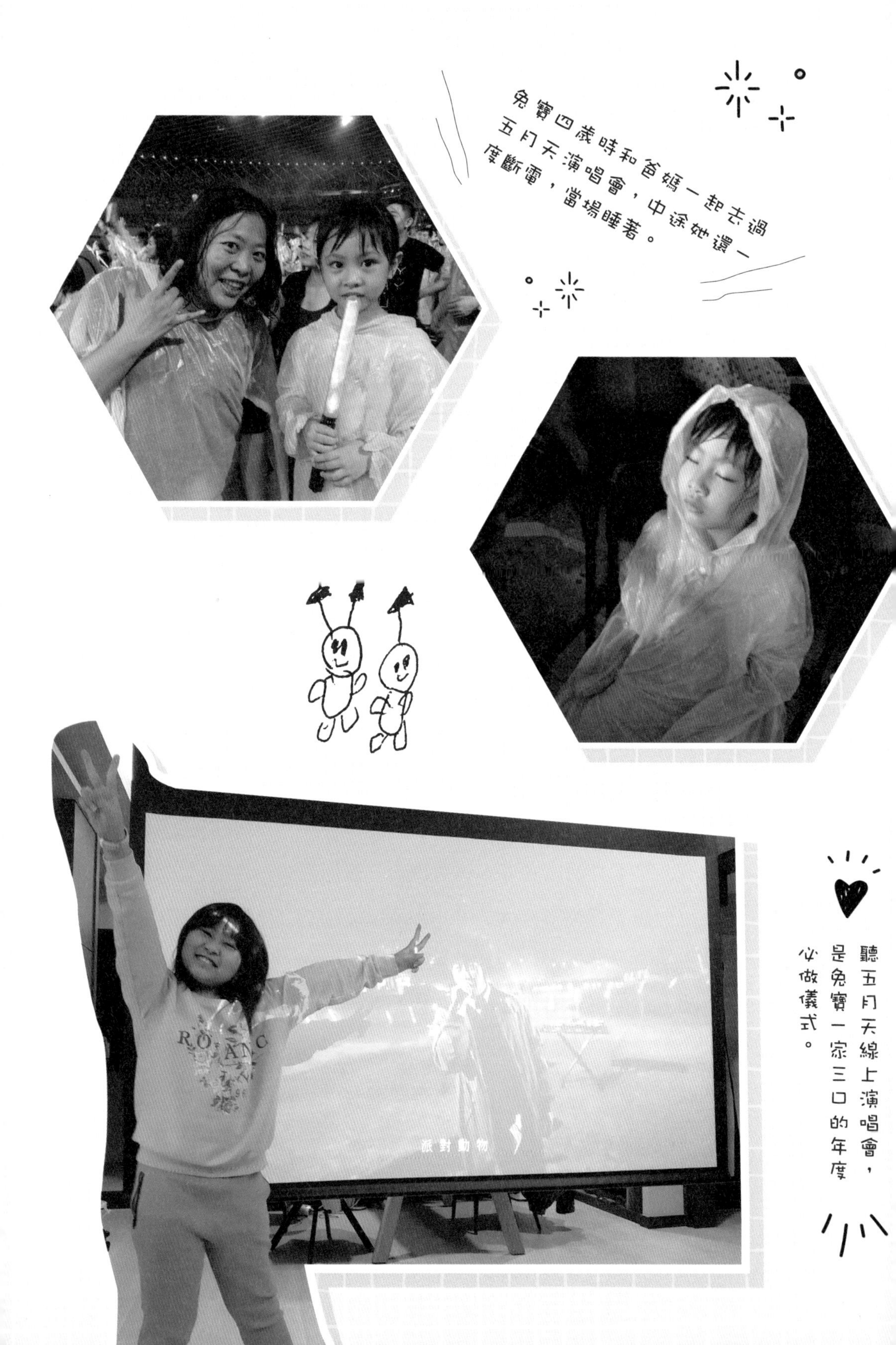

兔寶四歲時和爸媽一起去過五月天演唱會，中途她還一度斷電，當場睡著。

聽五月天線上演唱會，是兔寶一家三口的年度必做儀式。

「我們都是小英雄」

打著點滴在醫院的走廊散步時
我跟媽媽說
媽媽，我覺得每一個生病的小朋友都是小英雄
因為如果每個病有一定的比例會得到
那得到的小朋友就幫助其他小朋友不會得到
讓其他小朋友開心

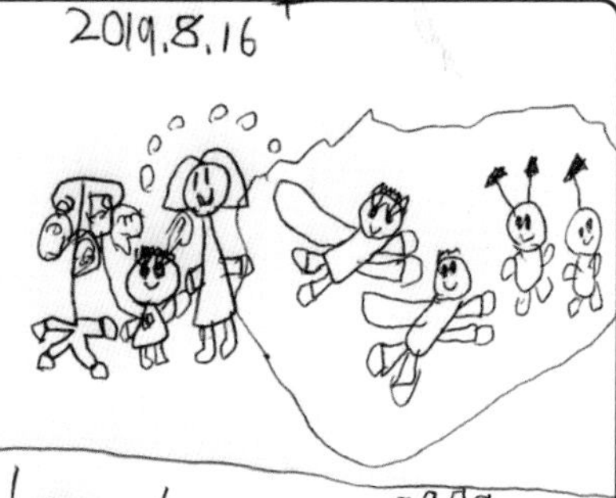

爸比說我沒有做錯事才得到這個病
白血病是萬分之一的機率
所以這次我得了白血病
我就幫了 **9999** 個小朋友不會得到了呢

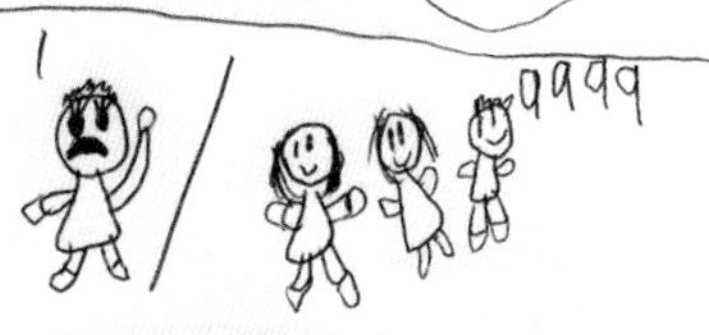

還有幫助別人不要死掉的人更是偉大
比方有很多人捐血、捐骨髓給需要的人
他們都很偉大

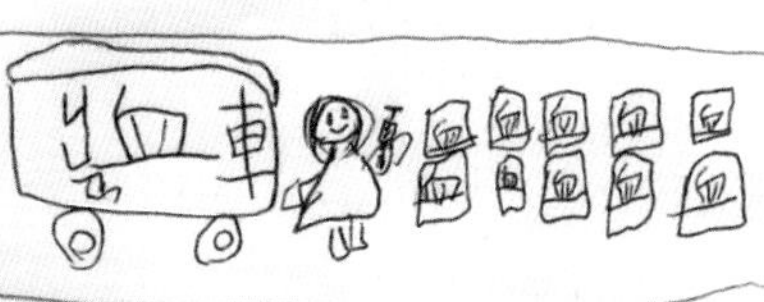

所以不管小孩大人
就算沒有擁有魔法
也還是可以做很多事情幫助別人呀！

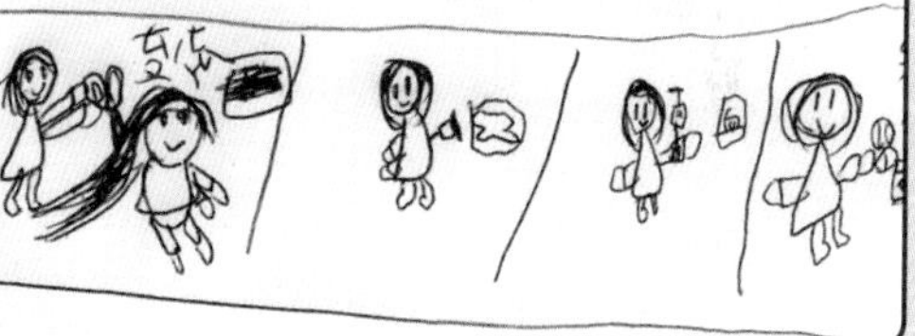

兔寶作文旁的圖畫說明：

第一張圖，兔寶打著點滴與媽咪一起散步，然後討論著病菌與生病的小朋友。

第二張圖，萬分之一的小英雄。

第三張圖，捐血車，很多人排隊捐血，捐了好多好多袋血，他們好偉大。

第四張圖，四樣捐贈，捐頭髮、捐骨髓、捐血、捐錢。

兔寶說：「就算沒有擁有魔法，我們每個人還是可以做很多事幫助別人。」

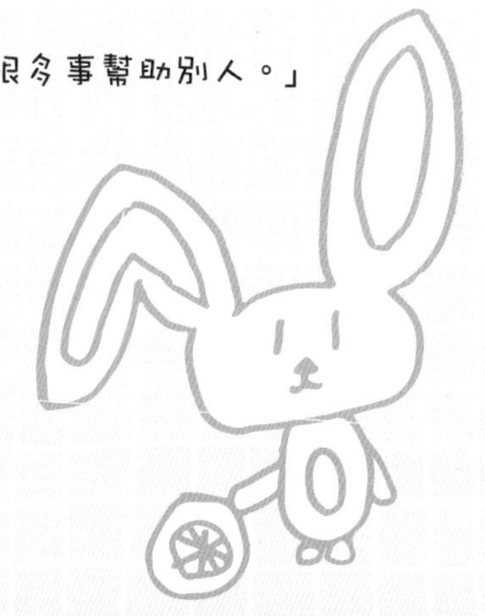

感謝M護士真是會用方法來鼓勵孩子，一個多月後的今天，兔寶得獎了！讓兔寶有了一個等待頒獎的短程目標可以好好養病啦。漫長的兩、三年治療期，我們繼續陪同孩子尋找各式短程、中程、長程目標。

Day 138 八歲生日快樂

今天是兔寶八歲生日，即使是這樣特別的日子，生活仍須依照醫療日常過，還是要乖乖回醫院打化療黃藥，治療室護理師們在核對藥品時，發現今天是兔寶生日，特地為她唱生日快樂歌。

兔寶爸媽早早準備了禮物送給兔寶，因治療過程中都不能碰鮮奶油，於是用心準備了會讓兔寶很興奮的冰淇淋生日蛋糕。儘管很窘的是今天剛剛好遇寒流來襲，依然不減兔寶的喜悅，總算可以吃蛋糕啦！

治療的馬拉松中，讚美也是非常重要的一個環節，讚美孩子治療中的一點點進步，讚美伴侶的辛苦與付出，不要吝嗇讚美與說愛，在生活中的每一刻，無論是婚姻、家庭、友情與工作上都適用喔。

兔寶生日許下願望：

願望一，希望自己可以早日康復，健健康康；

願望二，希望大家都能健健康康的生活著；

願望三：噓，她放心中——祕密！

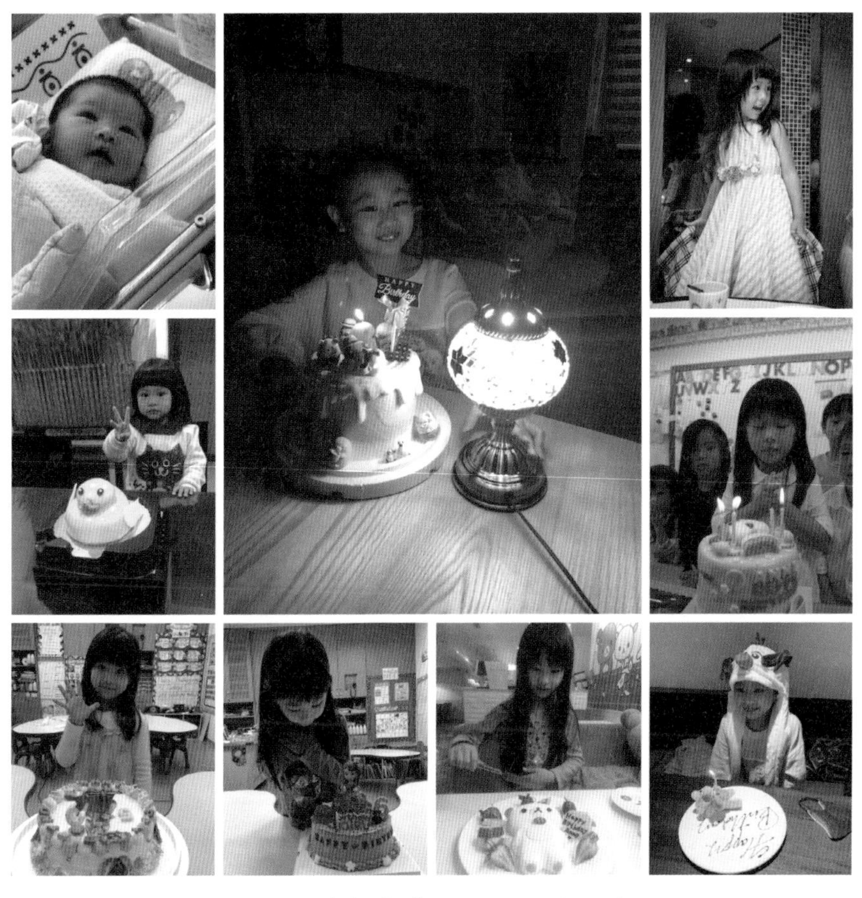

每一年都會為兔寶的生日拍照留念。

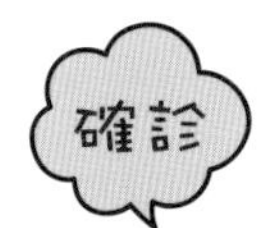

Day 146 類固醇與「餓」的距離

一聽到類固醇，大人小孩往往都排斥、敬而遠之，然而，化療中的兔寶卻曾照三餐服用。類固醇的副作用之一就是「餓餓餓」，但飢餓感並非身體器官真的餓，而是類固醇的作用，使大腦持續有飢餓的錯覺。

接受化療時，身體器官都很脆弱，一口氣吃多會導致腸胃炎，所以只能少量多餐，吃完食物後，又擔心細菌會在口中滋生，除了要刷牙外，還得用難喝的「滅菌靈」進行口腔殺菌，服用後一小時不能進食，整個循環邪惡難熬。

兔寶曾在床上哭著說：「我可以不要再吃類固醇了嗎？它讓我一直肚子餓，可是我又不能負荷吃太多，也不知道到底飽了沒，我討厭類固醇啦！」因為長期服用類固醇，兔寶的臉越來越圓了，這就是化療中所謂的「月亮臉」。

許多住院老鳥光憑頭髮的多寡與月亮臉的體型狀況，就足以看出孩子的治療階段，過去長輩們多半喜歡孩子體態稍微肉肉、臉圓圓，從小瓜子臉的兔寶，算是第一次達標的概念吧，但這都是假象啊！

Day 147 給聖誕老公公的紙飛機

兔寶今天獲得請假回家四小時的福利，兔寶親自做了紙飛機紙條放在家中，原來這紙條是要給聖誕老公公的，兔寶看似早熟，但對於聖誕老公公可是深信不疑。

她很擔心這次聖誕節需要在醫院度過，聖誕老公公會找不到她，所以寫了紙條提醒聖誕老公公她正在住院，她還做聖誕手作，就放在病床窗戶邊，方便聖誕老公公在醫院能找到她的位置。她天真地說：

「醫院晚上都有護士阿姨值班，這樣聖誕老公公會沒辦法偷偷摸摸的進來，該怎麼辦？」兔寶每年都會準備一份小餅乾，放在聖誕襪旁謝謝聖誕老公公，今年的，她也準備好了呢。

當晚回到醫院，兔寶再次覺得哀怨，不過，這很正常。在醫院時，會想著如果可以回家多好，在家休養時，就會想著如果可以回學校以及沒生病該有多好。以往健健康康時，也不會珍惜學校的時光與日常的每一天，這不是兔寶的問題，而是人類很正常的思維。

隔壁住著一位三個月大的嬰兒，出生後就常常住院，疾病原因是身體無法製造免疫力，須仰賴移植治療。每一床都是一個故事啊，健康且平凡就是福！

兔寶這樣說

隔壁床住小寶寶，雖然半夜會哭而不好睡，我們也會因為小寶寶八、九點早睡而不敢在病房說話玩耍，需要每晚都在走廊椅子上看書、玩遊戲、聊天，但是還是很願意和小寶寶住，因為小寶寶好可愛喔。

聖誕節對兔寶而言是很重要節日，就算人在醫院，仍堅持做聖誕手作。

兔寶寫給聖誕老公公的卡片。

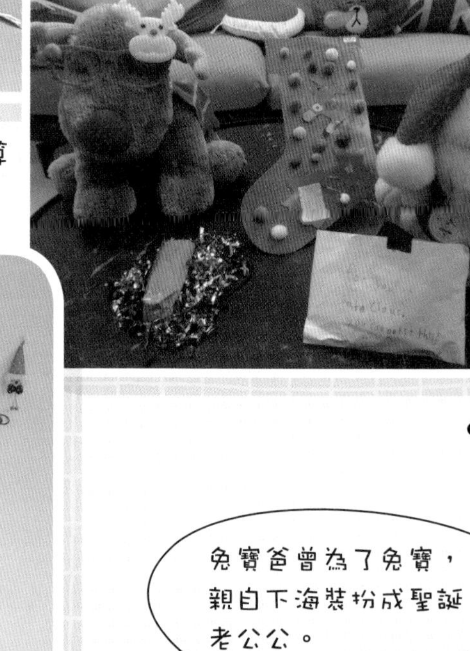

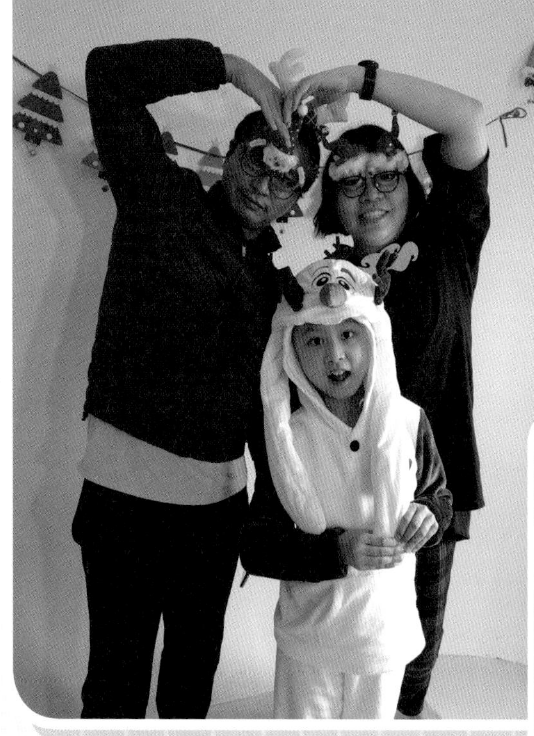

一家三口為聖誕節裝扮和布置。

兔寶爸曾為了兔寶，親自下海裝扮成聖誕老公公。

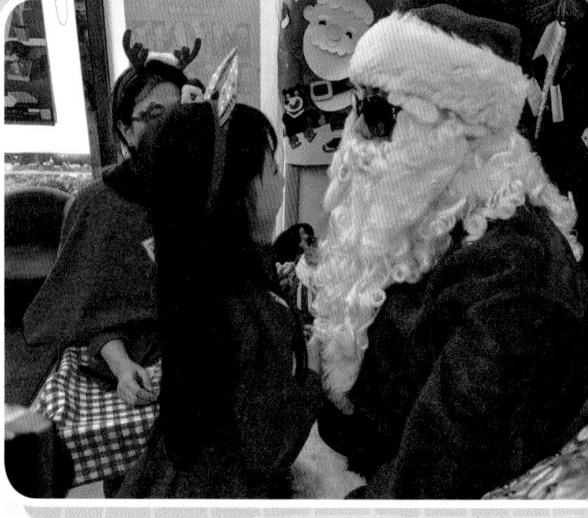

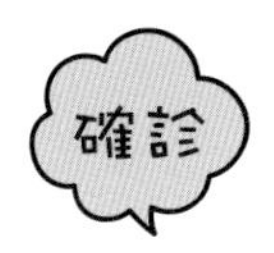

Day 158 如果可以決定活到幾歲

在病房播放五月天的歌曲〈後來的我們〉時，兔寶問了我們一個問題：「如果可以決定活到幾歲，你們會選擇幾歲？」

兔寶媽回答：「六十九歲，因為這是人類體力降低與病痛開始增加前的時間，希望可在人生燦爛的時刻離開。」

我說：「八十八歲，因為爸比這年齡，兔寶也已經五十多歲了，兔寶的人生藍圖大概已經底定。如果兔寶單身終生，也許能看到妳怎樣精彩的為自己活；如果兔寶結婚生子了，孫子或孫女也最少十多歲了，老爸看到兔寶幸福的畫面，就覺得很夠本了。」

兔寶的答案是：「我希望活到可以和爸媽一起走的日子。」

兔寶這答案完全跳脫了我們平時對於數字的框架，外加音樂的催化，一家人眼眶都紅了，一起抱著哭哭。正當此時，香菇護理師剛好開門進來，看到我們一家的畫面，尷尬的唱著《冰雪奇緣2》的主題曲〈Into The Unknown〉，接著默默退出房間，哈哈。

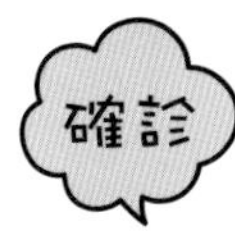

Day 168 童心童語

今年冬至是兔寶的活躍時刻，因為有個特別的行動，兔寶媽幾週前注意到冬至快到了，於是心生一個念頭「來煮湯圓帶到醫院和大家分享吧」，隨即號召身邊朋友加入。

有烹飪好手不僅來協助煮紅豆湯和湯圓，更考量到化療的孩子不能吃蜂蜜，特製無蜂蜜的黑糖蜜瑪德蓮。此外，菁選果子老闆豪氣贊助十五斤好甜好多汁的砂糖橘。

兔寶期待這天許久，早早就做了立牌，在院內散步時邊場勘，分配好湯圓動線。上午兔寶雖然因為不舒服而哭哭，但到了下午依然開心的化身為愛心小廚師，前往各個病房邀請大人小孩一起來過冬至。

當湯圓、紅豆湯、瑪德蓮、砂糖橘都分送完，兔寶超開心的，孩子就是這樣容易滿足的生物，這一瞬間，所有上午的疼痛都拋在腦後了。感謝這特別的冬至，生活中各有不同的挑戰，每一天都要想辦法過得有滋有味！

今天是兔寶為期二十多天「再引導期」這遊戲大關卡闖關完畢的日子，兔寶出院時說了一段感人的童言童語。她很開心的說：「這次治療中沒有需要輸紅血球和血小板，沒有用到善心人的資源，我有顧好身體沒用到，可以把這個資源留給更需要的人，很高興。」

返家後，兔寶媽看著兔寶在餐桌上吃午餐，這一般的家庭日常，卻讓兔寶媽在飯桌上紅了眼眶，當場落淚。這真是值得珍惜的平凡日子啊。兔寶下午在家一放鬆，就在客廳沙發上睡著了。看著小孩的睡顏，兔寶媽靠著我肩上說：「謝謝你，辛苦了，還好我的另一半是你！」

我問：「為什麼？」

兔寶媽：「是你，我們才能一起面對這一切。」

我說：「但如果不是我，你就不會遇到這些。」

兔寶媽一頭霧水，我立刻說：「因為除了我，你應該很難嫁出去。」

我……被K了，呵呵，每天都會是「最好的一天」！

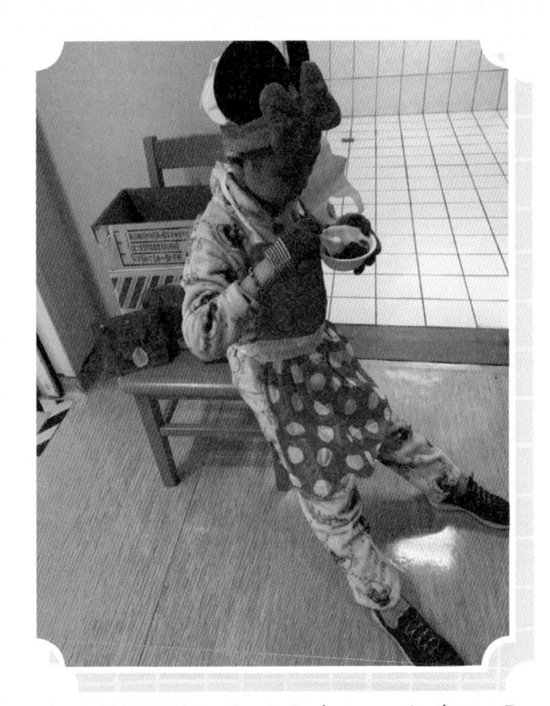

冬至煮湯圓分享給病友們，兔寶忙得不亦樂乎，忘了病痛。

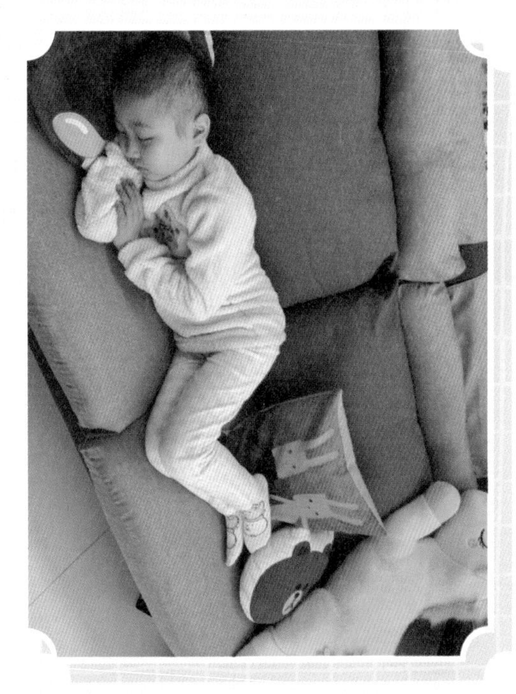

忙了一整天，兔寶躺在沙發上睡著了。簡單的日常也是值得珍惜的風景。

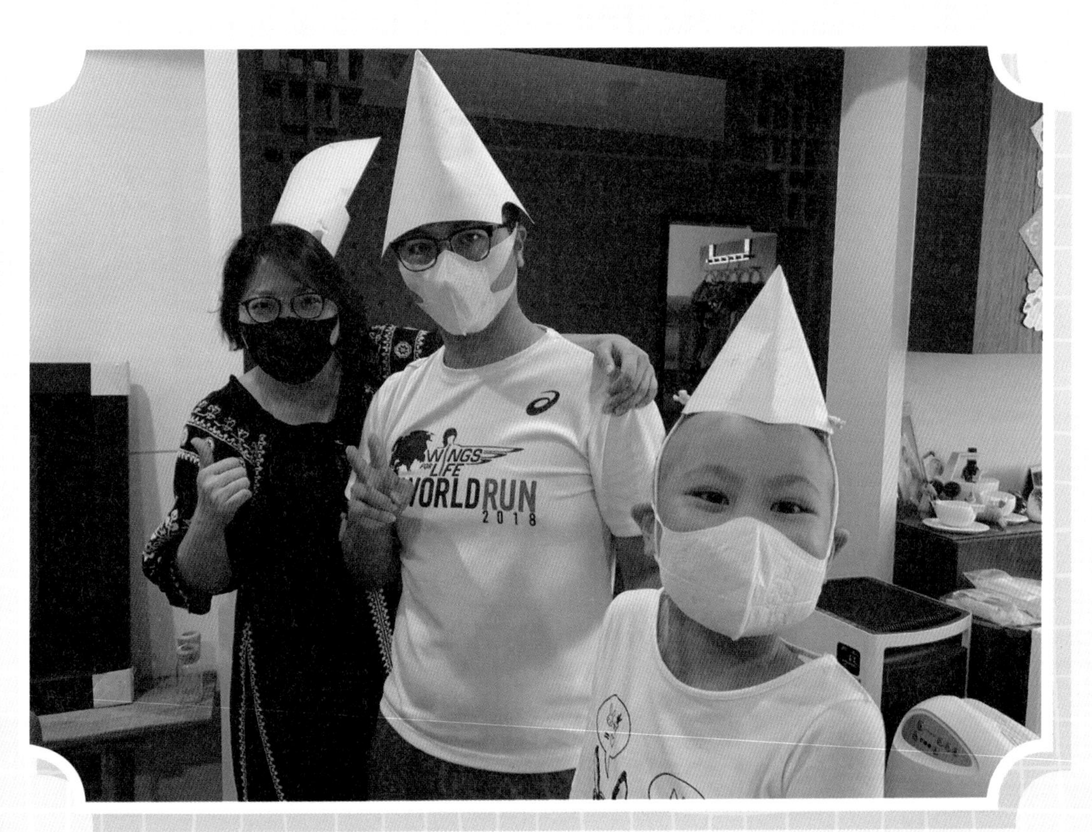

抗癌是一場馬拉松，最重要的是，一家三口一直在一起。

Part 2

走過最長的暑假：啟動維持期

我和別人不一樣

但我很自在

kiwi bunny

如果沒一天

今天上午有人問：

如果有一天你發財了會怎樣？

沒怎樣，就只是一件事而已。

今天中午有人問：

如果有一天你生重病了怎麼辦？

沒怎麼辦，大家都會生病的。

今天下午有人問：

如果有一天你沒錢了那怎麼辦？

沒怎麼辦，努力賺錢就是了。

今天晚上沒人問，

如果沒了一天那麼會怎麼辦呢？

有怎麼辦。

因為，沒了一天的話就表示我走了，

或者世界災難了。

因此，我想人們不只是問問題，

也要注重現在的生活，

因為問再多的問題並不能改變現狀，

因此，過好每一天最重要。

兔寶筆

最長的暑假

今天是開學日，對全臺的學童與家長來說是個既平凡又特別的日子，臺灣的孩子們剛過完他們人生中最長的寒假，因為全球漫延的新冠病毒疫情，政府破天荒地下令延後開學，以避免病菌因群聚而導致擴散的可能，因此足足多放了兩、三個星期。

對不少孩子來說是天上掉下來的禮物，能夠過上更長的寒假玩耍生活，但對不少家長而言，這根本就是恐怖連續劇的續集，需要調整非常多工作與家庭間的步調。然而對兔寶來說，延後開學的消息，卻很難讓她感到開心，因為她準備好回學校等好久了，漫長的期盼，總算要過完她人生中最長的一個「暑假」，明明打從一開始就知道幸福得來不易，但總要歷經波折感受才更加深刻。

兔寶這樣說

生病住院完後終於理解什麼叫做「能上學是一種幸福」，每個孩子都各有不同原因而導致無法讀書，但我相信大多的孩子都有同樣的感受吧！

俗話說：「失去過才懂得珍惜現在所擁有的一切。」雖然久了就又忘了當初自己是如此渴望現在的生活，不過至少知道在學校有同伴一起上課是多麼幸福的事了，因為我現在終於理解什麼叫真正的孤獨了。

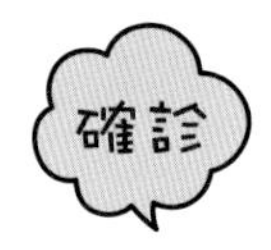

Day 169 啟動不能掉以輕心的維持期

接受一系列密集治療後，兔寶正式進入化療的下一階段「維持期」，時間長達兩年多，原則如下：

1. 每天在家自行服用化療藥物6MP，一週服用三天撲菌特錠Baktar。
2. 每週一次抽血、回診看報告、使用注射式化療藥物。
3. 每個月一次的背針，抽取脊髓液化驗，並從脊髓注射化療藥物。

維持期期間，兔寶的白血球量需要控制在一般人的三分之一左右，數值太高可能容易復發，數值太低又怕抵抗力太低，容易被感染。因此，身體狀況不比生病之前，仍需要時時注意，但至少已安然闖過前面幾個大關，孩子生活的自由度增加一些。然而，父母的謹慎卻不能鬆懈，仍須隨時避免受外界感染的可能性。

轉眼間，兔寶接受兒童白血病治療已一百六十多天，總算走到維持期了，也是要感恩感恩，別太貪心，一關一關的踏實闖關吧。

有個同樣罹患ALL孩子，發病時間比兔寶晚一個月，卻連第一關本來二十多天療程的引導期都還沒通過，試過了所有治療ALL的化療藥物皆無法殲滅芽細胞，須進行效用更強的AML藥物與療程，連骨髓配對都用上了。孩子與家屬每天都身心交瘁，在此祝福他們，得以順利度過這一關。

我也體悟到，平時大家願意捐血、提供骨髓資料到資料庫，甚至願意簽署器官捐贈卡，是多麼偉大的一件事。

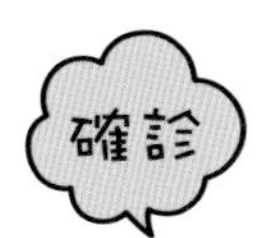

Day 184 再等一下，還是把握當下？

兔寶確診至今，正式超過半年了。僅僅半年，卻彷彿已治療許多年般的漫長，根據我們查詢到的醫療資訊提及，兒童白血病如果未接受治療，**通常**活不過半年，因此，今天是個值得珍惜的日子。今天我們帶著兔寶感謝現代醫學的進步，也感恩大家的祝福與愛。

我們有個朋友，她的孩子出生時，醫師說她孩子罹患的疾病平均壽命是十六歲，他們一家人選擇不要哀怨地倒數剩下的日子，而是更珍惜彼此相聚的時光。如今，她的孩子已經超過十六歲很久很久了，每當孩子生日時，他們感謝又跟老天爺多偷了一年，一家人能繼續珍惜彼此度過每一天。

兔寶一家三口，也是用一樣的態度，珍惜著每一刻的相伴。

現代社會實在忙碌，總有許多事情一再被我們擱置，我們總認為沒關係，反正時間還很多，尤其與家人間的陪伴，更是如此，再一下吧、再一下吧。

兔寶發病前，我們一家登七星山，沒想到當天山上很冷，又因為太晚上山而有天黑的壓力，中途無法好好愜意地休息，兔寶媽走到腿軟。我抓了一下時間，爬到一半就決定先折回下山，但兔寶很想登頂而大哭，我對兔寶說：「下一次吧，等暑假我們再來，到時候會有更

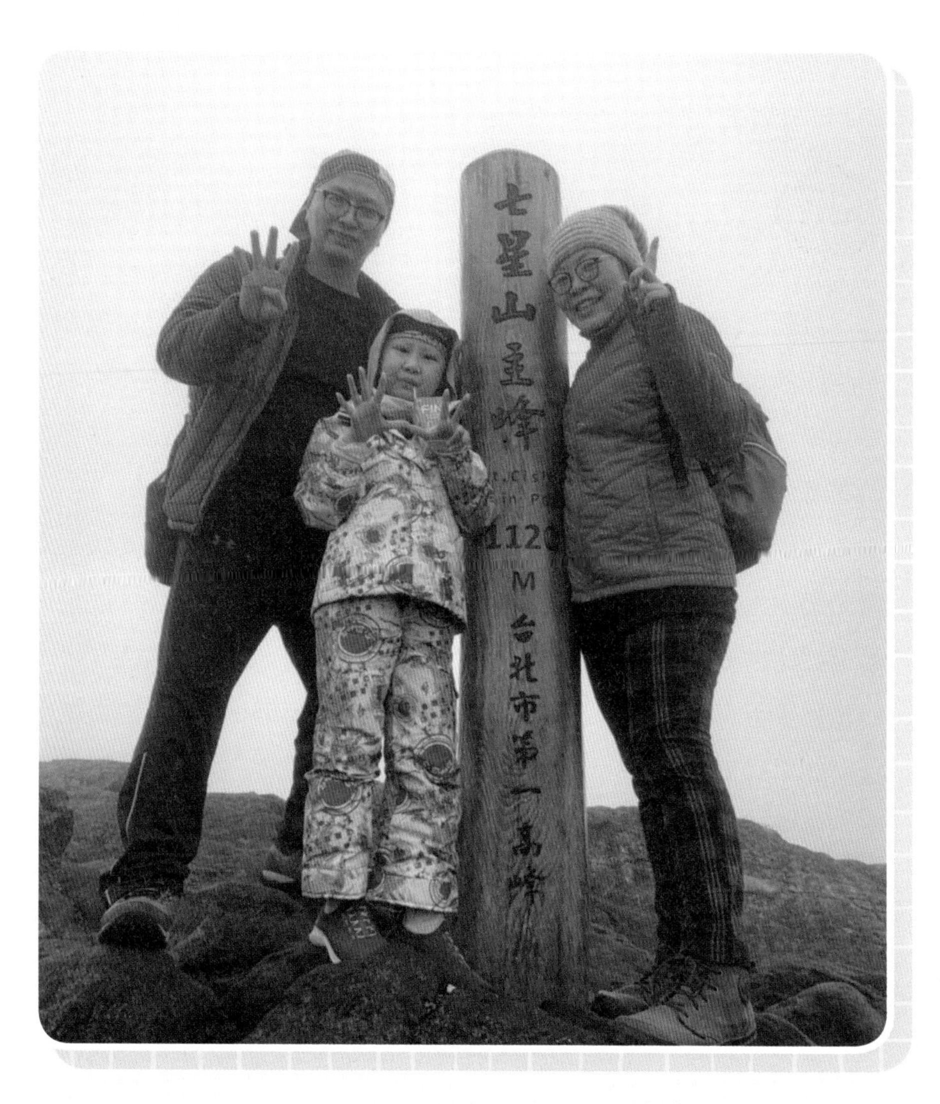

完成兔寶先前的小遺憾，一家三口勇衝七星山，終於登頂！

充裕的時間攻頂，就算媽咪上班沒空，但是我一定會陪你來爬山，要幾趟都可以喔。」結果計畫跟不上變化，兔寶發病了……。

人生有很多的等一下，但世事真的不是我們可以預料的，有些想說的、想做的事情，就把握時間好好去做吧，尤其與家人間的相處，在工作忙碌之餘，好好珍惜每一個現在，別再等一下了。

回診時，我們詢問醫師意見，兔寶不宜在豔陽夏天爬山，以避免「光過敏曬傷」送醫。在今天這個特別的日子，剛好又是個涼爽無雨的天氣下，我們一家三口勇衝七星山啦！

這次上山時是好天氣，半路起大霧，下山濕氣大飄起雨來，我因為認真牽扶著兔寶，反倒是自己重重摔了一跤，幸好手流血的是我而不是兔寶。從入山口起算，來回3.2公里的山路，共花了4小時。

這一次，我們一家沒有再等一下了，我們成功啦！

Day 208 發病後第一次出國旅遊

醫師評估兔寶的檢驗數據後，放行兔寶下學期可以回學校，但須認真落實在校的衛生防護；另外，醫師也同意兔寶可出國走走，建議前往距離近且衛生條件好的國家為佳。

聽到「出國」兩個字，兔寶眼睛都亮了，最後我們決定選在兩次化療注射的空檔前進日本，兔寶更加認真照顧身體和配合治療，畢竟，萬一有任何感染或發燒就無法成行。

好不容易期待許久的旅遊即將到來，居然來個全球新冠病毒

Covid-19風暴，尤其日本有一艘郵輪因旅客被感染，而全船在港口被隔離中。兔寶媽很焦慮兔寶的安全，主動提議取消行程，兔寶為此哭翻了，我卡在老婆和女兒之間也很囧，看著女兒哭，看著老婆也哭又嘆氣，最後決定回診時聽聽醫師的意見。

醫師表示，他與同事討論後判斷，二月初還能前往日本，但建議二月下旬之後就不要再出國。事後再回頭看醫師所說的時間點，真的很佩服，日本與全球的疫情，真的就是二月下旬開始擴散。

既然醫師都點頭了，兔寶爸也比較有立場和兔寶媽溝通，我對兔寶媽說：「我們出去旅遊盡量防護好，再認真戴口罩、勤勞消毒，應該就可以了。其實對兔寶這樣治療中的孩子，根本不用這新出現的Covid-19，只要任何一種A、B流感或腸病毒就夠崩潰了，我們本來就要好好消毒防護，就讓我們一起去創造回憶吧！」

然而，兔寶爸這番信心喊話並未動搖兔寶媽的心。當晚，兔寶自己跑去和媽咪促膝長談，兔寶媽最後哭著答應了，這讓兔寶爸非常的驚訝，兔寶到底說了什麼能讓媽咪點頭？

去或不去　都是因為媽咪愛你

兔寶認真分析這趟去日本的優缺點和利弊，這趟旅行的優點是：放鬆長期治療的鬱悶情緒，一起創造美好的回憶；缺點是：沿路可能會提心吊膽，擔心各樣狀況的可能。

兔寶媽聽完兔寶的分析後，仍對著兔寶說：「我們下次再去吧！」兔寶不放棄地說：「我還在治療中，我不敢想像未來的治療變化，我很害怕『下一次』這句話，因為我的未來並沒有掌握在我的手上，我不知道我是否有下一次的機會，我只想我們一家人現在一起把握每個回憶。」

兔寶重量級的真心話，完全擊敗兔寶媽的心，兔寶媽心軟的同意了，唯一條件就是兔寶一定要乖乖且認真的自我防護。我也對兔寶說：「媽咪去與不去的抉擇都是因為愛你，要記得這感覺，另外好好照顧自己，不要讓我們的決定成為無法挽回的遺憾。」

之後我超認真規劃與模擬整個流程，盡量達成兔寶的心願，同時將風險可能性降到最低，其實對我來說最恐怖的不是這趟旅行，畢竟我們還守在兔寶身邊，最讓我焦慮的其實是後續兔寶的返校。

這趟行程我們非常低調出發，直到回來後才告知親友，平平安安出門，快快樂樂回家。

回程從大阪難波坐鐵人28南海列車到關西機場時，兔寶喜歡車型有趣很驚喜，其實多年前兔寶早就坐過，但是她全忘光光了。不過沒關係，爸媽永遠記得與妳的美好回憶，愛在哪裡，幸福就在哪裡。

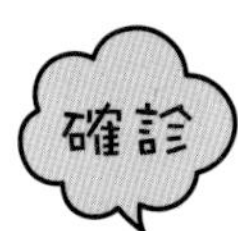

Day 226 走過最長的暑假　開學去！

人往往失去後才開始懂得珍惜，以前兔寶喜歡耍廢在家的程度絕對超過上學，但這次開學前幾天，兔寶就開始收拾上學的用品。以時間推算，整個療程治療完畢，兔寶已將近小學五年級。目前二年級的她，有好導師與個性不錯的好同學，希望在二下還沒分班的這半年，

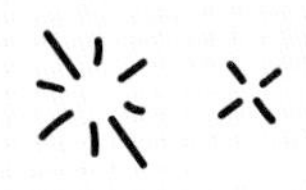

趕在新冠疫情大爆發前夕，一家人久違地出國，兔寶超期待。

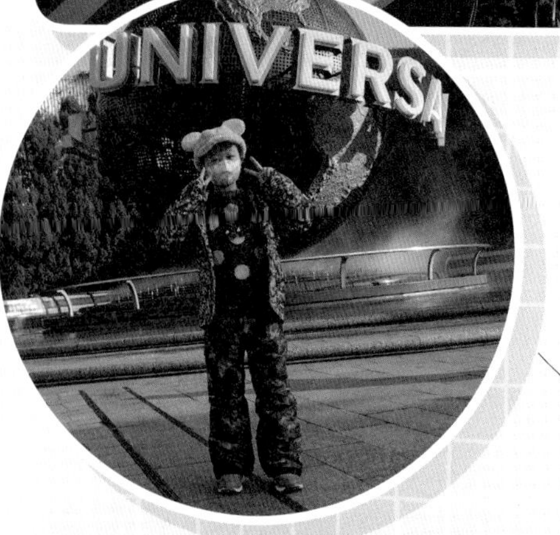

開心出遊拍了許多照片，防護不可偷懶，將風險降到最低。

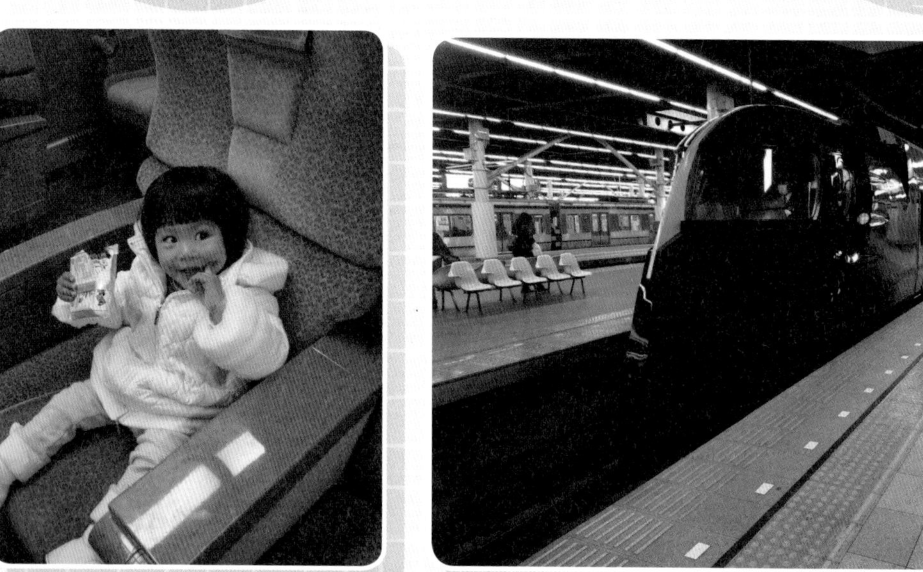

兔寶兩次在日本搭乘南海列車的對比照。

兔寶能回校，先適應學校、醫院的雙軌生活。

開學這天，兔寶既期待又怕受傷害，但班上同學給了兔寶一個溫暖驚喜，班上同學有超過半數同學戴上帽子，一起對著因光頭而戴著帽子的兔寶說聲「歡迎回來」，用行動來告訴兔寶：「我們沒有什麼不同，我們都是好同學好夥伴。」

兔寶親自挑選衣服，她穿上小一開學時第一天穿的服裝，今天穿上這一套特別有意義，只是她覺得可惜，當時留著及腰的長髮，而現在卻連想夾個髮夾都失敗。兔寶說，等以後痊癒，她一定要再留長髮到過腰。

學校超用心的防護Covid-19，家長們也都動了起來，全校孩子們在校都養成戴口罩、勤洗手、自主在家量體溫，填寫自主管理單的習慣。兔寶的主治醫師說，對於本來就要小心防護各樣細菌、病毒的兔寶來說，這其實是賺到了。

醫師交代兔寶上學口罩隨時戴好戴滿、勤洗手、摸電腦鍵盤前要消毒鍵盤、不能吃學校的營養午餐、不喝學校飲水機，只要一回到家，就立刻洗澡、洗頭，把全身衣服換掉，努力做到零感染、零發燒的可能，真心感謝這段時間校方、導師、志工團夥伴和同學等的協助與關心。

兔寶媽說：「因為Covid-19疫情，過年時所有孩子們延後開學，度過了一個最長的寒假，但對兔寶來說卻是度過了一個最長的暑假，足足超過了半年。孩子期待已久的開學，我以為我會痛哭流涕，但卻是在手忙腳亂中目送她進校門後，後座力才開始。回家後哭翻了。這是最平凡的一刻也是最難忘的一刻，願每個孩子都健康平安長大，回歸微小而美好的日常。」

Day 239 心理諮商充電站

「心理諮商」在臺灣一直很難被普遍接受，不管去諮商或是前往精神科就醫都像是在宣告自己生病了，因此去諮商輔導的個案常常得偷偷摸摸，深怕被別人發現。

陪伴兔寶抗癌的這段日子，我們看似抗壓力十足，全家充滿正能量，但其實我們一家也只是凡人，也是有需要充電的時候。兔寶爸媽其實都曾尋求心理諮商的協助，如果兔寶想去，我們也很願意為她尋找兒童諮商師。

之所以分享這段經歷，主要是希望有需要的人可以鼓起勇氣，就當洗車一樣的保養自己的心靈，別擔心、別害怕。

有人問，諮商一次一小時，有效嗎？其實就像吃維他命和中藥，很難一次就立刻大翻轉，但諮商後的確有放鬆肩膀的感覺，使心靈休息與沉澱轉化。當然專業諮商並不便宜，但臺灣有許多不錯的免費資源可考慮喔，例如「張老師專線」、「城男舊事心驛站」等。

（編註：臺灣各縣市均提供免費或公費補助的諮商服務，詳情可洽衛生福利部心理健康司。）

現代人有著原生家庭、婚後家庭、求學、工作、友情、親情、愛情、育兒、社會、政治、立場、經濟、教育等各式各樣的壓力，除了找朋友吐苦水外，不妨多相信科學專業，嘗試另一種管道。在此和大家分享啦！

此外，小小提醒，當伴侶或是家人去諮商後，除非對方主動談到諮商說了些什麼，不然就請尊重他（她）的隱私吧，每個人都有自己不一定想被窺探的小宇宙，請收起那份好奇心吧！

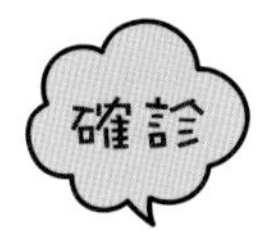

Day 246 重拾腳踏車　奔跑吧，老爸！

兔寶這兩天騎腳踏車出去試試，第一天就騎了半小時，這看起來沒有什麼大不了的事，兔寶卻等待了兩百多天。兔寶自確診後再也沒有碰過腳踏車，因為她目前身體虛弱且傷口恢復力降低，一個不小心有皮外傷，等於有地方給細菌趁虛而入，侵入她體內。

但人就是這樣，越不能做的事情越想做，兔寶為了騎車已經拜託我們好多次，這兩天給了她機會嘗試，但條件就是如果騎車過程我認為狀況可能會有危險時，就立刻喊停終止；另外，我不敢一起騎腳踏車，而選擇從頭到尾跟在兔寶身邊用跑的，這樣最能夠及時防範腳踏車倒下。

老爸我現在運動量不足，還真的擔心會追不上。在旁邊追著兔寶，我的身體是累的，注意力是專注的，內心是欣慰的，很開心看著兔寶滿足地做著她想做的事情，彷彿又回到過去她初學腳踏車時，我每天跑步陪著她，看著她一天一天進步的美好時光，彷彿回到我們一起路跑、運動、聊天嬉戲的時刻。

兔寶小時候從騎滑步車到腳踏車，始終很大膽的邁進，我問過她都不害怕嗎？兔寶回答：「我知道你都會在後面保護著我，所以我不害怕。」

今天一邊奔跑一邊看著兔寶的背影，老爸內心想著的是：「你就盡情的往前邁進吧，爸媽都會在你身後陪伴你與保護著你的。」

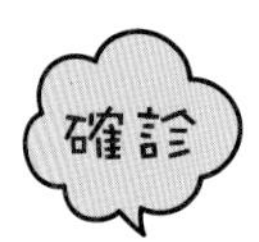

Day 277　拿掉帽子　我還是我！

兔寶才開心頭髮長多一些，卻因化療藥物累積的關係，這幾天卯起來掉頭髮，畫面真像寒帶犬在臺灣夏天換毛，床上、衣服上、地板到處都是頭髮。我們已經很努力地幫忙黏起來，掉髮照樣一直出現。

兔寶平時佯裝不在乎，她其實還是會難過，孩子總是能敏銳地察覺到他人的目光，就算兔寶已做心理建設，每當下課時面對其他同學的異樣眼光，她每天仍默默地帶好帽子才去上學。

不過，現在兔寶主動告訴我們，她以後上學和出門玩，不一定需要用帽子來遮頭了，聽到她這樣說，我們都很為她開心，她又跨出新的一步了。

兔寶這樣說

我想總不可能一直遮遮掩掩到長出頭髮吧，
即使沒了頭髮，我還是我呀！
因此後來我就拿掉了！

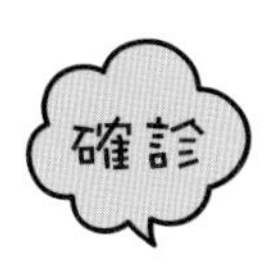

Day 290 擁抱脆弱　看見真正的勇敢

治療期間，兔寶很喜歡做美勞手作，以度過漫長的時間並紓壓，她想更精進，於是我們尋覓家附近的教室。上了幾堂課後，女老師教導以素描筆畫男女畫像的基本概念，並要孩子們畫男女臉圖，兔寶畫的女生和她一樣是短髮女孩，卻當場被老師糾正，老師說男生角色畫短髮，女生角色要畫長髮才方便辨別。

最後，兔寶依照老師所說的模式完成了這幅畫，但她卻一點都不喜歡這個作品。

兔寶如平常般坐著爸爸的腳踏車回到家，才忍不住委屈的眼淚而放聲大哭。經詢問下才知道教室中所發生的這事情，老師的話深深的刺痛了兔寶的內心，她在學校有時須忍受同班同學以外的其他學生異樣目光，走在路上的陌生人有時也會錯認而叫她小弟弟，今天連上課的女老師都說女生就該是長髮，她再也忍不住內心的情緒了，哭了一整個晚上。

我內心真是感到憤怒又無奈，都什麼年代了，怎麼還有那麼八股的教學思維，而且再白目的老師也該看得到目前的兔寶就是超短髮吧。

我穩住自己的情緒後，與兔寶有以下對話：

我問：「半年前你最在乎的是短髮嗎？」
兔寶回答：「不是。」

我再問：「當時你最在乎的是什麼？」

兔寶回答：「活下來！」

我給兔寶一個抱抱，說：「那你現在會在乎別人說你的頭髮，那也就表示你對於生命的穩定度已經有較高的信心了，這算是好事，加油！」

除此之外，我找了一些女性短髮的照片給兔寶看，例如她很喜歡的電影《哈利波特》女主角「艾瑪華森」，和兔寶有一樣英文名字的好萊塢大明星「安海瑟威」，以及日本百年的寶塚歌舞劇團成員們。

最後我請兔寶轉頭看看短髮的媽咪，這些人都有著屬於自己的美與自信，美並非由長髮、短髮來判斷。兔寶聽完後有些釋懷，但依然難過，晚上不願意回房間睡，默默的在客廳沙發上啜泣直到睡著，老爸才抱著熟睡的兔寶回房間。

勇於表達　不願再有其他孩子受傷

天亮後，兔寶的情緒好轉，但可看出心情尚未平復，我問兔寶是否要將這件事反映給補習班？要爸比電話中告訴教室就好？或是由爸比陪著兔寶親自當面與補習班溝通？如果她不願意再回想這件事和面對這位老師，爸比可協助安排停課或轉班。

兔寶考慮後，決定和爸爸親自前往教室告訴他們的錯誤，因為兔寶不希望再有下一個孩子的內心因為類似的事情而受傷；另外，她也認為不需要為了這一次經驗就急著轉班，她願意再嘗試看看，真正的勇敢不是不哭、不害怕，也不是一味往前衝卻沒有好好看看自己，兔寶她懂、她在乎、她敢流淚、她敢說、她敢讓自己擁有脆弱的一面，能讓自己停下一會兒腳步後，再重新去面對自己，幹譙一番後，依然能跨出腳步往前邁進。她和媽咪一樣都擁有著這樣的能力與性格，我們家有兩個強韌的女性，謝謝妳們總是讓我看見真正的勇敢。

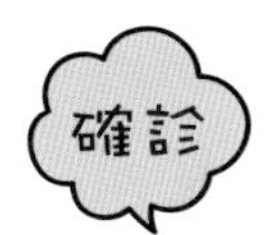

Day 303 專屬爸比餐車

兔寶因體力不佳，有時上課會睡著，這已是兔寶的生活日常了，感謝老師與同學的諒解。兔寶原本只以上半天課為主，先前醫院的床邊老師曾提到，有些孩子返校就學只上美勞等副科課程，讓孩子回校目的並非為了追上課業，而是讓孩子有同儕的生活，此時家長很需要心態上的調整。

兔寶一直想盡早恢復學校的全天課，她用感性攻勢告訴我們，這學期結束後，導師與同學們都將各奔東西前往新班級，她想好好珍惜和大家相處的時光。這感性訴求真是狠招啊！成功達標！

不過，兔寶的全天課模式和同學稍有不同，校內吃午餐容易彼此接觸飛沫，外加醫師強調不准吃學校的營養午餐，因此，兔寶向學校申請了外出卡，由兔寶爸準備好午餐，把車開到校門口，兔寶爸的車子頓時化身餐車，讓兔寶在車內用餐與睡午覺，等上課前再回教室。老爸的時間變得非常切割零碎，但為了確保兔寶的安全性，一切都值得。

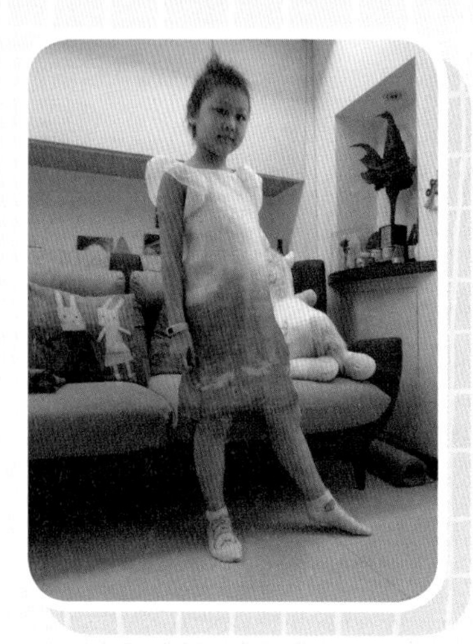
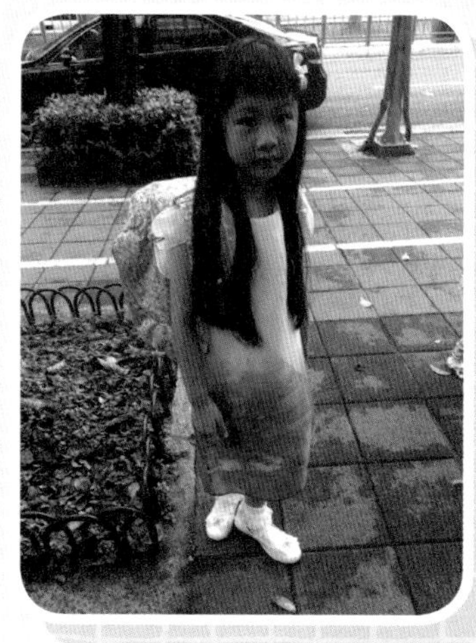

終於可以上學了！兔寶特地挑選小一開學時穿的洋裝。當時她還留著及腰的長髮，現在頭髮卻短短的，讓兔寶有些難過。

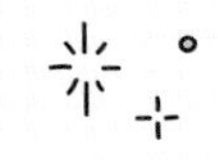
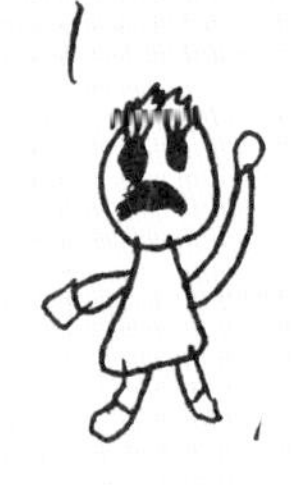

確診兩百多天後，兔寶終於能再度騎腳踏車了。

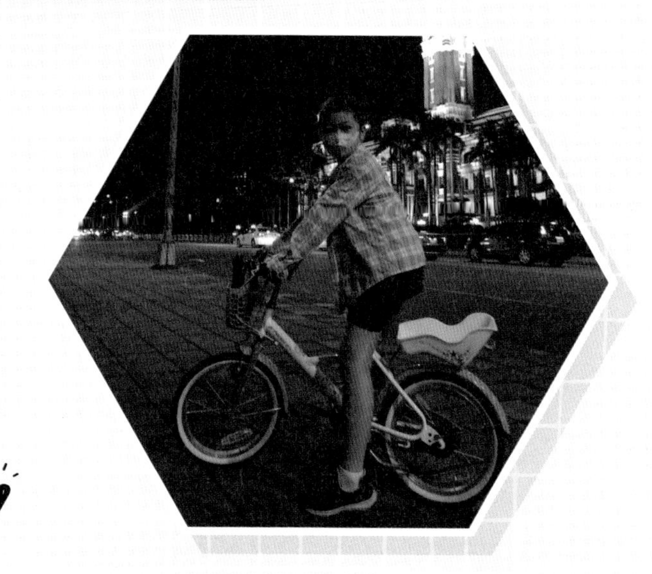

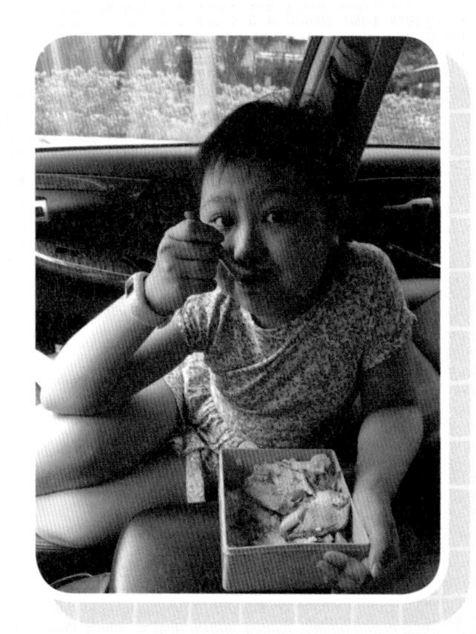
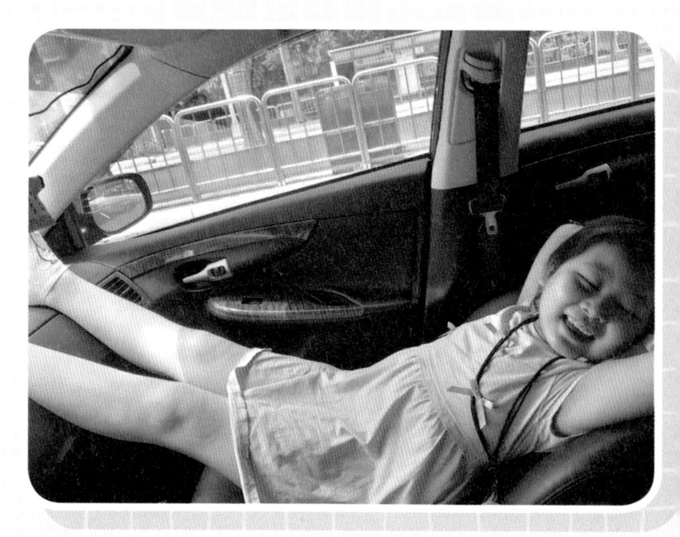

避免用餐時飛沫傳染，兔寶在爸爸的車上吃午飯和午休。

確診

Day 305
巧遇滴妹　開心又傷心的開箱影片

兔寶在YouTube發布開箱影片〈再睡五分鐘至手搖飲店開箱，捕獲野生滴妹〉，但這支影片對兔寶來說卻是一支開心又傷心的開箱。

故事是這樣子的，兔寶的偶像之一YouTuber「滴妹與阿滴」新開了一家手搖飲料店，叫做「再睡五分鐘」，我們等剛開幕的人潮高峰期過後才前往朝聖。

兔寶很想拍這開箱，但兔寶爸對兔寶是心疼的，因為兔寶目前根本不能喝手搖飲。醫師說兔寶化療中鮮奶不行、茶類不行，外面冰塊不敢保證無菌，所以手搖飲絕對不行。兔寶接受治療以來，以喝保久乳和鋁箔包豆漿為主。

兔寶為開箱影片，買了兩杯招牌飲品，但她根本通通不能喝，拿著飲料時，兔寶一度崩潰求爸爸能否讓她喝下這一杯就好，我說：「等你康復了，我一定陪你再去買，但我不能拿你的命來賭，如果出事了，你媽會恨我一輩子的，我也會後悔一輩子的。」

這些道理其實兔寶都懂，所以默默地投降了。兔寶很喜歡杯子招牌上的樹獺，特別提醒兔寶爸飲料喝完後，杯子要洗一洗留下來，她再拿來手作，兔寶的模樣真是令人心疼。兔寶爸回家後，親自煮料理包珍珠加到保久乳，做成珍珠保久乳，再拿著兔寶買回的手搖飲和兔寶乾杯，最後飲料都在兔寶爸的肚子裡終結。

這次最大的驚喜就是兔寶成功捕獲野生滴妹！兔寶購買飲料時，

巧遇滴妹親自在現場幫大家服務，平時超愛滴妹的兔寶超興奮的，經過滴妹的同意後，開心合照與錄影。看著兔寶手舞足蹈卻又害羞地說不出話的樣子，真是可愛。

意外巧遇滴妹也算是小小彌補了兔寶這次不能喝珍珠奶茶的怨念了吧。

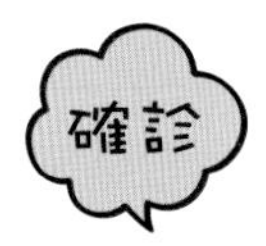

Day 325 代妳疼　代妳痛

兔寶這幾天持續頭痛、體虛、腰痛，休息與睡眠時間明顯變長，只能隨緣看狀況上學，平時寫功課很愛碎碎念的她，居然默默把前面幾天作業都補完了，很佩服她的責任感，但也心疼呢。也許，如同導師說的，兔寶的內心很想做到跟大家一樣吧。

我在床邊看著疼痛哭累而睡著的兔寶，將手默默的放在兔寶腰痛的地方，祈願兔寶的腰可以不要再痛了，不然坐也不是、躺也不是，我情願將這疼痛轉移到自己身上。也許是巧合，隔天早上兔寶起床雖然一樣體虛、頭痛，但腰竟然不疼了，反而是我的腰痛了一整天。

過去也曾經有過這樣的經驗，兔寶媽身體不舒服，我默默牽著她的手或摸著她的背，暗自祈求情願代替她難受，隔天兔寶媽真的恢復了，但我不是偏頭痛就是發燒。這些也許都是巧合，但真的很奇妙，現在老爸內心最想要的是：「請老天爺讓兔寶順順利利的康復吧，要折壽、要虐待我都行，讓孩子少受一點苦，好好康復吧！」

今晚我開玩笑地告訴兔寶，她既然目前還在頭痛，那不如我今天晚上摸著她的頭祈禱看看，看是否明天也將她的頭痛消除好了，兔寶搖搖頭地說：「我不想害你，我情願自己痛。」

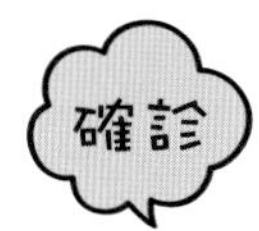

Day 363 床邊笑語

今晚我們一家三口擠在主臥房床上一起睡覺，睡前關燈聊天，笑聲不斷，好開心我們還擁有著這樣平凡而幸福的生活。

兔寶在我們的教育下，從小就是個習慣溝通、討論事物的孩子，想強制命令她做些什麼並不容易，這看似早熟的個性，仍保有一顆天真單純的心靈。

兔寶五歲時的聖誕節，多了一輛兒童腳踏車，即使經過了四年的現在，她至今依然深深相信那是聖誕老公公所送的禮物，也很謝謝聖誕老公公幫爸爸、媽媽省下買腳踏車的錢。

即使生病後，兔寶仍趕在聖誕節前完成超級大的紙屋，想與聖誕老公公分享這個祕密基地。紙屋大到連大人都可以進入去睡午覺，屋內還有祕密造景。大紙屋霸占了半個客廳，但看到她開心完成的笑容，我們只好忍一下了。

從嬰兒車、三輪車、滑步車、兒童腳踏車到正規腳踏車，真的一點一點看著孩子長大，拜託造物者、佛陀、觀音、天主、基督、阿拉、天使等諸神，讓我們可以一直陪伴彼此下去，讓我們貪心的看到未來兔寶開車吧。

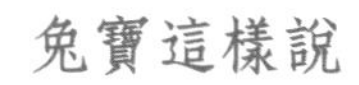

兔寶這樣說

最近一家三口擠在一起睡覺，甚至和媽咪有兩人的床邊細語時間，我好喜歡。我們還常用祕密小紙條互動，我覺得好開心，感覺即使媽咪又回去上班，我們也不會再次變得不熟悉。以前都沒有特別注意媽咪上班的狀況，但現在想想真的覺得媽咪上班好辛苦，為了這個家好努力喔，我好愛媽咪喔！

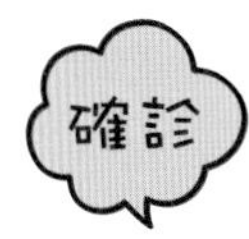

Day 416 諒解人都會有失誤

前兩天兔寶回醫院抽血，本該一針完成，卻被抽了雙手臂，而且兩隻手的抽血處都瘀血腫起來，兔寶痛到回家一直哭。

今天回醫院門診與化療，兔寶兩手抽血處都還在疼痛瘀血，我們到了門診時才發現非常囧的事情，原來今天只要化療就好，不用門診。

兔寶爸最近忙到搞錯時間了，所以兔寶這一針抽血化驗完全是白挨針了，下週門診前得再回去抽一次血。兔寶聽到臉都快綠了，感謝兔寶的體諒，完全沒有白眼老爸。

這次化療，一樣用蝴蝶針戳進胸口內的人工血管，但結果並不順利，人工血管可能因為血液太濃稠而結塊卡住了，血液抽取與注射有困難，需要融解血塊的藥劑。護理師說明：平時避免血塊的方式就是多喝水、運動、少吃油膩。

喝水對人體來說很重要，化療有安裝人工血管就更是明顯，只要水喝太少或吃得油膩，血液的濃稠度一抽血立刻就看得見。裝有人工血管，血液太濃稠就會堵塞，我們一般人的血管也是如此，提醒大家務必要多喝水喔，身體是要顧一輩子的。

兔寶這樣說

這次到醫院，剛好遇到器官捐贈的宣導，我詢問了爸爸那是什麼，當我聽完說明後，我的感想是「人走了，留下的身體如果可以救別人來做最後一件好事，這是很棒的事情啊，不然最後身體也是火化拿去埋了，這樣太沒意義了。」於是本來就想找機會簽署器捐卡的爸爸，今天就簽下去啦！

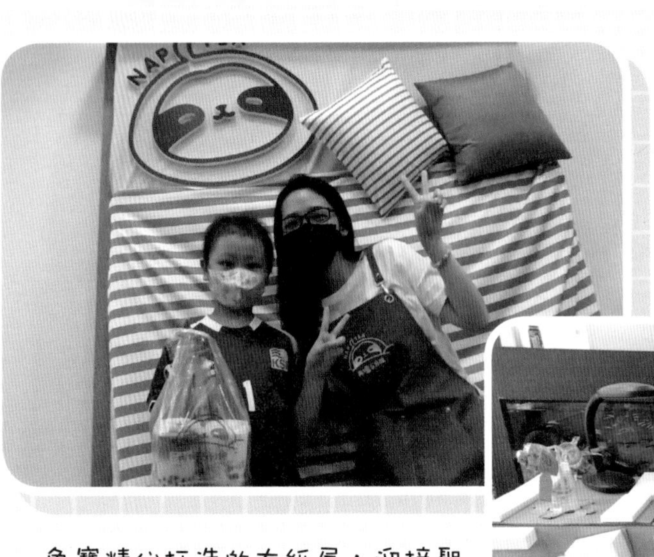

兔寶拍開箱影片時，巧遇偶像滴妹。

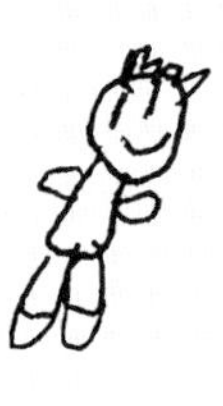

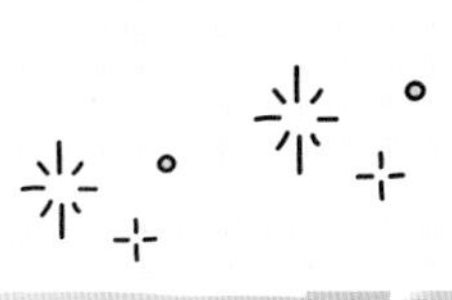

兔寶精心打造的大紙屋，迎接聖誕老公公的到來。

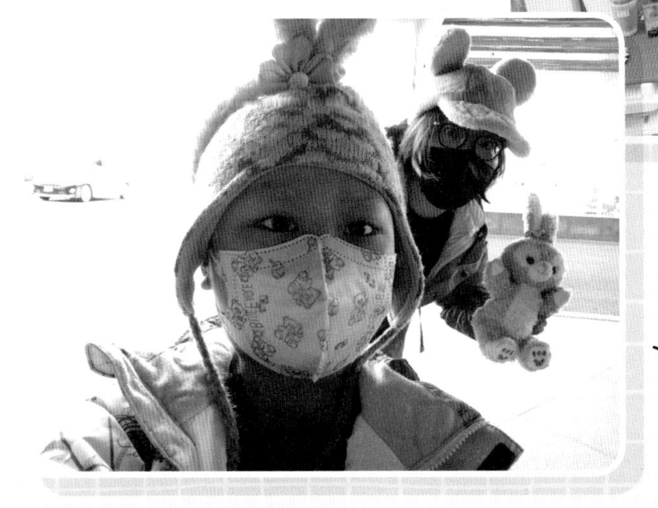

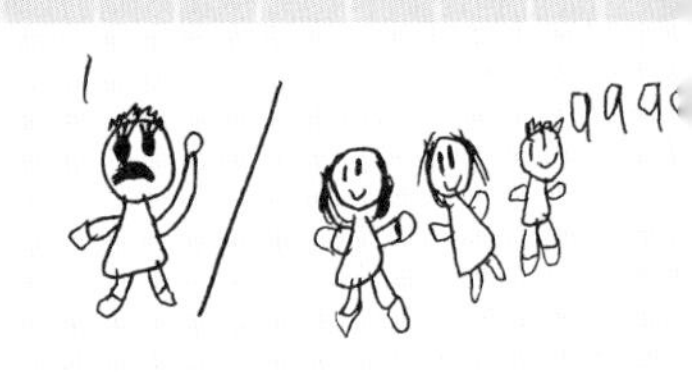

生病後有機會和媽咪朝夕相處，讓兔寶很珍惜。

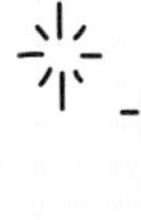

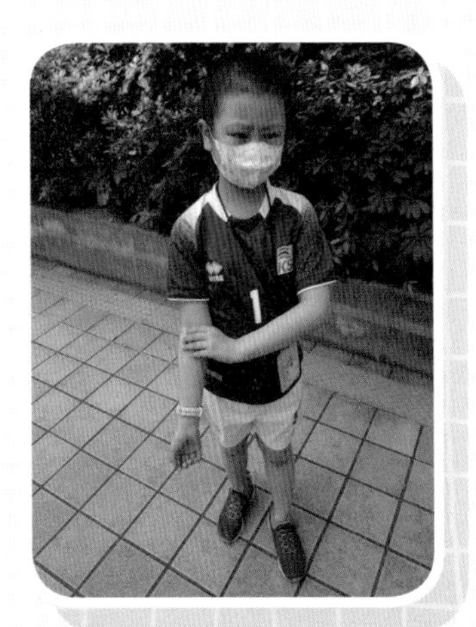

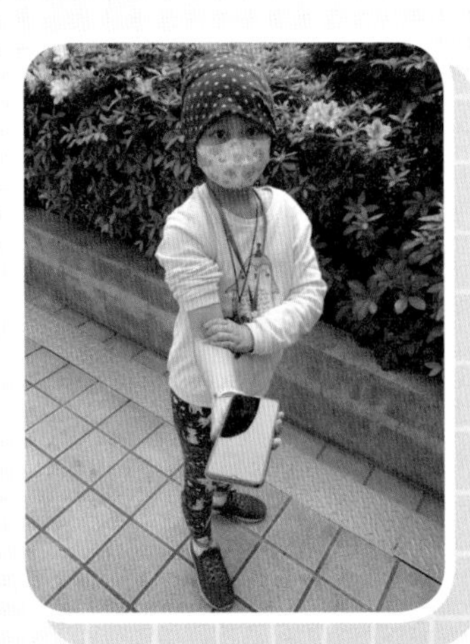

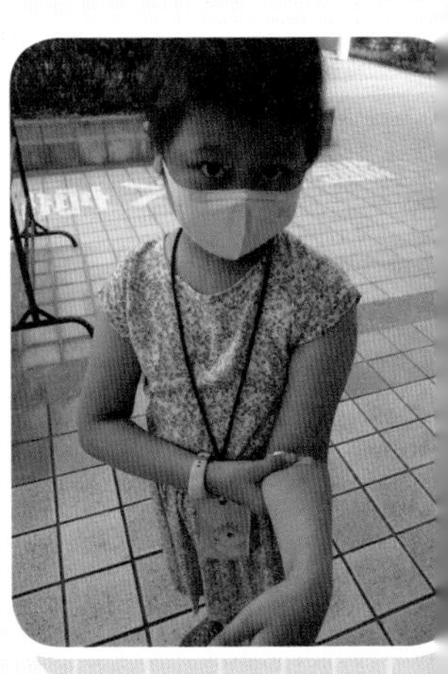

返家上學，兔寶仍需定期到醫院抽血檢查。

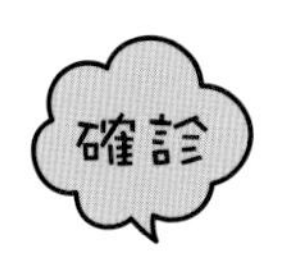

Day 428 〈誰來晚餐〉到我家！

謝謝公視〈誰來晚餐12〉的拍攝，他們主動來接洽時，我們一家才在醫院看完其中一季節目，兔寶開玩笑說也好想錄喔，我們沒有笑兔寶傻，而是一家人開始嬉鬧地說著嘉賓想找誰，結果居然就接到製作單位的電話，真是太神奇了！

節目一拍就是兩、三個月，攝影團隊很細心與專業，非常尊重並仔細溝通，就像朋友般溫馨陪伴，是個非常值得推薦的團隊。感覺我們一家人有了屬於自己的紀錄片，很酷，而且拍攝正好能讓一家人適度轉移治療疾病的苦悶，真是太感謝他們了。

我們很期待播出的日子，全家人一起窩在家裡，彼此擁抱著看節目播映，很好奇最後會拍成什麼樣子。沒想到，人算不如天算，節目播出當天，正好是一年多來兔寶第十九次化療背針手術，因為手術排在第七順位，為了手術前後足足餓了二十小時，背針後必須躺著，兔寶起床已經是晚上九點，從斷食到治療後起床足足過了二十四小時，幸好趕上〈誰來晚餐〉播映。

我們一邊看播出，還要一邊刷牙和消毒口腔，但是沒關係，雖然是在醫院，但最重要的是我們一家三口依然在一起。

現在很方便，還沒看過節目的人，可以用關鍵字上網搜尋「公視誰來晚餐第十二季–家就是你陪我我陪你」，就能找到了。

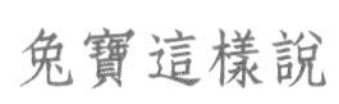

接受採訪前，我正準備寫信給「誰來晚餐」呢，因為我希望能藉由他們告訴其他人關於我與兒童白血病的故事，結果他們就出現了！

我很喜歡他們的影片，謝謝他們每次來都有溫暖的陪伴。

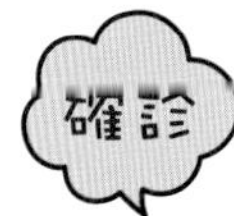

Day 439 特權大王？

人生啊，很難全都一帆風順，世上形形色色的人都有，即使像我們這種非營利的社群或YouTube都曾被按負評，現實的挑戰當然也不少。我們盡量呈現治療過程與正向的力量，也感恩大家的祝福與祈禱，但其實我們也有高低潮的時刻，尤其是兔寶，她生病除了得對抗病魔，還背負許多外界的壓力與歧視。

現在的兔寶越來越有感觸，三年級新的分班開始，要開始適應新同學與老師的不同風格，兔寶腦袋動很快，思考與看待事物的某些邏輯，有時會比很多同年齡的早熟許多。但這份早熟的個性加上還不夠圓滑的單純，內心的受傷會累積，有時覺得兔寶看待是非的觀念與判斷，讓我這老爸都汗顏。已被社會化的我們，對成人世界的不合理早已感到麻痺。

我不知道是遺傳、天生個性還是從小教育而成，但兔寶的特質在臺灣傳統的教育和生活中，真的比較辛苦。幸好兔寶一路上遇到許多好師長，也難免會遇到許多她完全無法理解的錯誤論點與言行，她漸漸懂得原來年齡與言行的是非對錯，並非一定是正相關。

該如何使小三的兔寶去適應這些成人世界的錯誤呢？這就成了父母須思考的功課，畢竟孩子慢慢長大，不可能永遠都只遇到對的人事物。兔寶早熟的個性中，有著單純的靈魂，在濃霧般的現實社會，我們試著讓她去看見那細膩的光明人性與美好。人事物都有良善與黑暗，相信不管多堅定的心都會有疲憊的時候，但我們都會在妳身邊。

等待也是父母的課題

兔寶開始得適應同年齡小屁孩的言語霸凌了，她常常請病假回診，也因身體狀況導致許多堂體育課無法上，沒有在校吃營養午餐，得每天出校在爸爸車內吃午餐，這些做法在某些學生看來成了一種特權，而嘲笑兔寶是生病大王或請假大王，還說她不用曬太陽去上體育課，有這些特權真好。

我曾問兔寶是否要改變午餐的模式等？兔寶說不用，她不想因為賭氣而賭上自己的生命，但我知道她很難過生氣，兔寶氣為何有人會那麼不懂事，有誰希望拿生病、生命來換取可笑的請假與吃飯特權。

她生氣、她哭泣，而我們只能不斷的陪伴與傾聽，兔寶擔心我們聽她抒發聽膩了，我們告訴她不用擔心，「你已經很棒了，如果是我遇到，我應該會更加生氣，但這些機會也讓你學會哪些才是值得交的朋友，和被好友背叛的那種霸凌比較，這已經算客氣了。老爸覺得你說的都是對的，我會願意一直陪你與聽你訴說的，如果有一天不想忍了，希望爸比去找導師與學校輔導室等管道協助的時候，請告訴我們，父母永遠都會是你的靠山。」

兔寶思考了幾天，點頭答應讓兔寶爸媽去協助處理校園霸凌，我們將狀況告訴導師與輔導室，經討論後，校方將利用兔寶不在班級時，前往班上做生命教育宣導，協助同學們知道兒童白血病的狀態與無奈，讓他們更加了解並學習同理心。

輔導室進入協助的方式稱為「入班輔導」，若輔導老師沒時間做，也可請輔導老師聯繫「學校社工師」或「學校心理師」協助，每個有需要的家長都可以與導師及輔導室提出申請；另外還有一種叫做「入班宣導」，由學校聯繫兒癌基金會，基金會的社工可以協助入校宣導。

這些過程中，父母能做的就是傾聽與陪伴，給孩子時間去消化他的情緒，「等待」有時也是父母重要的學習課題。

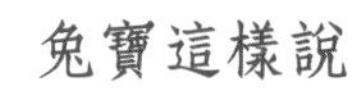

兔寶這樣說

我將在學校遇到同學的閒言閒語，寫成一首短詩：

生病？

我想坐飛機出國，不是坐著車前往醫院，

我想吃美味的壽司，不是滿滿的藥，

我想到處走走，不是在醫院走廊，

我想看看美景，不是點滴布滿大街，

為什麼生病的是我呢？真不懂。

另外我也希望能藉由我的頻道讓大家懂得不該因為不理解而被嘲笑，希望我也能用我小小的力量幫助其他人。最近一個小朋友正在化療的家長傳了訊息謝謝我，上面寫著：「我兒子也是看了奇異果兔兔的影片，吃藥變的很勇敢……，初期每吃必哭吼，現在都乖乖把準備好的藥吞下去，每個治療階段都辛苦……，一起加油！」

我真的很開心，我創建的頻道能幫到人，而且我還聽說媽媽有個外國的醫師朋友看了我的影片，想到要提醒某病患回診沖人工血管，結果在回診時發現原來病人生了可能會死人的大病，而緊急回臺灣治療，因此我的影片就多救了一個人啦，開心！

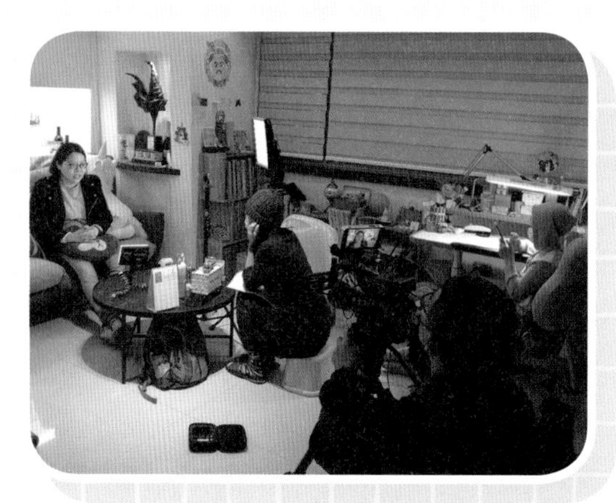

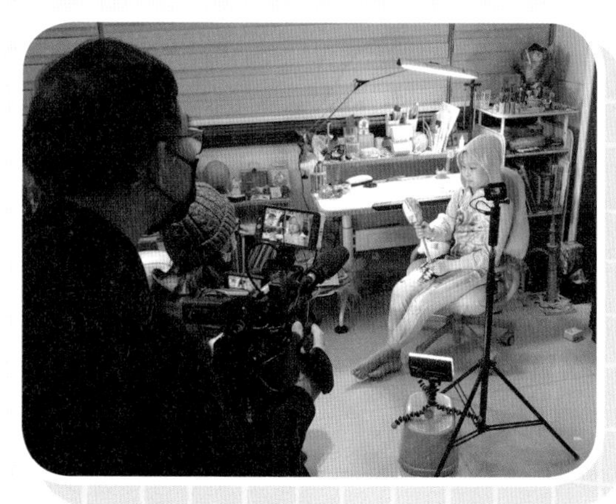

公視節目〈誰來晚餐〉到兔寶家拍攝。

兔寶一邊和病魔對抗，同時也要適應學校新班級。

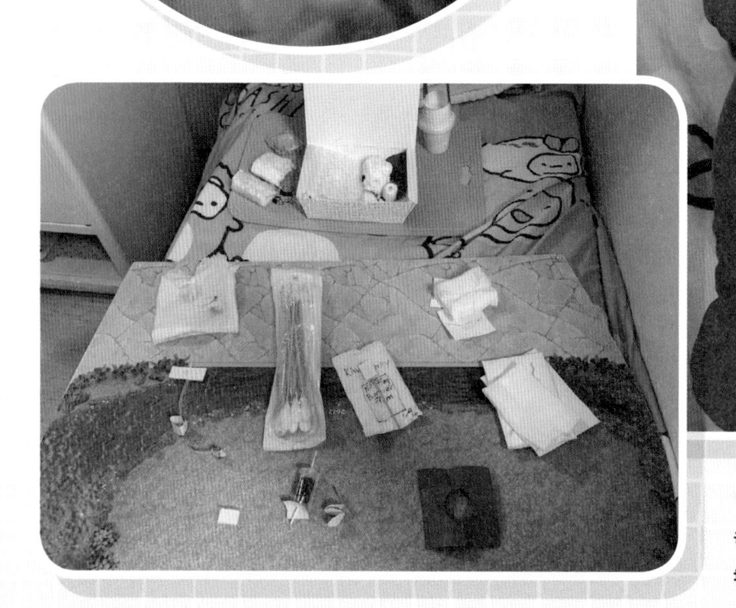

兔寶很開心奇異果兔兔的頻道幫助到別人，這些是她拍攝使用的道具。

Day 462 二十次侵入性手術結束

兔寶確診至今四百多天，安裝人工血管開始到背針脊髓穿刺化療，共做了二十次侵入性手術，聽起來真是一個驚人的數字。

後續劑量少了，住院少了，似乎是一件值得開心的事情，但此時家長也是要更加小心的時刻，因為劑量少了，表示孩子要開始靠自己的身體保護自己了，「復發」兩個字我想都是所有治療中的家長最害怕聽到的兩個字。

明明知道焦慮也沒用，但多數家長都很難完全放下心，但要記得「父母穩，孩子心情才會穩。」

兔寶在背針麻藥未退下，默默地說出了這段童言童語，「先不管病痛，我有這樣一個溫馨的家，已經很好了。」爸媽眼淚都掉下了。不過，兔寶醒來後，倒是完全不記得自己說過這樣的話。

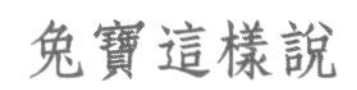

兔寶這樣說

我做了一件一年多來都沒做過的事情，那就是大家習以為常的事情「剪頭髮」，現在有頭髮可以修剪，也算是一種感動啊。

我從幼兒園就給同一位兒童理髮師修剪，老闆知道我要過去，全程戴著口罩，仔細地幫我修剪並且洗頭，最後還堅持不收費，她說看到我可以再回來就很足夠了，真是謝謝老闆。

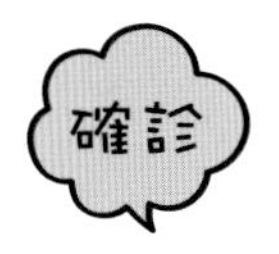

Day 496 創作比賽致詞初體驗

兔寶參加兒癌基金會舉辦的「金絲帶小勇士創作比賽」，獲得了「創意作文」與「創意繪畫」兩個獎項，睿智的兔寶開始懷疑這應該是只要有投稿就有得獎來激勵孩子的比賽。

兔寶作文題目〈返校趣〉，寫著：

住院時候好想回學校，但真的要回學校時反而會害怕，因為化療，所以我被剃成光光頭，難免會擔心自己沒有頭髮而會被嘲笑。

但是當我回學校的第一天，發現同學們都帶著帽子，當我問他們為什麼都帶著帽子的時候，他們說因為他們知道我會帶帽子來學校，所以他們也帶著帽子，他們想讓我知道我們都是一樣的，這讓我很感動也不害怕了。

後來頭髮慢慢的長出來了，雖然很短像顆奇異果，但總是會有同學安慰我說其實短頭髮也很可愛喔！

我很感謝他們的安慰和關心，謝謝我最喜歡的同學們這次分班都在同一個班級，但這些和你們一起玩耍的快樂時光，我是不會忘記的喔！

不看稿致詞　解鎖新成就

這次兔寶受邀擔任小勇士們的致詞代表，算是她人生除了幼兒園畢業致詞外，第一次在這麼多陌生人的場合中單獨在臺上致詞，她堅持自己事先撰寫講稿，但當場不看稿致詞。很開心她順利完成了，她又多了一個人生的新體驗。

兔寶講稿題目〈感謝的心〉如下：

哈囉大家好，我是奇異果兔兔，因為在化療，所以常常不怎麼開心，原本我對作文並沒有那個高的自信，但去年爸爸、媽媽鼓勵我來參加並且也得了獎，我超開心的，所以今年也把身體照顧好，期待著再次比賽。

我要先謝謝兒癌基金會幫我們辦這場比賽，也讓我們知道我們並不孤單，我們都是萬分之一幫助別人承受病痛的小英雄。

當然啊！很謝謝爸爸、媽媽陪著我度過每一個難關！先不管病痛與漫長的治療，我有一個這樣溫馨與愛我的家，已經很滿足了。

感謝醫療人員治療我，讓我今天可以站在這裡，還有兒癌基金會就像我生病之後的開心果，陪我並給予我勇氣，希望小夥伴們也都可以在治療過程中找到自己的快樂，也祝福所有朋友們都可以治療好喔！

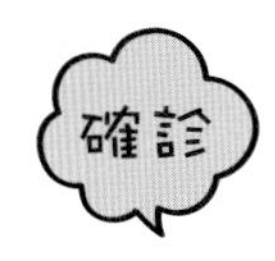

Day 504 妞妞TV驚喜慶生

天啊，有百萬訂閱戶的知名網路頻道「妞妞TV」，來到家中幫兔寶驚喜慶生！兔寶可是妞妞的忠實觀眾呢！

雖然家長們總希望孩子們少用3C，但我們依然很感謝妞妞、阿滴、滴妹、黃氏兄弟、老高與小莫、蛋哥、九尾等頻道內容，陪伴紓解了兔寶住院治療期間的苦悶。

這份生日驚喜的巧合很奇妙，妞妞最近開了一場頻道直播，述說他們正開始構思的圓夢計畫，我就這麼巧地恰好打開電腦，跳出妞妞的直播訊息，順勢點進去一探究竟。一看完他們介紹的計畫，兔寶爸立刻寫下報名表與他們聯繫，於是，兔寶成功成為他們圓夢計畫的第一彈。

真的很感謝妞妞一家人的真性情，他們並未為了錄影而匆忙來去，不僅事前認真地與兔寶爸討論兔寶有哪些東西不能吃，還規畫整個驚喜活動。錄完慶生驚喜影片後，他們還主動問兔寶要不要拿家中喜歡的桌遊繼續一起玩，足足陪伴我們一家人聊天與玩耍了一整個下午。

他們的真心很讓人感動，甚至詢問是否想認識其他網紅，他們可以幫忙介紹，但……我們實在太害羞了，而且能看到他們本尊，我們一家人已經很興奮，所以就回絕了，哈……事後還真有點後悔啊。

很開心，我們一家三口又再一次互相陪伴過生日了，希望我們每年都能夠繼續一起擁抱，過著每一個生日，長長久久。

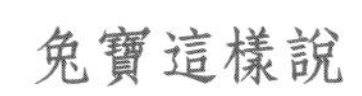
兔寶這樣說

真的很感謝那時候妞妞一家的鼓勵，現在我康復啦，我也還繼續追蹤妞妞的頻道！

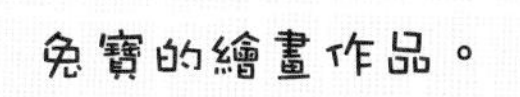
兔寶的繪畫作品。

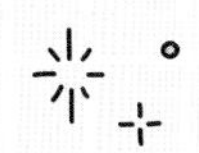

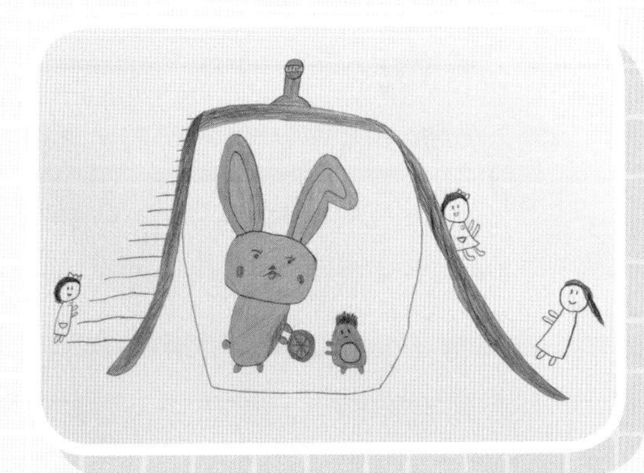

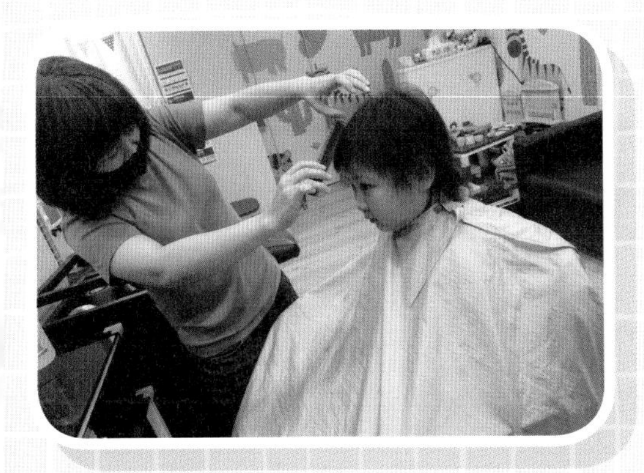

一年多以來，兔寶第一次有頭髮可剪。設計師再度看到兔寶很感動。

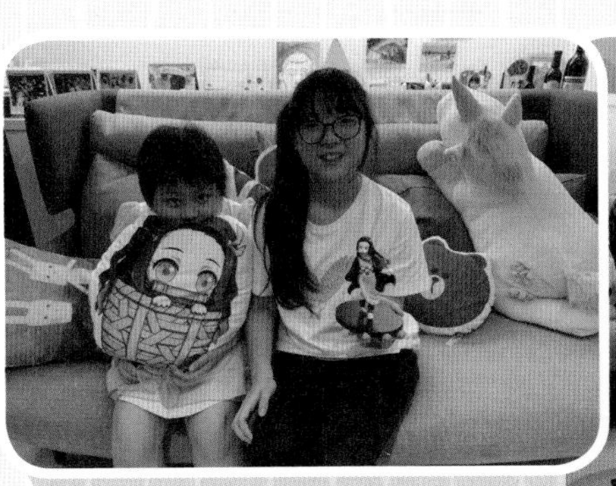

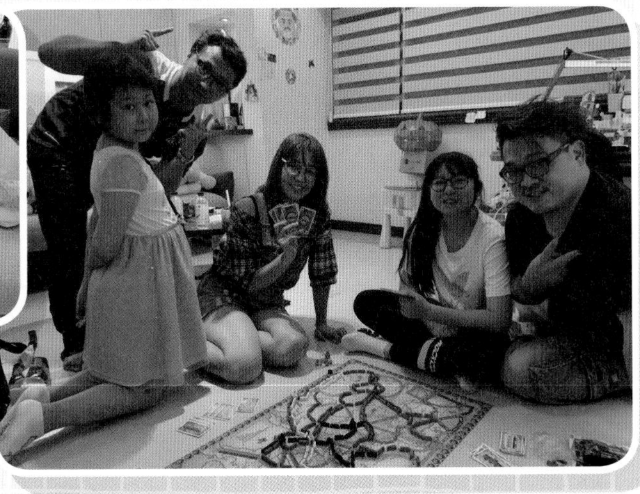

擁有百萬訂閱的妞妞TV來採訪兔寶，還陪兔寶玩了整個下午。

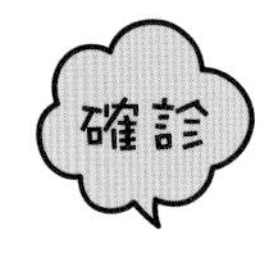

Day 519 一百個家庭　一百個故事

各地病友家屬透過兔寶KO ALL的臉書粉絲團或藉由我們一家在其他媒體平臺上曝光的消息，知道了我們成立的「兒童白血病家屬line群組」。短短一年多內，全國已有兩百多位家長加入，人數仍持續上升中，相信其他未知的角落，默默自己奮鬥的家庭不計其數。

經過這段時間，我們很慶幸當時做了成立臉書粉絲團、LINE群組和奇異果兔兔頻道，讓大家認識這疾病，因而更能注意到孩子的狀況，早期發現早期治療；也讓病友家屬們有個互相了解醫療過程及心靈打氣的所在，當然，我們一家人的內心也被大家療癒。

昨天有一位家屬在群組說，他的孩子化療中精神恍惚、無法說話了，四肢癱軟無法控制，平時超早熟、貼心的孩子，居然變成了像植物人般的狀態，家屬頓時崩潰了，群組裡說：「我快撐不下去了，我不想活了。」

群組成員群起安慰他，也無私地分享各自的經驗，並介紹心理諮商資源，這位家屬的心情，我們群內的每一位家長都懂，也許這樣的念頭都曾在我們的腦海浮現過。這位家長哭訴著自己的軟弱，但我們知道，正因為內心有著對孩子的關心與愛，所以心才會痛；因為有想繼續堅持的心，所以才會有勇氣說出來求救。

數百個家庭，就有著數百個不同的故事，其實兩、三年甚至更長的治療期，真的是漫漫長日。有些父母會在群組內宣洩吐露心事，面對未知的風險，有些夫妻更加扶持，但也有家庭就此破碎，有人甚至被娘家拒絕往來，單親要工作又要來回醫院照顧病童，也可能失去工作；有些伴侶是神隊友，但其實豬隊友也不少，種種狀況真實地在不同家庭上演，所有的病童與家長們都在苦中找尋著那一點點微小的幸福與快樂。

短期與長期各別能再多做點什麼呢？這是龐大的問題，唯有還活著穩穩往前走，才有解答的一天。真的很感謝群組內的各位家長們，在這些日子裡無私的相互扶持著，綻放著人性的溫暖光輝。

還能再做些什麼？

我們夫妻倆討論，兔寶發病一路以來，我們收到來自四面八方的愛，兔寶仍在治療，我們也努力維持原來的三個管道，但……我們還能夠為了這些共同的病友家屬與孩子再做更多一些什麼嗎？我們還能為這個社會做些什麼呢？

我們曾想過成立一個社福團體，例如協會或基金會，但想到我們並沒有這些經驗，想到無數的流程與最現實的金錢籌措募款等，就卻步暫緩。然而，一次次看到這些讓人心疼的故事與話語，我們慶幸至少成立了互助的家屬群組，這真的很需要，但是這真的不夠，長久來說，家屬們需要一個專業的協助。我們很感謝有兒癌基金會，他們很有心，卻人力與資源有限，畢竟他們要把心力分配給各式的兒童癌症，心有於而力不足。

我們清楚我們似乎該做些什麼動起來，但我們能做什麼呢？我們有能力做到嗎？這事情讓人感到難受……。

目前處在認為自己人生很平凡無奇或無聊的人，請千萬別鬱悶，其實很多人正羨慕你們這樣平凡的幸福啊。

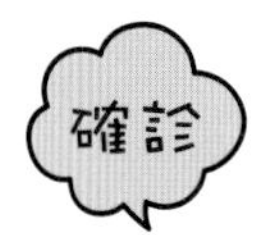

Day 520 只靠愛和熱情還不夠

「如常的日子，是我們共同的盼望」，兒童血友病家屬line群組一位媽媽傳來情緒低落，甚至有輕生念頭的訊息，兔寶媽聆聽、支持、鼓勵並分享自己如何面對低潮，也提供如張老師專線等輔導資源。兔寶媽坦承，當時其實有些不知所措，「一時間我不知道我還能再多做些什麼，更怕自己不小心說錯什麼。正當我在苦惱該怎麼辦的時候，感謝群組內其他家長們紛紛加入回應，一起溫暖的支持，當然還有帥尢社工魂的加持。」

這次經驗使兔寶媽想起朋友說過的話：「只有愛和熱情不夠，還是要有專業的培養訓練。」朋友也曾對我們說：「如果，我們能給更多更多人力量，那麼，你們一家經歷的苦，或許就能讓徬徨的人，看到光。謝謝你們如此的相愛。」

此後，兔寶媽進入張老師機構學習諮商輔導理論，另外我們也開始學習「正念」與「希塔療癒」，希望能幫助更多的人。

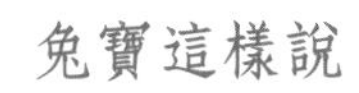

雖然我們很辛苦，但我們還活著，有些人別說是活著了，連治療的機會都沒有，只能等死。

我們無法確定未來，但至少我們還有權利可以想像，不是過著生不如死的生活。

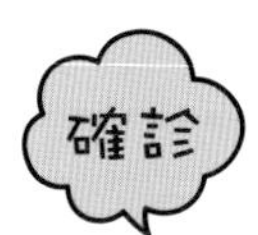

Day 539 化療返校選擇六面向

化療過程中，是否該讓孩子返回學校？經常有父母親在家屬LINE群組中提出討論。與醫師和照顧病童的資深護理師討論後，我們有些心得想與大家分享。

老實說，是否要讓孩子返回學校，什麼時候返回學校，這些問題真的很難有標準答案，主要差異我整理成「醫師個別差異」、「孩子的恢復狀態與治療穩定度」、「孩子的年齡」、「孩子的先天個性」、「父母對於教育的觀點」、「父母是否有時間陪伴與照顧」，共六大面向如下：

醫師個別差異

醫師扣除下述列舉各項專業判斷外，也會有不同的判斷標準，例如：

1.醫師個性

有些醫師認為孩子活下來最重要，不要有節外生枝的機會為佳；有些醫師認為孩子身心狀態並重，嘗試返校也是一種選擇。

2.醫師經驗

在醫師長期的臨床治療中，其判斷導致結果好壞的經驗，將會影響這位醫師後續是否同意孩子回歸學校的決策。

孩子的恢復狀態與治療穩定度

每個孩子的治療過程與身體狀況都有所不同，所以無法一視同仁做出判斷，但原則上，多數醫師都希望孩子至少先來到維持期一段時間，情況穩定後再返校。此外，有些孩子在治療過程中較容易被感染且副作用較大，醫師就會更加警慎評估孩子返校的時間。

孩子的年齡

原則上，孩子年齡越小，醫師越不樂見孩子的返校，尤其是國小以下的幼兒園幼童。病童本身以及同學們對於溝通、衛生與自我保護的能力尚薄弱，返校較容易接觸各樣病菌，感染風險相對高；而且，幼兒園階段較無須跟上課業進度的壓力，對父母的依附關係相對高，反而是對同儕的互動需求較低，只要父母或照顧者有空陪伴，孩子可接受沒有同儕的陪伴。照顧者除了在家陪伴，也可以利用人少的時間帶孩子出門走跳。

至於年紀較大的孩子或是青少年，自我保護能力較強，且進入同儕期，這年齡的孩子已不再單純只需要父母的陪伴了，要他們長期不與同儕同學互動，容易感到痛苦。因此，醫師考量孩子的身心平衡，通常會考慮讓孩子返校就讀，讓孩子有動力跑贏這場抗癌馬拉松。

孩子的先天個性

每個孩子的先天氣質個性有所差異，活潑或文靜、內向或外向、自制力強或弱差異很大，同儕的需求指數有所不同，是否適合在家教育、申請自學、自學共學團體、學校教育，每個孩子都有不同的評估，這些需要父母投入時間觀察。很多父母認為孩子需要同儕校園生活，但其實有些孩子沒有同儕也能過得很好，他們與人際的互動也不一定就會產生問題。

父母的教育觀點

這就考驗每個家庭父母的教育觀念了，不同的年齡家長會有不同的顧慮，如果孩子年紀小，有家長會擔心孩子如果兩、三年不與同儕有互動，會不會造成人際互動能力養成不足？

以目前學理上來看，其實就算孩子治療期間都沒返校，只要家庭提供該有的人際互動刺激，在孩子治療痊癒過後，讓他們再次接觸到同儕，他們能夠很快的適應，並且快速的追上該有的認知學習。

如果孩子年齡較大，家長較多是會擔心如果沒有返回學校，課業會跟不上。當家長開始討論不返校可能導致課業落後時，我都會開玩笑說，表示孩子的治療與身體狀況算得上穩定了，父母才有心思顧慮課業與人際的問題。

每一對新手父母在孩子出生的那一刻，願望都是孩子一生健康快樂就好，隨著孩子小學、國中、高中，家長心願不再只是如此。當孩子罹患兒童白血病時，相信每個父母都有種天塌下來的感覺。治療前期，相信沒有家長會去討論孩子後續的課業或是人際該怎麼辦，腦中只想著「拜託，活下來！」

因此，如果家長已經開始擔心課業進度或人際等議題，恭喜你們，你們寶貝的身體與你們的心靈，相信都已經漸漸穩定多了。

父母是否有時間陪伴與照顧

最後一項是最現實的層面，每個家庭的經濟狀況和成員不同，有些家庭需要雙薪，有些家庭根本只有單親，有些家庭雖然有親屬與伴侶，但有跟沒有一樣，甚至沒有還比較乾脆。不是每個家庭都有辦法空出人手來長期照顧孩子兩、三年在家自學等等，很難不把孩子送去學校就讀。

這一切都是現實的無奈，有時候沒有對錯的選擇，而是現實面的考量，所以對於不同家庭的不同選擇，我們能做的就是給予支持與鼓勵，敞開心胸的接納不同的選擇。我們旁觀者能做的就是在對方需要心靈喘息的時候，給予一個真心的陪伴與傾聽，每一個家庭的選擇都是對自己的家庭最好的選擇。

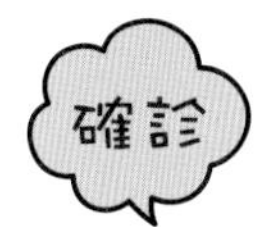

Day 546 奶爸登《GQ》時尚雜誌

兔寶爸當奶爸，向來穿著皆以便利為主，平時不修邊幅，很難想像竟然會有這麼一天能和時尚潮流湊到一塊，登上與「潮男」畫上等號的《GQ》雜誌耶！

兔寶看著《GQ》雜誌的內容，興奮又驕傲地對著我說：「做爸爸做到上《GQ》，也是很少見的吧？」

除此之外，優質網路頻道「一件襯衫：你揮灑的城市日常風景」，兔寶也一起參與錄影，他們還特地找了厲害的化妝師為兔寶好好地裝扮一番，讓兔寶開心一下。

謝謝這些採訪，看到兔寶的笑容與兔寶媽的肯定，我很開心，也謝謝這些合作單位都會並且刻意提起「兔寶 KO ALL 兒童白血病日記」，這是我想被訪問的初衷，希望藉著曝光讓更多人看到粉絲頁，幫助有需要的病友家屬透過粉絲頁加入line群組，讓大家可以一起在這撐傘避雨的避風港中相互打氣。

兔寶問我：「會有興奮感嗎？」

我想了想，這十年來在網路上搜尋自己的姓名，竟然找得到一些採訪與文章，其實感覺很奇妙，因為我一直都是個平凡人，只是「一直在做自己的人」而已。

我想這輩子做得最對的一件事情，就是向兔寶媽求婚吧，其實兔寶媽對我的支持和對家庭的貢獻絕對不亞於我，但往往都是我被採訪報導，我實在很想拿著廣播器大聲地說：「老婆有你真好，愛你喔！」

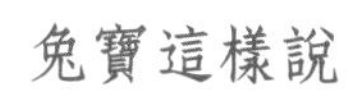

我想透過「一件襯衫」將我的滿滿正能量傳播給大家，也讓大家知道在醫院裡過的不是不用寫功課、考試的生活，而是日夜的點滴生活，打點滴是日夜不停的，因此我對於點滴與藥丸也是日夜不停的厭煩。

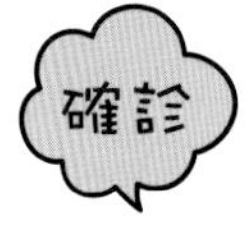

Day 576 看似簡單　卻不簡單

大家看到兔寶的影片或照片總是歡樂，但其實化療中的兔寶身心狀況總是起起伏伏，皮膚因為化療會變得超脆弱，外加服用類固醇等藥物，導致肌力降低且容易越來越虛胖，兔寶大腿內側已經整片破皮，最近更嚴重到出血，甚至曾經光是戴著手錶，就磨破手腕皮膚。

即使再辛苦，兔寶仍會想出門走走，但旅遊途中又因虛弱而容易暈車。第一次旅行時，兔寶在車內吐了自己與媽咪一身，第二趟旅行也吐了，但是這次兔寶學到經驗，提早準備好嘔吐袋，及時全部接

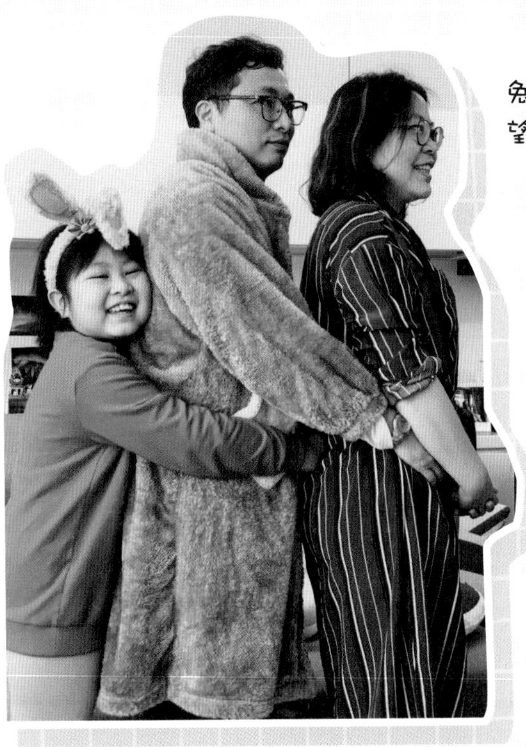

兔寶一家陸續獲邀受訪，答應的初衷都是盼望更多人了解兒童白血病。

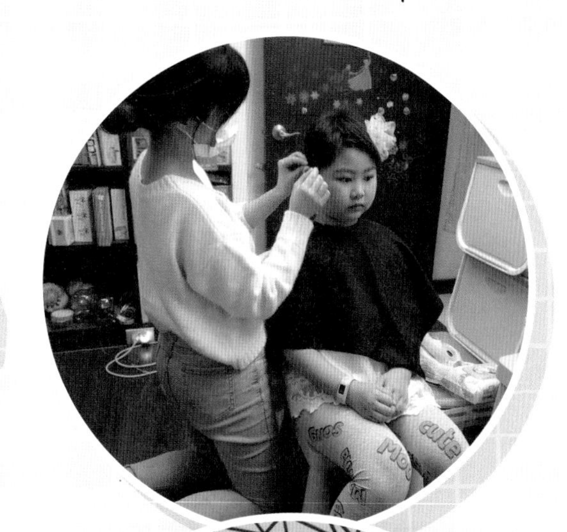

化療導致身體不適，有時兔寶稍微走一段路就會因虛弱而暈眩，需在路邊休息。

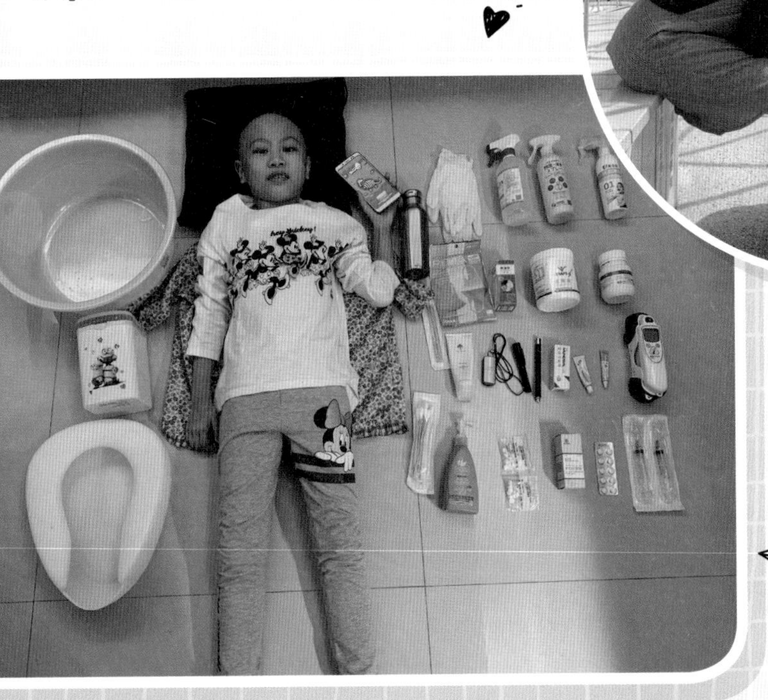

兔寶治療時的護理和生活用品。

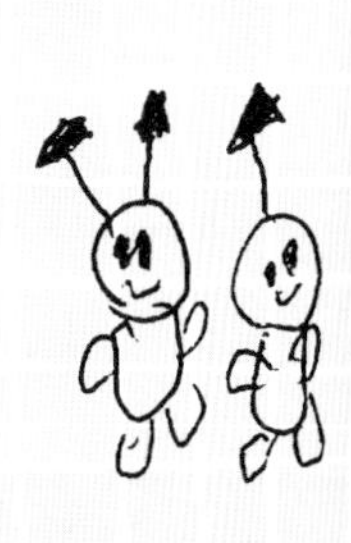

住，雖然還是吐了，但是她很開心自己變厲害，懂得如何應對了。

由於兔寶肌耐力降低，平時走路容易跌倒，這趟旅行中兔寶依然摔倒哭翻，但是她仍然不後悔出遊，她很珍惜一家三口一起出門玩耍的時光。

當我們認真埋首賺錢工作，或平靜聽著音樂打坐修養心靈；當我們聚會高談闊論，或悠閒的看著手機、看著朋友的臉書點滴；當我們吸收網路各式資訊，或漫步在樹林中享受片刻的寧靜，從家庭的角度，別忘了有父母或伴侶，默默在幫我們維持著繁瑣又最不起眼的柴米油鹽、家庭整潔與平凡；以社會的角度，別忘了我們看似不依靠別人，享受著個人富足與成就感時，其實在每一個時刻都有不同職業的人，默默維繫我們的安全與生活機能。

新的一年，謝謝所有「默默」的每一件人事物，珍惜身邊存在的每一個「默默」，謝謝自己的身心還能夠去感受每一刻的平凡。

Day 625 請保佑媽咪

兔寶這兩天忽然發高燒又嘔吐，醫師判斷是感冒引發的發燒，為此，兔寶很擔心會延後治療，偷偷問我如果延後治療是否容易造成復發，兔寶爸跟她說：「沒有關係的，先把現在的自己照顧好，我相信不會因為延後一點點時間療程就復發的。」

接著，我對兔寶說，「不然我們來跟家中的神明與祖先拜拜祈福吧，請他們保佑你，乖乖吃藥後，高燒好好退去。」兔寶乖乖的去拜拜了，但是她直覺說出來的話卻是：「我和爸爸都感冒了，家裡剩媽咪還沒有生病，請保佑媽咪不會被我們傳染到。」

兔寶爸聽了，一臉傻眼對兔寶說：「我們本來要祈求的不是你快快好起來，明天才能穩穩的接受化療流程嗎？」兔寶這才想起：「對喔，忘記說了！」

不過，兔寶直覺說出的純真童言，其實讓爸爸很感動，我真心拜託老天爺，不管你的名稱叫做神明、上帝還是造物主，請讓這樣一個單純的孩子，能夠穩穩的接受完完整的化療流程，好好痊癒吧！

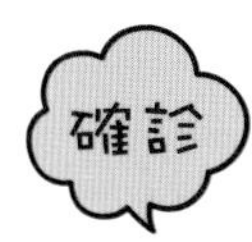

Day 647 我只是一顆芝麻

兔寶發病以來我們獲得太多人的祝福與愛，我們很平凡，能為別人做的事情有限，所以我們盡可能把握能夠貢獻自己心力的時刻。這次我們參與朋友報名的麥當勞兒童之家活動「主廚到我家」，一人現煮一道菜，提供給麥當勞兒童之家的病友與家長們。

兔寶協助布置餐廳，她在現場還有個很重要的任務——站出來告訴麥當勞兒童之家的病友家長們：「我化療一年半了，我站在這裡，你們的孩子也會好起來的。」

兔寶看到麥當勞兒童之家手冊中對於兒童癌症等疾病的介紹，發現臺灣有「二十二萬」名孩子為「癌症、罕病、心臟病手術」所苦的時候，脫口而出一句話：「原來我不倒楣也不特別，我只是其中的一顆芝麻。」

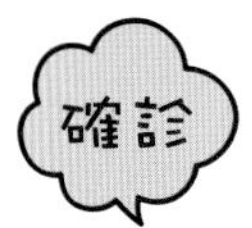

Day 660 母女的床邊細語

兔寶問：「以前你們算命的時候，算命師說你們不會有小孩，是因為你們兩個心地善良，老天才送了一份禮物給你們，那我到底是什麼？」

媽咪說：「你是我們的寶貝女兒啊！」兔寶聽了忍不住眼淚。

媽咪問：「為什麼哭了呢？」

兔寶想了很久之後才回答：「因為如果我一定會生病的話，我不想要出生在這個世界上，因為我不希望我的爸爸、媽媽為我受苦難過。」

媽咪回答：「你這樣子講的話，如果爸媽生下來的孩子一定要生白血病的話，那我們寧願不要生，因為我們也不願意看到自己的孩子受苦。」

兔寶默默地說：「對不起！」

媽咪以為兔寶是為了生病的事說對不起，回答她：「沒關係，你不用對不起。」

兔寶解釋：「我說對不起的原因是因為爸爸、媽媽那麼關心我、照顧我，常常帶我出去玩，都很愛我，我還這樣說我寧願不要出生在這個世界上，我覺得很對不起爸爸、媽媽。」

最後，一家哭成一團，在床上抱在一起。

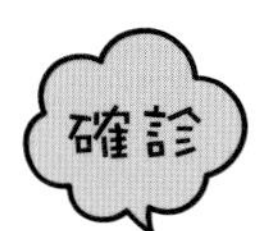

Day 678 Covid-19疫情爆發

臺灣的Covid-19疫情開始擴散，轉眼間爆發了，每天確診數都是百人以上起跳，外國則是每天是萬人起跳，其他國家已經歷一年多的生活模式，我們才剛剛開始。

很多生活方式都在改變，全國停課了，雖然官方號稱先停兩週，但我們有心理準備這學期應該是回不去，直接放到暑假了。對於雙薪家庭的家長來說，想必是痛苦的開始，很難無限期的請防疫育兒假，還要不斷在家陪伴與自行教孩子。這一代的孩子們被迫需要經歷太多共同的回憶，預防病毒、遠距教學、戴口罩生活等，就像兔寶的抗癌一樣，這些都不是他們願意經歷的。

病毒不斷變種，人類科技疫苗與病毒的不斷進化與作戰，過去電影中才會出現的情節，我們如今都在現實生活中體驗。在這混亂的時代，讓自己的心變得平靜與簡單，顯得格外重要，不然人真的容易走向憂鬱。

疫情使許多化療中的家庭在焦慮中度過，許多疾病的治療是不能中斷的，只能不斷祈禱疫情不要惡化得太嚴重，希望醫療體系不會崩盤或封院，現在能做的就是「活在當下」，珍惜目前還擁有的，每個人保護好自己，也等於保護了別人。

祝福與祈禱臺灣好好的撐過這一關，臺灣加油，大家平安。

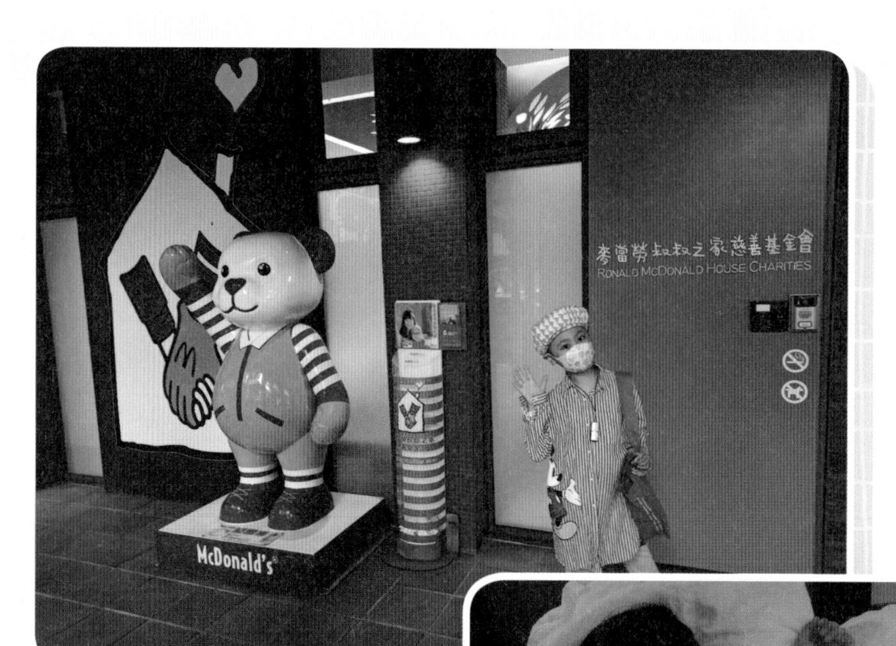

參加麥當勞兒童之家
「主廚到我家」活動。

兔寶是媽媽的寶貝女兒。

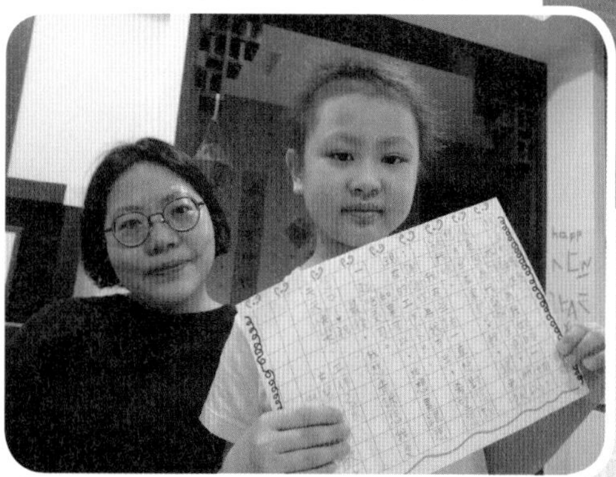

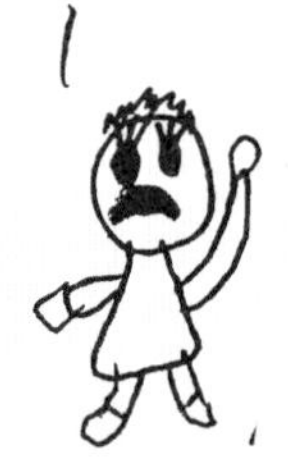

新冠肺炎疫情爆發，許
多治療卻不能中斷。

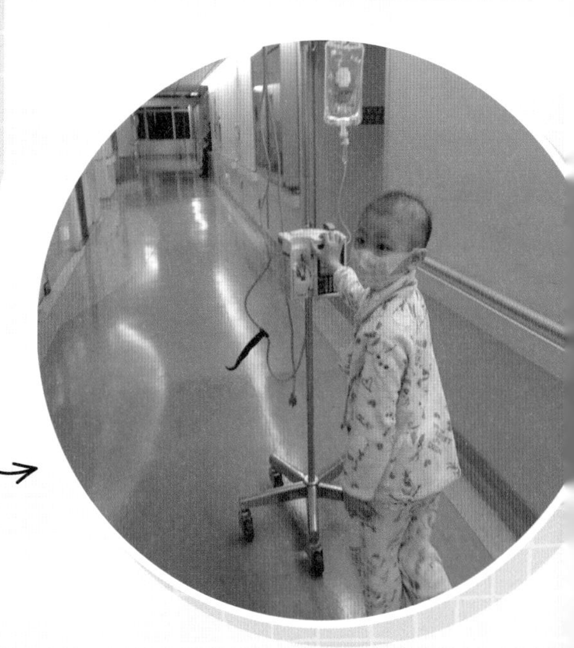

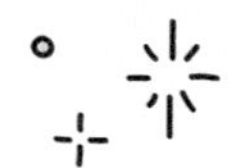

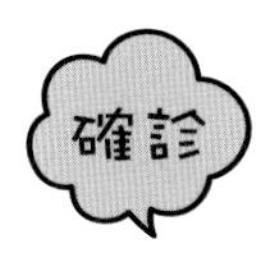

Day 697 小天使的飛翔

兒童白血病治療的前六個月至一年，在「維持期前」像肉搏戰，而再來的兩年多，進入「維持期後」是心理戰，箇中滋味大概只有親身經歷的家庭才可以完全理解。

不過，我也不希望大家真的懂，希望大家都平安無事，一輩子不需要懂。

line群組內有一位媽咪，總是熱情的在群組內幫大家仔細解答各式各樣的問題，遇到其他傷心的家長時，她也會熱心安慰。事實上，她的寶貝是比傳統ALL&AML（兒童急性骨髓型白血病）更加複雜的「混和型白血病」，治療更辛苦與未知，而且中性球數據總是起不來，甚至到達零。大家可以想想孩子常常抵抗力處於零的狀態，家長內心該有多焦慮。

儘管療程一路跌跌撞撞，這位媽咪總是樂觀正向看待療程，以自身經驗鼓勵著大家，告訴大家如果連他們家都在奮戰了，我們其他人要更要安心一些。

她家小寶貝確診時還不到兩歲，也遺傳到她家的個性，除了治療的第一個月與這最後一個月才表現害怕與不舒服，中間住院期間還能很開心的玩樂跟吃飯，儘管數據一直讓人擔憂，依然帶給醫師跟護理師無比歡樂與治療的信心。

這位小寶貝與疾病奮戰一年後，在這幾天回天上當小天使了，結束了他在人世間兩年半的人生，很巧，頭七的日子正好是他第一天住進醫院的日子。

這位媽咪私下聯絡我們夫妻，她原本打算默默離開群組，擔心影響到其他家長治療中的情緒，並表示他們會努力往前邁進。兔寶爸、媽除了錯愕、不捨與安慰外，能做的就是尊重這位媽咪的所有決定。

不過，這位媽咪思考了一天後，做了一個最堅強且困難的決定，她在「ALL家屬群組」內將消息告訴了大家，先安慰大家他們家寶貝的兒童白血病類型以及無法生回中性球，都算是較特殊的情況，請大家不用擔心自家寶貝的治療，她也願意繼續留在群組內為大家提供治療過程經驗與安慰扶持。

她也提到，如果日後她突然退群了，請大家不要為她擔心，也許只是因為突然的觸景傷情，但她不會倒下，因為她家中還有一個大哥哥需要他們夫妻照顧，他們需要堅強撐住。這位媽咪就是這樣的貼心與為大家著想，她的決定需要非常非常強大的勇氣與愛，更讓人感到不捨。

我們能做的真的很少，但很謝謝她的大愛，也很謝謝群組內家長們此時流露的真性情，大家沒有避之唯恐不及，而是相繼給予安慰，感謝這位媽咪這一年來給予大家無私的協助與熱情。

大家一起哭，一起透過文字提供關心與擁抱，謝謝大家共同的善念與愛。

「看見」無病無痛的往生者

我不是刻意想安慰任何人，但我想要分享一件事情，那就是我從小體質有時會看到靈魂，大概就是所謂的陰陽眼，曾在好幾個祭拜場合中，我看過離世往生的靈魂回到現場。他們有個共同的特色，就是全身病痛都消失了，我們大家可能在下面哭得要死要活，但對方卻是安穩的帶著微笑，全身病痛都消失了。

也曾經看過一位可敬的長輩，因罹患小兒麻痺而終生得用拐杖行走，但是在公祭當下，他完全不需要使用拐杖，在牆壁的巨大十字架上，微笑看著大家送他最後一程。

我看過東西方各宗教儀式的往生者都是相同的狀態，所以我真心相信這位小寶貝只是比我們更有福的回去休息當小天使，先回去屬於他的天堂了，他只是比我們早完成他來人世間的功課，他只是畢業回去了，而我們還有很多功課還在修習中。雖有心中有千萬個百般不捨，但祝福這位小天使幸福快樂。

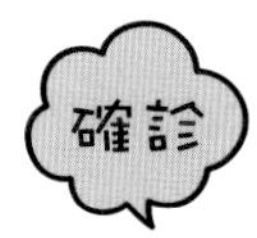

Day 755 助人會上癮

一位網友在臉書上寫下一段話，對我們而言是很大的鼓舞，一個選擇足以小小的影響到地球朝著善的方向邁出一步，摘錄如下：

防疫期間開始接觸到公視「誰來晚餐」，不同家庭，不同事件，不同角度，給了孩子和我不同的啟發，今天故事的主角是「奇異果兔兔」，一位罹患兒童白血病的可愛女孩，為了能活著而積極接受治療，並以自身的經歷，鼓勵其他的癌童。

看著兔寶姐姐勇敢又樂觀，兩個孩子好感動，主動和媽媽說想「捐款」，我們找了一個社福團體，哥哥捐300元，弟弟捐100元，說到做到，請爸爸立刻從他們的小豬公拿錢，媽媽好想說：「真的沒有白疼你們，有能力可以幫助別人，是很幸福的事，很開心，你們能從兔寶姐姐身上得到啟發。」也祝福兔寶姐姐平安健康長大，遠離病痛，每一天都好幸福。

隔幾天後，家中收到一封信，一打開，看到貼著劃撥單和熱心助人的獎狀（其實媽媽偷做的），兩個寶貝好開心，大喊「我下次還要幫助別人，要捐1,000塊！」助人是會上癮的，就是那種滿心歡喜的感覺，很開心，你們感受到了。

兔寶這樣說

當然助人是會上癮的呀！尤其是被肯定的時候。但還是要注意捐錢在自己能力所及的範圍內就好，不過其實助人也不一定要捐錢呀！可以捐血、捐骨隨、當義工都很棒喔！

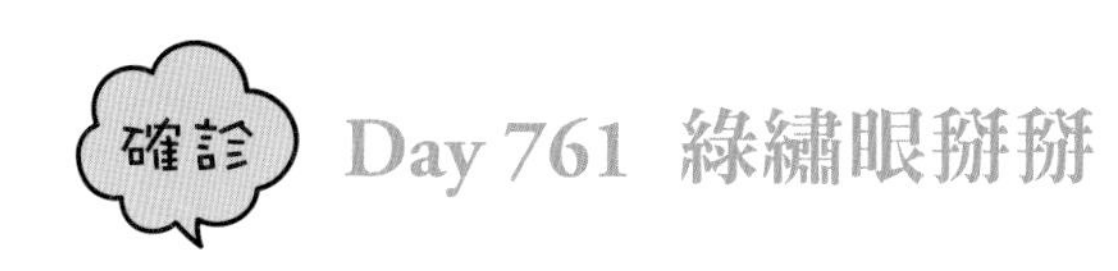

Day 761 綠繡眼掰掰

兔寶媽提及，日前全家出遊去宜蘭頭城農場，回程時兔寶一直低著頭在停車場附近找東找西，似乎在拔小花小草。她和兔寶爸事後都承認自己當時其實有點不耐煩，心想小孩怎麼可以亂拔小花小草，尤其烈日當頭，很想趕快開車回家。

後來我們才知道，原來是兔寶在停車場看到路邊躺著一隻過世的綠繡眼，她覺得小動物離開，沒有家人朋友為牠好好安葬，想為牠布置，於是到處找葉子和小花，並將綠繡眼移到路旁不會被車輛輾到的地方，好好的祝福牠，以葉子與小花覆蓋綠繡眼。

謝謝我的孩子，讓我發現我的不足，帶我看見孩子世界的美好與單純！

兔寶這樣說

希望大家愛惜其他小動物的性命，因為即使他們不是人，他們依舊是生命呀！因此即使不和我一樣安葬他們，也不要在小動物身上多踩一腳、多踢一腳。

確診

Day 829
解鎖人生新成就 兔寶line貼圖上架

我們總是很容易想著未來而做準備，也為自己的孩子規劃未來，但回頭看看二十年前，再回頭看看現在的自己以及世界的變化，根本是翻天覆地的變化著，那麼，我們又怎能幫孩子直接規劃好他們二十年後的人生呢？

現在社會出現了YouTuber、心靈療癒師、職業旅行家、寵物溝通師、家庭收納師等過去不曾存在的職業，孩子未來的人生與職業，我們做家長的不需要勾勒，因為那些職業可能根本還沒有出現，而我們現在熟悉的職業，在未來十年、二十年後也可能早已消失無蹤。

倘若如此，我們當父母的還能做了什麼？我想就是認真陪著孩子做各式的夢吧，一起把夢實現，一家人認真的相互陪伴去創造每一個精彩。

九歲的兔寶完成line貼圖販售，解鎖人生新成就，獲得數千元來做公益捐款。這一路真的不容易，兔寶自己摸索與學習數個月，謝謝Ozzy 百忙中教兔寶使用新軟體，讓兔寶可以漸入佳境，因為兔寶爸媽完全不會做，完全幫不上忙。

想當初我九歲時，連手機、網路都還不存在，玩的是打彈珠。感謝親朋好友大家一起衝榜，兔寶的貼圖最高紀錄曾進入line原創貼圖No.2，兔寶度過了超級開心的一天。

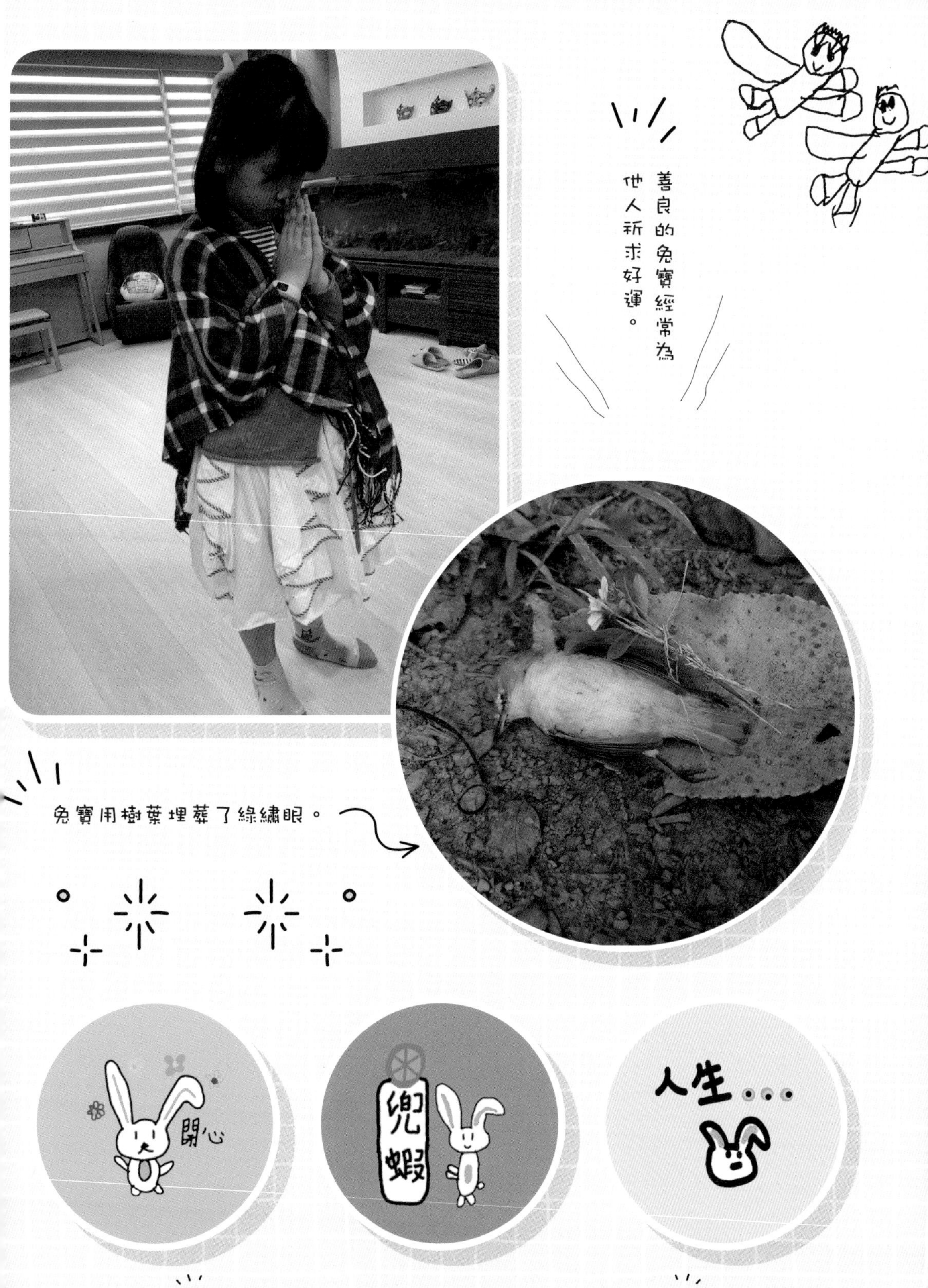

善良的兔寶經常為他人祈求好運。

兔寶用樹葉埋葬了綠繡眼。

兔寶自製的貼圖上架，所得一半做公益。

歡迎大家前往line貼圖搜尋「Kiwi bunny」與「Kiwi bunny LIVE」就能看到兔寶的貼圖作品喔！孩子們未來的世界，真的不是我們這一代可以想像的，我們能做的就是別限制住他們的想像。

Day 842 沒有兔寶的世界

平時有兔寶在，家裡就會超級吵的，嘴巴沒停過，黏著爸媽，有時真的會有被孩子疲勞轟炸的感覺。

但我做了一個夢，夢見一個沒有兔寶的世界，那個幻境裡我依然過著生活，時間變多了，變得不忙碌了，經濟也寬裕了許多，似乎想做什麼就能做什麼。然而，沒有兔寶的世界變得好安靜，好不習慣……，那份平靜中似乎有著淡淡的哀愁，於是我就驚醒了。

過去的自己曾認為自己不會擁有幸福，當幸福來到時，懷疑自己是否真能擁有幸福。現在的自己，根本不想管自己是否值得擁有幸福，而只想抓著我認為眼前已經擁有的幸福。

這兩年對我們一家人來說，就像是突如其來的驚滔駭浪，但在暴風雨中，我們一起扶持。謝謝在這浪濤中，我們可以一起相守與感受幸福。兔寶就嘻嘻哈哈的繼續吵鬧我們吧！好好珍惜這份看似平凡卻得來不易的幸福。

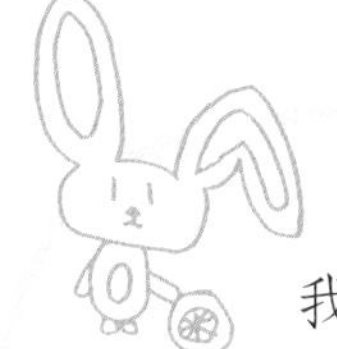

兔寶這樣說

我寫了一首詩，我也不知道算不算新詩，題目是〈再見寒風〉：

天氣冷颼颼
寒風是來說再見的
因為春天到了，他不能再來了
想在冬季的最後幾天，好好說再見

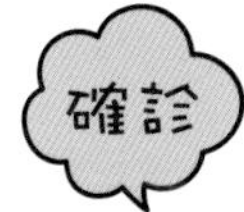

Day 853 時光倒流的時間點

諾蘭導演執導《異星入境》，女主角因外星接觸有了預測未來的能力，她知道自己未來會生一個女兒，看到孩子歡樂的笑容，卻也知道她女兒只有十二年的壽命，將因罹患癌症殞落。

看完這部電影後，我問兔寶，如果是她，她會選擇生下這一個孩子嗎？

兔寶回答：「會，因為活在當下啊，至少他們有十二年的歡樂時光可以相處，如果沒有出生，就什麼都沒有了。而且如果一開始就知道只有十二年，他們就會更加珍惜這段時間好好的相處。」

這段對話，讓兔寶爸想起一個問題，「假如時空倒流，我會想回到哪一個時刻呢？」

如果為了兔寶著想，最佳狀況是不要生下兔寶，或是回到出生前的重新決定出生時辰的時刻，也許可以幫你找一個無病痛且順遂的時程再讓你出生，讓你可以來到我們身邊，但不要經歷這段生病的苦痛。

但抱歉我的自私，我想了很久，我想不到任何一個想回去的時間點，因為我與你與媽咪有著太多共同的回憶，時間如果重新來過，那個你已經不再是你，你與媽咪這九年多一起與我創造的回憶，是我此生最珍惜的幸福，所以我不會想時空倒轉。

Day 869 交朋友　改變的契機

兔寶罹癌前是個樂觀自信的孩子，完全是個生活上無憂無慮中的孩子，交朋友非常熱情，常願意主動幫助別人，所以從未想過該如何刻意去交朋友，因為身邊總是會有朋友出現。

但自從生了這場病，加上三年級進入新分班，面對旁人的異樣眼光與無意間的言語霸凌，兔寶變得容易憂愁和沒自信，人生第一次面臨交友的挑戰。

也許排擠和誤解她的人僅少數幾個，但對孩子而言，就像是全世界都在跟自己作戰。我們花了非常多的心思與兔寶溝通，試著協助她去看那細微的善念與信心重建，這樣的歷程足足走了一年。

直到升上小四的開學，班上每個同學都要做一個PPT簡報來述說自己的暑假生活，兔寶很緊張，因為她很擔心大家根本沒興趣聽她的簡報，但仍鼓起了勇氣上臺報告。

當天中午兔寶在車內吃午餐時，興奮的說著班上同學給她的掌聲，並在她預留的提問時間踴躍發問，如果大家真的都不喜歡她，她相信同學不會有那麼專注聽看簡報的神情，也不會踴躍提問和給予掌聲。也許爸媽說的真的是對的，也許那個最討厭現在的她的，根本就是她自己，也許只是她先排斥了別人靠近，而導致別人不敢來靠近。

打從那一天起，兔寶不再像三年級時秉持著「沒靠近沒傷害」的念頭——下課時間默默一個人坐在位置上看書、做手作、睡覺，進入同儕期的她，其實這些日子以來內心已傷痕累累。

我不一樣但很自在

兔寶開始試著重新勇於做自己，試著主動與同學交談，慢慢重新找回了自信，也勇敢的告訴一些誤解她的同學，她的無奈與苦衷，讓他們知道她常沒上體育課、沒在校吃營養午餐、需要每週請假，不是因為有特權爽爽過，而是因為生病的限制，其實她很羨慕他們可以過著平常的學生生活。

如同冰島群組中的一位老師的建議：「當人們發現自己是被羨慕的對象，以及你有願望卻不能達成，通常能慢慢感受到妳的不得已，也會放下對你的敵意。」

慢慢的兔寶開始融入同學之間了，也畫下了那張屬於她的圖，「我和別人不一樣，但我很自在。」

今天是兔寶生日，幾個要好的同學偷偷帶她到教室後走廊，為她唱生日快樂歌，還各自準備了小禮物，兔寶說面對這份驚喜，她開心到差點哭出來，回家後興高采烈的跟我們分享。我們夫妻看到兔寶的笑容，內心也盡是滿滿的欣慰。

兔寶十歲生日了，當我們長大，日子一天天過去，常不自覺的忙著工作、忙著夢想、忙著不知為何而忙，而孩子的成長卻提醒著我們時間的前進：三歲時喜歡冰雪奇緣〈Let It Go〉的小女孩，六歲最愛的歌卻是電影《大娛樂家》的〈Never Enough〉，當時電影角色唱這首歌時，兔寶居然感動到掉眼淚。

孩子慢慢長大，未來將面對各式挑戰，老爸其實最想送兔寶的意境歌曲是《大娛樂家》的〈This is me〉（我就是我），告訴她：「孩子你去衝吧！爸比媽咪永遠和現在一樣，會在你開門時對你說：『歡迎回家』！」

這句話，我也想送給為了家庭與夢想努力中的老婆，另外追加送給妻小這首歌〈Beyonce – Halo〉，謝謝有你們，愛你們喔！

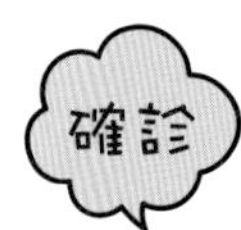

Day 883 想哭哭不出來

我們一家三口看戲會隨著劇情感動或感傷而落淚，一家人邊看電視，一邊輪流拿衛生紙擦淚的畫面還蠻有趣的。

最近和兔寶一起追一些有趣的劇，劇情中不免穿插動人或是感傷的情節，我依然有時會眼眶泛紅或是落下淚，但兔寶卻不會。

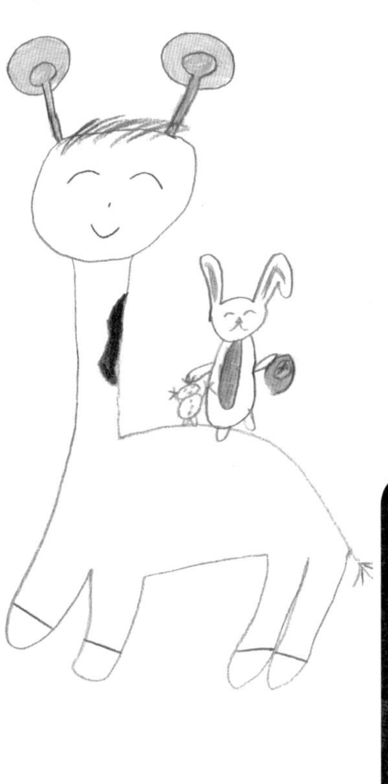

兔寶的創作作品。

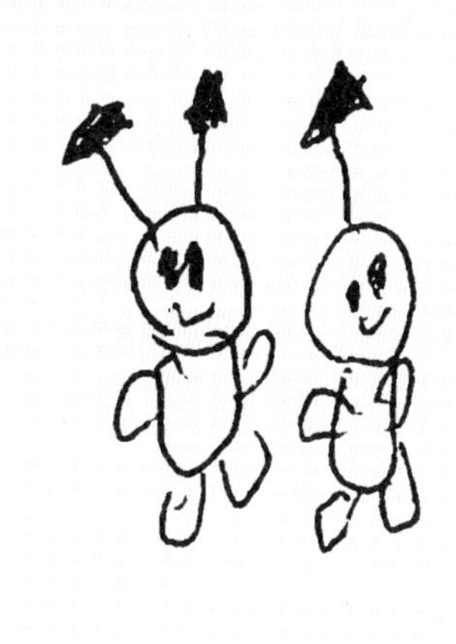

透過班級簡報的契機，兔寶終於向同學敞開心房。

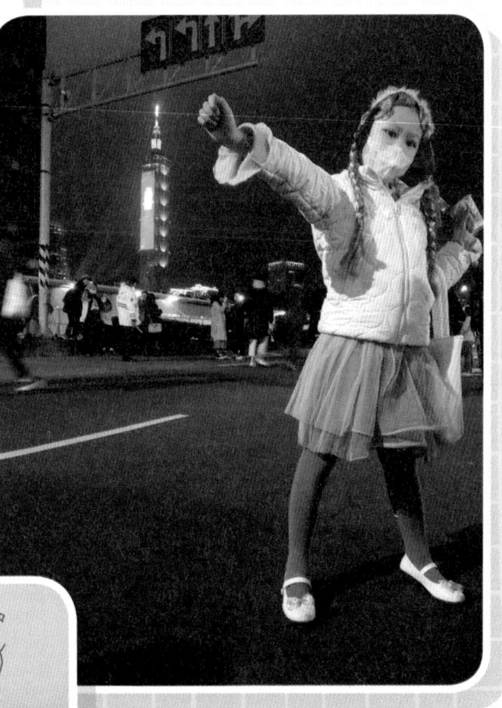

兔寶的繪畫創作。

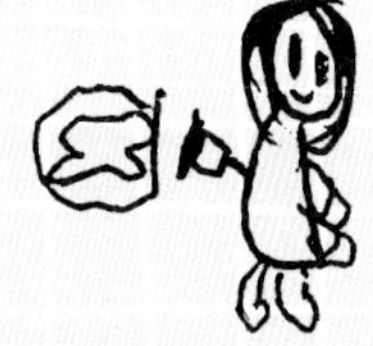

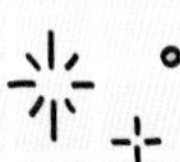

兔寶看到我落淚時說：「我好羨慕你可以哭出來，我發現自從生病後，對於生老病死與分離的劇情，或是聽到別人生活中的真實事情，我越來越哭不出來了，覺得自己的心似乎被封閉起來或是變冷漠了，其實哭不出來才是自己最想哭的地方。」

我很清楚兔寶的心不是變冷漠了，兔寶依然會關心別人，只是兔寶封印了自己局部的心，她藉麻痺感受來讓自己能堅強地繼續走下去，不想去回想起自己的治療中的現在進行式，也不去想歷程的痛楚。

我抱著兔寶說道：「沒關係，想哭就哭，不想哭也不用刻意哭，做自己就好，你沒有變冷漠，只是你累了，你的心需要休息一下，當你需要爸爸、媽媽的時候，我們都會在你身邊。」

Day 886 現實與陪伴

兔寶媽說：「生了孩子才開始學習當媽媽，我是十歲的媽媽，更精確的說，遇到小孩生病的『人生大禮包』後才開始算，那麼我是三歲的孩子媽媽／朋友（持續在當孩子的媽媽／朋友間尋找平衡）」。

媽咪在她生病的時候，二話不說放下了努力多年所獲得的工作成就，兔寶很是感謝，她知道媽咪的職位與薪水是很多人所追求的，但媽咪為了她說放下就放下。

對兔寶而言，媽咪一直很忙，常常見不到媽咪，即使媽咪回到家都還要忙電話溝通或是思考隔天的會議，母女彼此之間可以好好聊天、玩耍的時間並不多，國內外旅遊是一家人最能真正好好相處的時刻。她知道媽咪為了這個家努力，但有時就是會覺得這個很熟的家人卻有點陌生，而感到有些失落。

兔寶很開心這兩年和媽咪的關係變得更近了，兩人變熟了，所以她敢將過去的這些感受老實的告訴媽咪。但兔寶也知道，她痊癒後，媽咪很難一輩子都不工作，但她希望媽咪可以找一份也許薪水少一些，但不要再那麼忙的工作了，這樣一家人有時間一起幸福相處。

我想兔寶的心聲，也是在繁忙的社會中，許多家長與孩子之間拉扯的共同心聲吧，我們都想給家庭更多更充裕的物質生活，但孩子只是很單純的想要父母在身邊真心的陪伴，一切就很夠了。

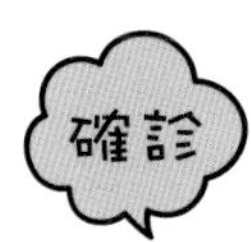

Day 913 無法理解的疑問

兔寶從小就很愛問很多的「為什麼？」直到十歲依然如此，不過，兔寶這次問我的問題，真把我問倒了。

她說：「有句話說天下沒有不是的父母，這句話根本是錯的，這世界上有好父母也有壞父母，有些父母會以愛之名全然的掌握孩子甚至還會家暴，但依然會有很多好父母，對孩子非常的好。」

又說：「父母對孩子好，有些是為了養兒防老，有些人是為了傳宗接代，這些我都可以理解，但有一種是我無法理解的類型，那就是對孩子單純的好，沒有任何的目的，把孩子的性命看得比自己的更重，明明所付出的心力與金錢，孩子未來成就可能根本無法回本，而且有了孩子後，根本就是嚴重降低自己的生活品質與犧牲自己圓夢的機會，還要整天被孩子氣得要死，但父母依然願意這樣做，到底是為了什麼？」

最後她提到：「你們兩個在我眼中就是這樣的父母，這是一種無私的愛，為什麼會有這種愛？但這樣的付出到底是為了什麼？」

我想身為父母，對於孩子這樣的肯定，算是心滿意足了，希望她經歷了叛逆期與長大成人後，對我們的觀感依然是如此正向。

不過，有人可以回答這問題嗎？因為這問題的答案，我還真的不知道回答她啊！

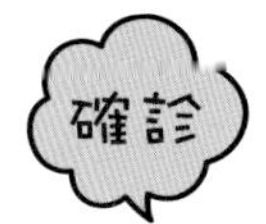

Day 922 輕鬆的戒備狀態

兒童白血病治療的漫長過程中，需要處於「輕鬆的戒備」狀態，這說來似乎非常矛盾，但家長的長期緊繃容易讓自己與孩子的身心被壓垮，太鬆又容易因為疏忽而有病毒細菌入侵的可能。

兒童白血病的治療過程是一場馬拉松，整個過程常常提心吊膽，每兩週一次的驗血都祈求「沒事就是好事」，期盼數據一切穩定。

這場戰役須要有堅強的心臟，因為即使痊癒了，家長依然不斷的祈求未來不要有復發的可能。我曾聽過一個孩子痊癒兩次後都再次復發，一路從幼兒園治療到了國中，家長與孩子的辛苦，完全不是外人可以想像的。

更讓我佩服的是，在「ALL家屬群組」中，大家各自經歷著不同

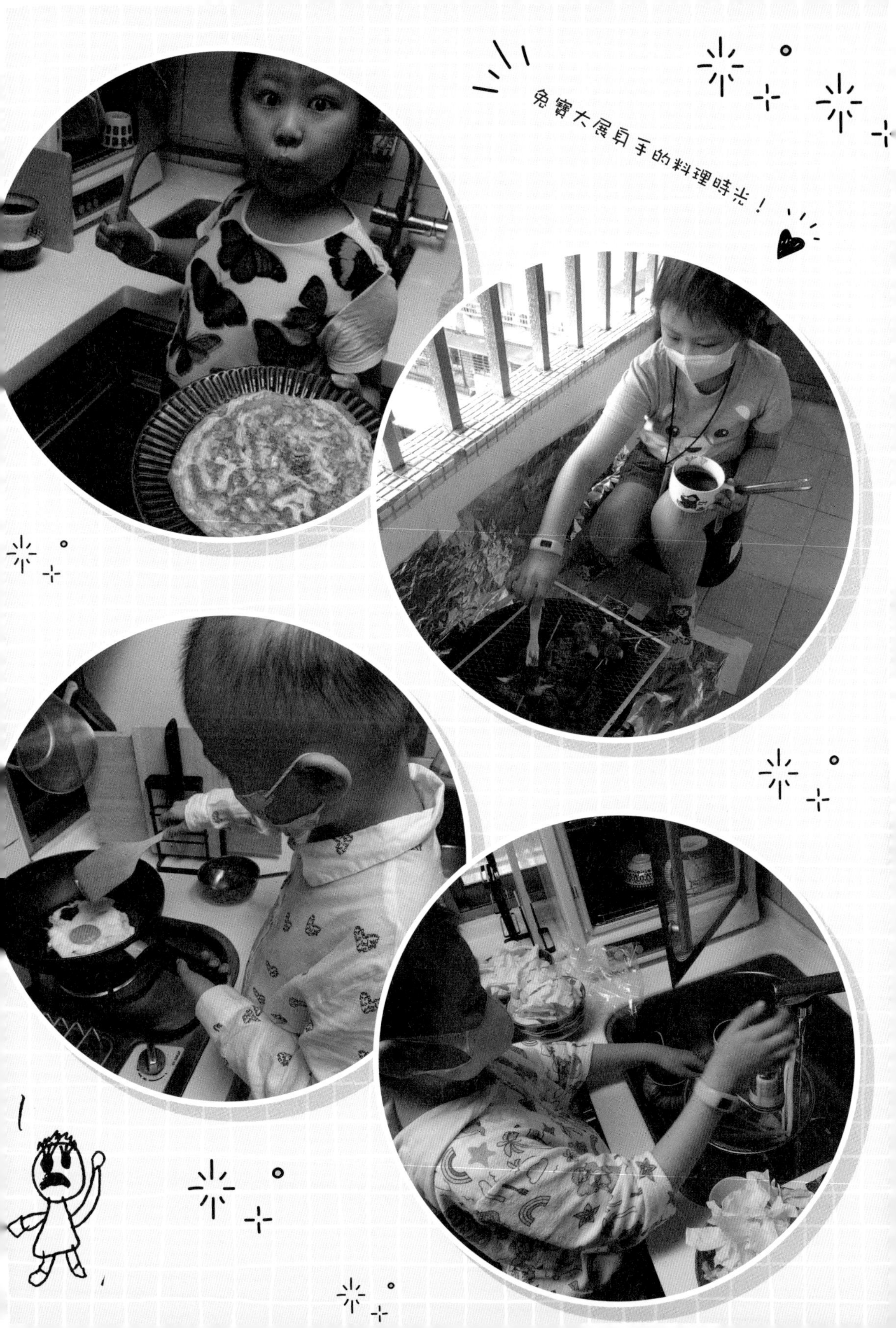
兔寶大展身手的料理時光！

的辛苦，但大家都依然抱著希望繼續前進，也願意分享自己的經驗來鼓勵更多的家長，這份光芒好溫暖，人世間生存真是不容易，但在黑暗中依然有著一絲光芒透出。

希望大家花個三分鐘閉上雙眼，祝福正在病痛中的孩子們都能順順利利的治療與痊癒，也給予自己的心靈一個祝福與擁抱，感謝自己今天又擁有了一個「沒事就是好事」的一天與幸福。

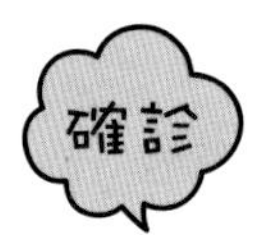

Day 941 不一定要勇敢

這兩年很多親友都會跟我們大人說，「辛苦你們了！」但其實最辛苦的是孩子，我們能做的真的只是陪伴。

陪伴說起來容易，但面對孩子因為類固醇等藥物造成無法控制的情緒起伏，或是單純因為痛苦而想要情緒宣洩，父母常常也在火山累積臨界點，但我還是想對兔寶說：「寶貝，辛苦你了，你不一定要自己勇敢面對，你可以把你的心情都說出來，我們會陪著你。」

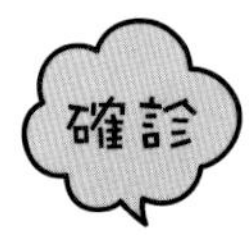

Day 948 總會再相見

兔寶提到父母因為年齡的關係，通常會比兒女早過世，但她真的很不想世界上最了解她的兩個人，終有一天離她而去的時刻，「人如果都會有過世的一天，也許我們三個人是一起離開這世界而前往天堂的選項，會是最棒的選擇。」

一般人聽了可能會臭罵孩子一頓，想這些有的沒的幹嘛，但我很認真的回答兔寶說：「那你知道為什麼我們現在還捨不得你生病離開嗎？」

兔寶說：「我想是因為你們覺得我都還沒有好好的去體驗這世界就離開了，就太可惜了。」

我回答：「沒錯，我們希望你有更多體驗這世界的機會，而且我們真的很愛你，會捨不得那麼早離開我們，所以你希望我們有一天同時過世的話，這要看年齡。如果爸媽都一百歲了，而你也已經五十多歲，並且沒結婚、沒生孩子，那你跟我們一起離開，我可能不會覺得怎麼樣；但如果你已經有了其他愛著你的伴侶和家人在你身邊，我想到時候你也不一定會希望他們傷心；要是你還年輕，沒有伴侶與孩子，我也會捨不得你太早與我們同時離開，因為我希望你有更多機會去感受這世界，我們會在天國祝福你、遠遠陪伴著你。如果有一天你比我們早去天堂，你覺得我和媽咪會崩潰到自殺嗎？」

兔寶立刻回說：「不會，因為你們知道我在天堂，也會想來天堂找我，所以你們不會選擇自殺，因為所有宗教都說只要自殺就會無法到達天堂，你們雖然傷心難過，但一定不會用自殺來了結自己的生命。」

我心好安慰：「沒錯，你完全了解我們的個性，所以我們都要好好照顧好自己的身體，讓我們相處的時間更長些。如果有一天爸爸、媽媽真的比你早走了，別忘了還是要好好愛惜自己，這樣我們才有再次見面的一天。」

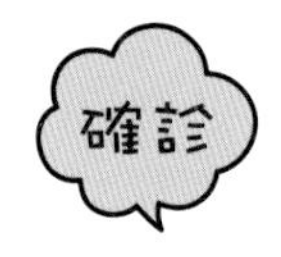

Day 949 小天使安安公主

我想介紹一位明明才四歲多，內心卻有個比大人更堅強勇敢與充滿愛的靈魂，這位可愛的小女孩叫做「安安公主」，她是我們小英雄群組中某一位家長的寶貝，她前往天堂當小天使了。

有時明知道人世無常，但兔寶爸還是不免會抱怨為什麼那麼多美好與善良的家庭，那麼多純真的孩子，要這麼早離開這個世界？但我想通了，也許正因為她內心的美好與良善，這世界已經沒有什麼人生功課可以讓她學習的了，所以她才能比我們都更早與這世界告別，畢業去了。

雖然寫下這些治療未完成而當小天使的孩子故事，似乎可能讓其他孩子正治療中的家長有點擔心。當然我們都喜歡痊癒畢業的正向文，我相信安安公主和其他很多很多成為小天使的孩子們，他們的勇敢與愛，同樣值得被記得，也提醒了大家，好好珍惜每一個當下的相處才是最實在的。以下是安安公主的家人對她治療過程的悼念：

女兒，妳確診兒童白血病是我最難過的時刻，看著妳惡化的速度，我一度以為我快失去妳，但我知道面對治療中的妳，爸媽都必須堅強才能陪著妳。醫院這層很多重病的孩子，沒踏進來前我真的不知道無情的病會找上這麼多孩子。

當我自然的懷了雙胞胎時，雖然一路安胎、大出血到生，但我感謝老天讓我有這麼小的機率有了兩個可愛的孩子，我跟爸爸是這麼的愛小孩。上了幼兒園沒多久妳生病了，即使確診，我們依然都準備好一起面對，因為這疾病已經是小孩重病裡的治癒率最高的，但報告出來竟然是機率很低的兇猛難治型的血癌！我的信心又被打擊，老天啊！我們這麼愛妳，妳從小就是一個體貼愛笑的孩子，為什麼選擇了妳？

但看著妳一關一關的度過，妳很害怕打針，聽到護士推著車進病房，妳就會大哭叫爸爸、媽媽不要，但還是要壓著妳的身體面對治療，這樣的心痛是重症的小孩病房內的日常。第一次住了四個月終於能短暫的回家，十天後又回到醫院。

妳接受了妳的疾病，妳的勇敢讓我更加堅強，我二十四小時陪伴妳，妳開始不哭並且開始問我妳要做什麼治療，因為妳的癌細胞跑到腦部，每週都要做背針，妳總能乖乖的配合，還能自己走進治療室跟醫師護士說：「我要來做背針了」，妳會叫我找影片讓妳了解所有的檢查方式，不打鎮定劑完成全身不動三十分鐘的檢查，這是在這麼小的孩子身上不可能完成的事！

妳了解妳每天要吃標靶，要留尿檢查，要抽血，要輸血，要復建，妳還會提醒媽媽妳每天該做的治療跟檢查，再苦的藥都是一吞就進去，然後跟我比個讚。妳的配合度這麼高，我們都有信心妳一定可以治癒的，爸爸還把病房打造成遊戲室，只希望妳在這麼辛苦的治療能快樂一點。

在醫院妳鼓勵著很多小小孩，甚至大孩子，妳會把你打針換來的貼紙送給其他打針或是吃藥在哭的孩子，妳常常推著點滴架，拿著妳的玩具分享給其他治療在哭的孩子，跟著媽媽鼓勵著剛發病的家庭，我鼓勵著家長，而妳用妳的方式鼓勵著孩子。

有一次一個跟你差不多年記的孩子要去做人工血管一直哭，妳走到她面前拉下妳的衣服，露出妳身上的人工血管porta，妳跟他說妳也有做，要他不要害怕，當下我的眼淚流了下來。剛發病進來的小孩或大孩子都知道這裡有一個很努力很勇敢的妹妹，鼓勵著其他孩子也要努力對抗病魔！

所有的健保藥都無效，這一年真的靠保險才能付出這麼高昂的自費治療，在每次很強的治療後，終於清除了所有癌細胞，一步一步才有機會到骨隨移植，慈濟配對沒有合適，只能用爸爸半吻合的配對，爸爸也住院準備，我陪妳在移植室，我全身包緊緊，注意妳不能被感染，因為能走到這關，對我們來說是多麼的不容易。

所有大大小小的治療妳都沒哭，視訊中爸爸為了要捐骨髓給你，腳打著管子，妳看到卻一直哭，問爸爸會不會痛，明明妳自己身上大大小小的管子很多，妳還是關心身旁的人。

全身都管子的妳，每天看我打掃移植室還會幫我拖地，問我會不會累要我休息，還安慰著我妳很好沒有不舒服。移植對妳來說很辛苦，藥物太強導致妳的口、腸胃黏膜都破，每天都吐紅色的血。這三週你不吃不喝靠營養針撐過來了，血球也長了，一個月沒見到爸爸的妳走出移植室，牽著爸爸的手一步一步走到正壓室，看著妳的笑容我們都知道離回家的路又更進一步了！

移植後準備回家前，妳突然掉血氧，肺的狀況開始時好時壞，進出加護病房，也開始帶上呼吸器提供氧氣，但妳還是很堅強。妳醒著的時候就開始手作聖誕帽，要送給醫師跟全部的護理師，妳說醫師跟護士都很辛苦的治療妳，妳想做聖誕帽交到他們手上感謝他們。於是每天在精神可以的情況下，我們就開始手作，也常常跟護士說謝謝。妳真的是一個很會感恩的孩子。護士們真的對妳很好，也送妳禮物，寫了聖誕卡片。

這個月狀況都不太好，不舒服的妳還會自己要求打止痛，但妳還是好貼心問我快篩戳鼻子會不會痛？常常跟我說：「媽媽妳要多休息喔！」在妳到加護病房的前兩天的晚上，睡覺到一半妳醒來跟我說：「媽媽我真的好愛妳喔！」那時我忍住眼淚告訴妳：「媽媽也好愛妳！」妳說：「媽媽妳不能哭喔，妳哭我也會想哭。」

十天都沒進食的妳，突然跟我說妳想吃東西，我開心的打給爸爸準備好早餐，爸爸才到醫院沒多久妳的血氧就開始狂掉，緊急送到加護病房，醫師告訴我們插管前的最後一句話是：「我要爸爸、媽媽！」對孩子來說有爸媽在就是全世界。我沒想到妳這一進去，妳就不會再醒來了，緊急插管後血氧仍然不好，緊急裝上葉克膜急救，再來的幾天都是我人生無法忘懷的狀況：出血、變黑的四肢……我想這已經不是一個奇蹟就能讓你康復了！

我只問了醫師會不會好？如果不會，我們不願妳再受苦了，葉克膜的第六天，我知道妳還在努力！我在耳邊告訴妳：「你這一年辛苦了，妳做的很好了，你不要怕爸爸、媽媽難過，謝謝妳來當我們的孩子。這一年我們講了好多次的加油，這次爸爸、媽媽不會叫妳加油了，妳夠努力了，可以好好休息了！」

隔一天血氧開始下降了，這一天爸爸、媽媽牽著妳的手，告訴你我們有多愛你後，關掉機器拔管，讓妳當個不再困在病床，可以自由自在的小天使了！我們選在妳的生日這天當作告別式的日子，爸爸、媽媽知道妳最愛過生日，沒法過的五歲生日，我們布置成慶生追思會。

這一年多妳幾乎都在醫院度過，妳沒有放棄治療，骨髓移植後回不了家，妳無奈的跟我說妳的蟲蟲好調皮，害妳都不能回家，讓我們這麼的忙。也許這輩子當我的孩子是我們約定好的，妳一定是覺得爸爸、媽媽有足夠的堅強可以陪伴妳走過，但爸爸、媽媽真的不捨妳再痛了，失去你的痛以為會隨時間慢慢的度過，但卻是隨著時間越來越想念。以前媽媽遇到困難時，妳都會用最療癒的笑容叫我加油，媽媽好想妳的笑容，今天能來我夢裡笑一個嗎？媽媽真的好想妳。

大家要珍惜身邊的每一個人，妳的病來的很突然，醫師說這是機率，而我們碰到了！每個人，每個明天都不知道會發生什麼事，我們只能珍惜當下。寶貝，我跟爸爸、哥哥都很好，只是非常非常的想妳、很愛很愛妳……。

Day 980 兒童骨髓性白血病（AML）

兒童白血病主要可分成四大類：

1. **急性淋巴性白血病**（ALL）：最常見兒童的癌症，占所有兒童白血病約75%。
2. **急性非淋巴性白血病，又稱急性骨髓性白血病**（AML）：占所有兒童白血病約20%。
3. **慢性骨髓性白血病**（CML）：約占所有兒童白血病約3%。
4. **慢性淋巴球性白血病**（CLL）：在兒童白血病中最罕見。

過去因兔寶罹患的是「急性淋巴性白血病」（ALL），我們對於這方面的療程與注意事項較熟悉，我們接觸到的家長也以ALL為主，所以當時建立「家屬line群組」時就以ALL家屬為主，因為骨髓型常涉及到移植等，擔心我們不懂資訊而難以互助。

群組成立兩年多以來，有些ALL孩子因為復發或是副作用等而走上需要移植之路，或根本是ALL與AML混和型，所以AML相關的資訊，開始有病童家屬可分享。

外加這兩年來慢慢理解，其實家屬常需要的不只是醫療過程的資訊，而是一種相互的情感陪伴，讓自己不再孤單，兔寶爸媽討論後，基於現在其他兒童白血病類型尚未有專屬群組，所以「小英雄家屬群組」歡迎「所有類型」加入喔。

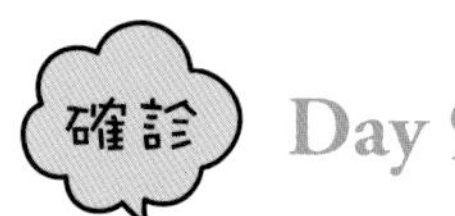

Day 987 生命的意義？

我問兔寶：「你覺得生命的意義是什麼呢？」

兔寶說：「從小就覺得這世界很虛擬、很不真實，尤其面對物質生活時，更有這樣的感覺，越長大越有這樣的感覺，不知從何而來，不知從何而去。」

兔寶爸：「你這感覺從小就聽你提過，你看過電影《駭客任務》，你感受到的世界是像這部電影一樣的感覺嗎？」

兔寶：「也許在其中的感覺有點像男主角一樣，會感覺格格不入，但所來的世界與方式並不是像電影中的那個樣子。」

兔寶爸：「如果一切都是假的，那目前生存在這的意義與目的有什麼呢？」

兔寶說：「享受遇到美好的事物與物質時的這一刻感覺，還是會感到開心，雖然物質是假象，但遇到事物後的感受是真實的，就像親情的感覺是真實與珍惜的，這種感情會讓我不想失去它。」

兔寶爸：「既然覺得這世界是虛幻的，那為什麼還願意讀書與考慮未來的求學之路，因為我們不會因為你是否有成就來決定是否愛你，你並不會失去這份親情。」

兔寶：「因為既然已經來到在這世界，想要在這世界生存，就遵守這世界的法則走吧。」

聽完兔寶的話語，反而讓老爸有了許多對於生命與凡塵的領悟，兔寶這段看似單純的話語，但卻很高深，老爸還需要很多時間消化。這看似無常的宇宙，有太多難以摸透的悖論，每個人都有屬於自己的生命功課，何處來何時去，自有屬於自己落塵的道理。

但也想起了「臺灣正念工坊」的創辦人陳德中老師所說的話：「過去已經過去、未來還沒發生」，「感受情感」與「面對瞬間」真的是不容易的事情，但那都是活著的證明，但我們卻常把思緒停留在過去與未來之中，卻忽略了珍惜眼前的瞬間。

永恆不一定完美，七情六慾也不一定不好，千利休所提的「一期一會」，真的是既簡單又深奧的道理啊！面對兔寶的期末考，試著接受與放下，好好的珍惜相處的這一刻吧！

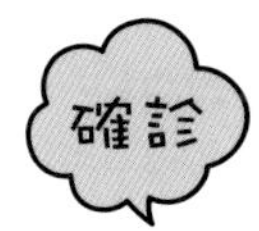

Day 1007 迎向畢業考

兔寶正式在醫院經歷「畢業考」，因為要取骨髓與脊髓，所以需要做骨髓與腰椎穿刺，身上多了兩個洞，需要時間癒合，也依照背針慣例，乖乖了平躺八小時。這次可能是對麻醉的不適應，或穿刺後脊髓腔內壓力的不平衡，兔寶即使平躺中，依然吐了至少六次，幸好兔寶爸練就一番功夫，與兔寶合作無間，所有嘔吐物都接到袋子內，不然在需要平躺不能起身的狀況下，要是吐的全臉全床都是，看是要怎麼清潔。

兔寶今天雖然腰部還會疼痛，氣色看起來也虛弱，但能回家休息啦，兔寶超感謝媽咪特地送親自煮的愛心餐到醫院給她吃。

小嬰兒的生命奇蹟

在這一次住院中，隔壁室友讓我們見證了生命的奇蹟，那是一位神經母細胞瘤的嬰兒，才出生一個月就在檢查時發覺確診，院方協助積極化療與治療，但孩子年齡實在太小了，才剛治療不久這小小的身體實在無法承受化療的猛烈，各數據都不盡理想，化療也被迫停止。最後醫師無奈跟家長宣布放棄積極治療，只能用安寧療法來陪伴孩子走完人生的最後一程，唯一用的藥物就是嗎啡，好讓嬰兒不要太痛苦。

就在父母眼中只剩下等死的絕望中，這位嬰兒展現了生命的韌性，在沒有任何積極治療的狀況下，所有的數據都逐漸好轉，用正子掃描攝影也顯示的確漸入佳境。現在這嬰兒已經一歲大了，目前正在穩定的治療中，正子攝影沒有看到癌細胞了，核磁共振腦部看起來正常，電腦斷層看起來也不錯，真是太棒了。

雖然過程很艱辛，但父母看到孩子的努力，父母也很努力與正向的陪伴著孩子一起奮鬥，兔寶爸聽到孩子的爸媽總是已充滿愛的聲音陪著小寶貝說話，我們真心為這位孩子的痊癒感到開心，請老天繼續用愛與奇蹟繼續籠罩著這一家人吧！

最近兔寶明顯情緒起伏大，只要一個不如己意，或是遇到不合理的事物都超暴躁的，時而又憂愁樣，我想她其實也很在乎檢查結果的，只是沒有說出來。其實，兔寶爸最近也常恍神或是情緒起伏不

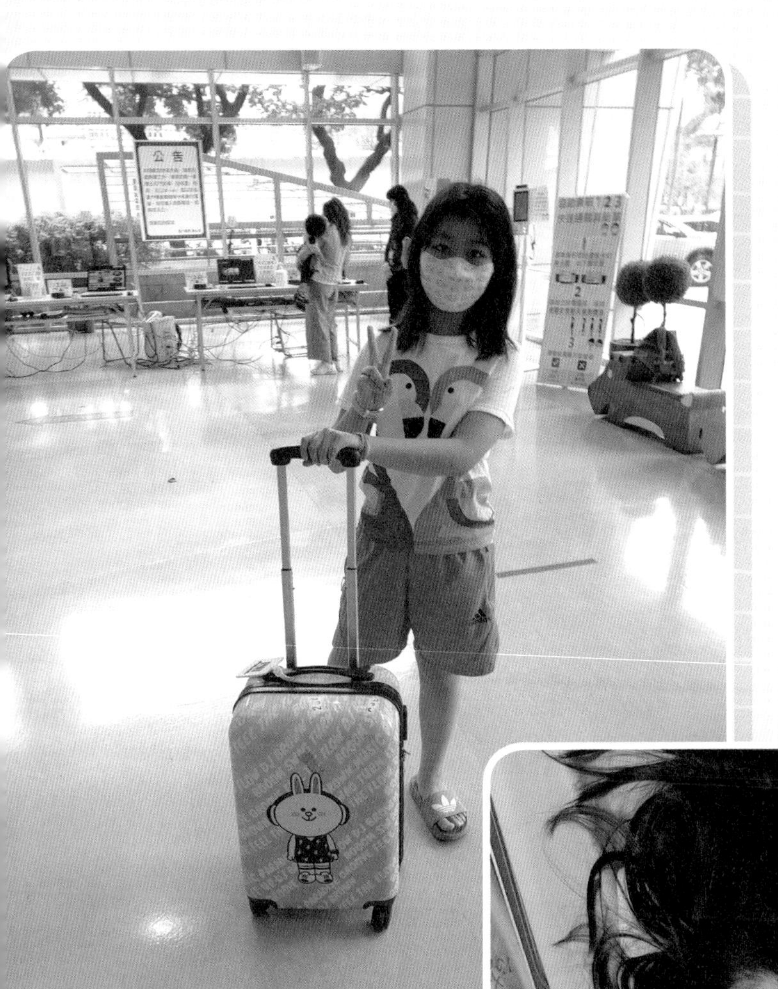

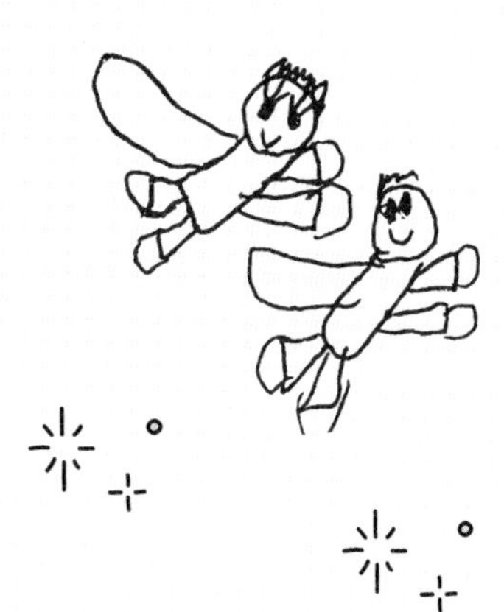

兔寶正式在醫院做「畢業考」，須取骨髓與脊髓，得做骨髓與腰椎穿刺。

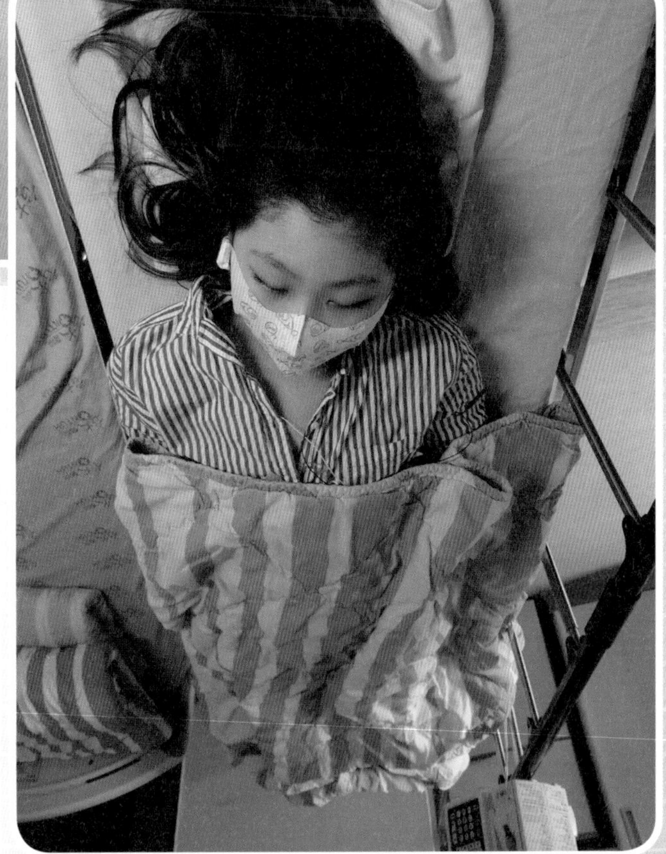

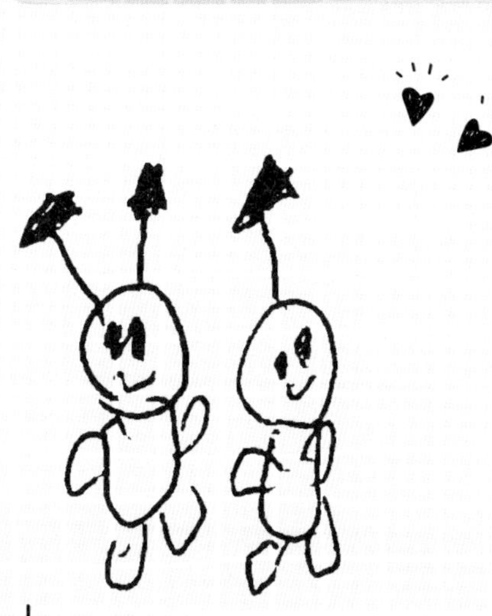

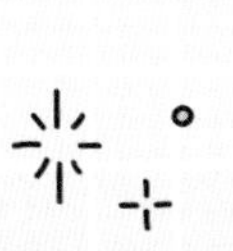

小，我想也是這原因吧。再來就是等待兩週後的畢業考報告了，加油，一定要順利「畢業」啦！

兔寶說我們結婚的時候她沒有跟上，希望在我們夫妻年老時，再親自幫我們舉辦一次婚禮，她要當我們的花童。嗯，好好的照顧好身體，好好的通過畢業考，我們一起創造更多的回憶吧。

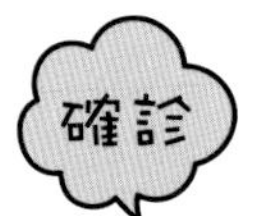

Day 1015 不要去想「如果」

有一些罹患兒童白血病的家長，私下找兔寶爸媽聊了不少，尤其是爸爸在群組中有時不敢吐露真心，多數是想知道我們夫妻是如何接受孩子生病的事實及情緒上的調適。他們的孩子發病後，他們一直無法接受這事實，生活上的種種也都因為孩子的生病，一切都亂了套。

我對療程的感受就是，「引導期」是心情與生活的衝擊，「鞏固期」是震撼教育，「再引導期」已經較能夠習慣這樣的生活，「維持期」就是馬拉松慢慢跑的生活。

等孩子慢慢到了維持期而有了笑容，我們的心也會一起柔軟的。前面半年真的是度日如年，而到了後面真的會好過點，別強迫自己一個多月就要變得堅強，讓自己慢慢來。

兔寶一家經歷這些日子後抱著一個觀念——世上的每個人都不會知道是否明天是否還活著，別想那麼遠，好好的珍惜眼前的一切。之前我和兔寶出門時，曾有機車逆向衝過來，差點撞掛我，如果當時對方沒有煞車成功，我就比兔寶早走了。

新冠病毒奪走那麼多人命，事先沒人知道會發生，後來我想開了，不否認就算兔寶痊癒了，也還是會擔心復發的可能，但盡量不去想復發的可能性，因為沒人知道未來的事情，有了這個疾病的經驗，反而更加珍惜與家人與孩子的相處時光。

有人說兔寶爸擁有智慧，但其實就是兩年多來的感受，這場病可能讓人墮落，也可能讓人成長。兔寶已經懂事了，而我想成為她的好榜樣。記得別強迫自己要武裝堅強，有時候讓自己適度的放空或是脆弱一下吧，人生這樣才走得長久。

兔寶至今看似要痊癒了，可以嘻嘻哈哈，其實我們都還是隨時提心吊膽，只要兔寶一個頭痛、一個肚子痛、哪裡不舒服，我們就嚇個要死，但嚇完之後很清楚，生活還是要往前繼續過。

不要去想如果
如果過去
如果未來
都不適合
珍惜相處的這一刻，很重要。

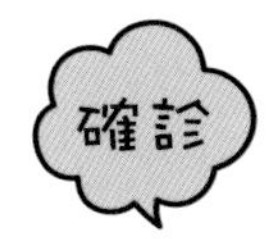

Day 1018 為〈鬼歸代言人八〉獻聲

〈鬼歸代言人〉這齣音樂劇應該會在臺灣音樂劇史上留下一個特

別的地位，這應該是臺灣第一次有這樣長達三年，且有兩百多場次的定目連續劇，這音樂劇對我們一家來說也有著特殊的意義。

當兔寶剛罹患兒童白血病時，我們剛好欣賞了《鬼歸》第一集讀劇場，導演還帶著全場觀眾為兔寶的治療與健康祈福；每次我們買票入場時，團隊也會刻意安排座位讓兔寶可以較為舒適的看到演出，甚至邀請兔寶為《鬼歸八》獻聲。

謝謝劇組讓兔寶擁有這特別的人生新體驗，先前錄音時沒特別感覺，直到欣賞音樂劇的當下，聽到劇中兔寶說話與唱歌的聲音時，真的很奇妙，尤其當我們看的那一集，演員配合劇情走到兔寶面前說了句：「你一定會好好長大的」，兔寶爸媽當場都哭了。這句話一定會成真的，對吧！

隨著兔寶的治療，我們一家人一集一集攜手追劇，這對我們一家來說也算是一種儀式感吧，三年是個既短又漫長的時光，很開心能在《鬼歸》第九集完結篇時，我們是開心的牽著已經痊癒的兔寶的手一起來欣賞。

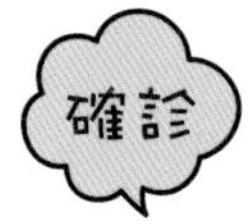

Day 1020 畢業感言

兔寶爸的畢業感言：

Hello，想和你們分享，我們剛剛去門診看報告回來，兔寶畢業考過關，康復啦！我們在門診很鎮定，出醫院後卻牽著兔寶的手，沿路邊走邊哭。

非常感謝大家這一千多個日子的祝福和協助，接下來就是五年的追蹤，一起攜手往前。一般畢業都會非常的低調，但我們很開心能夠成為所有還在奮戰治療家庭的正向榜樣，我們想告訴所有還在抗戰的家庭，說一聲往前踏出去一步，就是希望，加油！

PS.

1.後續每月回診抽血檢驗與沖洗人工血管。

2.人工血管要再追蹤一年，才會動手術拆除取出。

3.飲食控制需要再半年，看數據才能恢復。

兔寶媽的畢業感言：

謝謝大家對兔寶和我們一家的愛，感動的心意、文字、祝福，謝謝開心、淚水、悲傷、痛苦、焦慮、難過、幸福、快樂、喜悅、寧靜……都有你們陪伴著。

#愛的力量 #勇敢前行 #KO ALL畢業

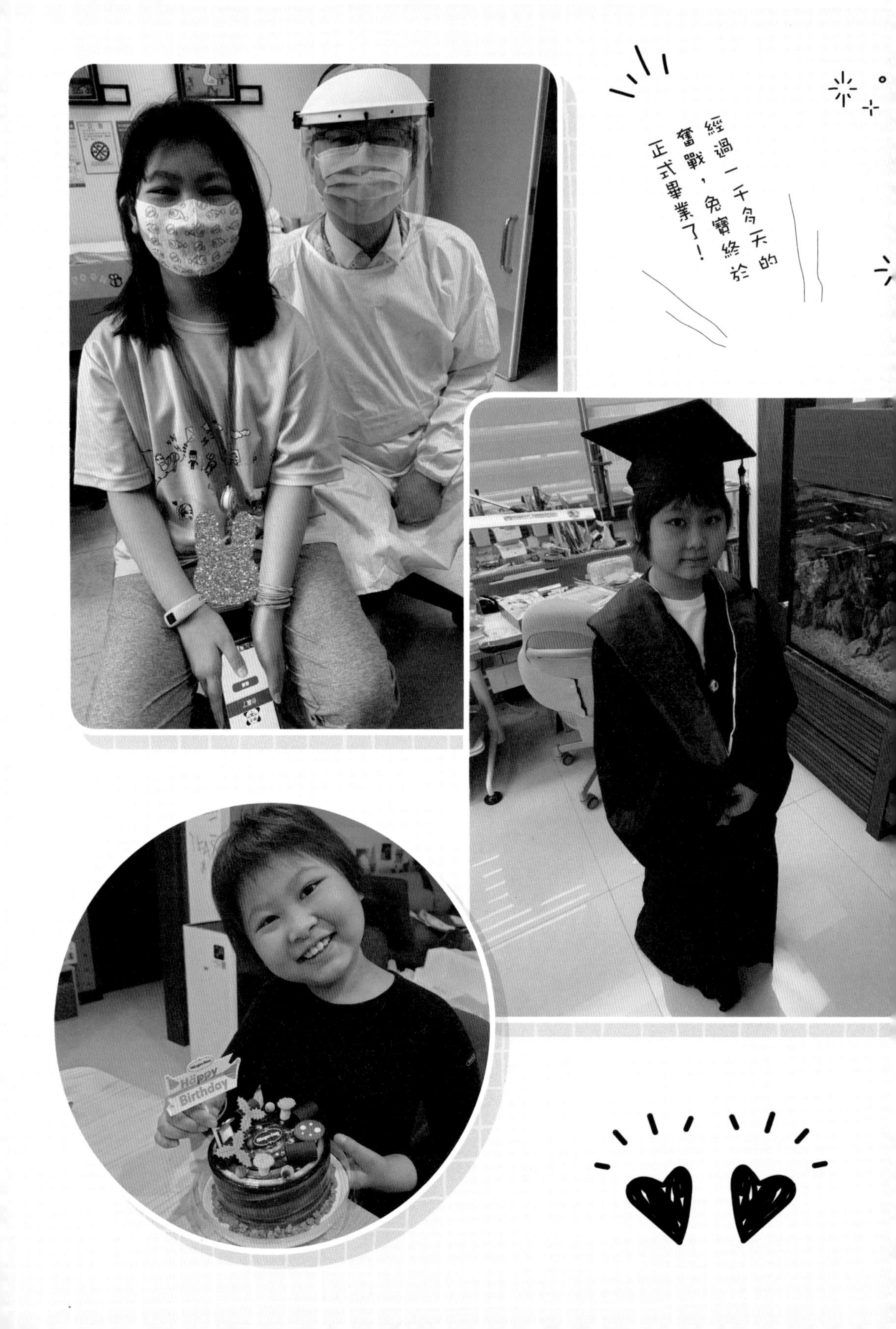
經過一千多天的
奮戰，兔寶終於
正式畢業了！
Happy
Birthday

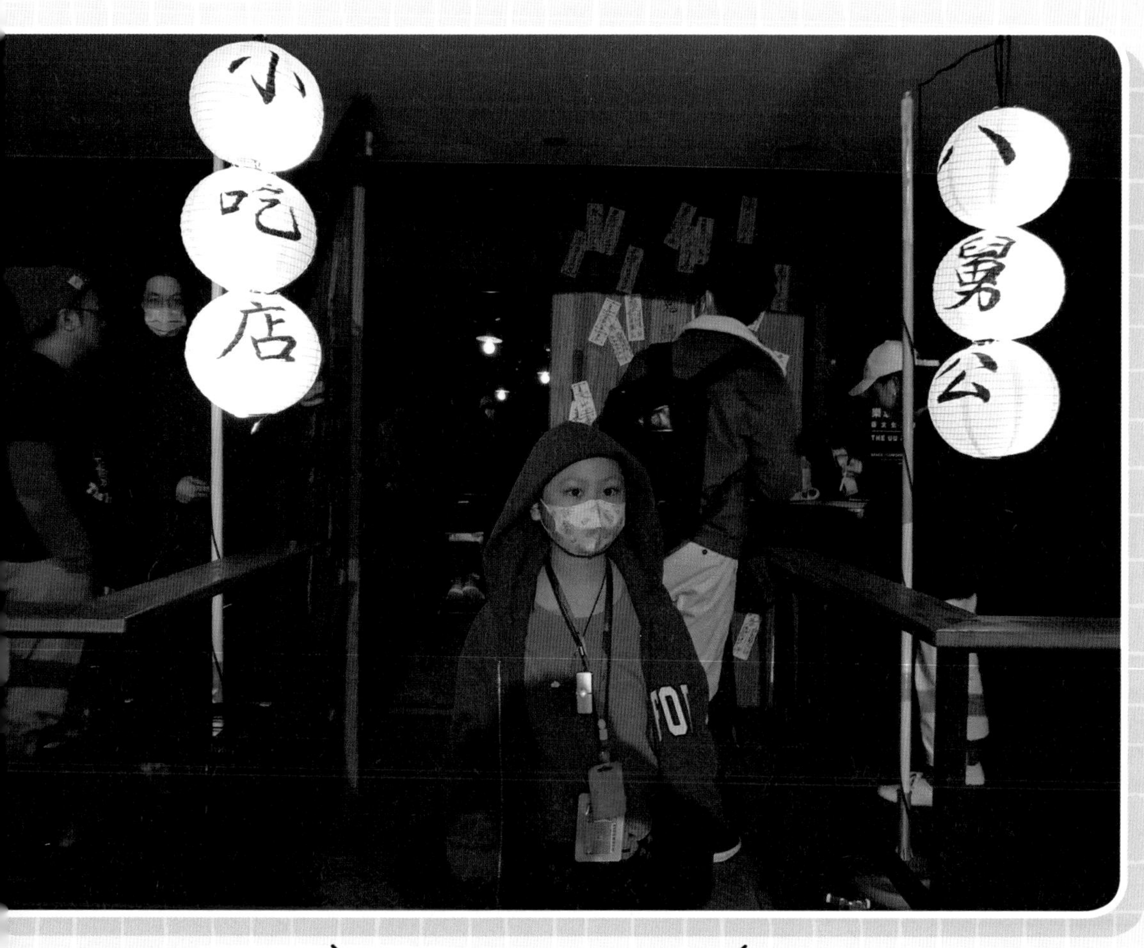

兔寶為〈鬼歸代言人〉獻聲。

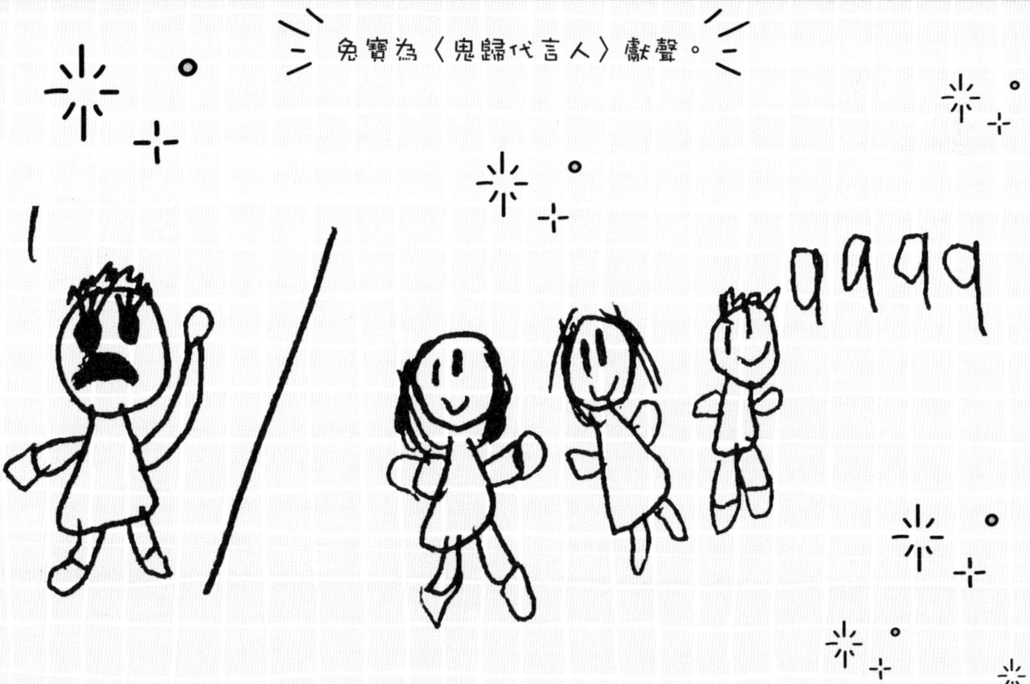

Part 3

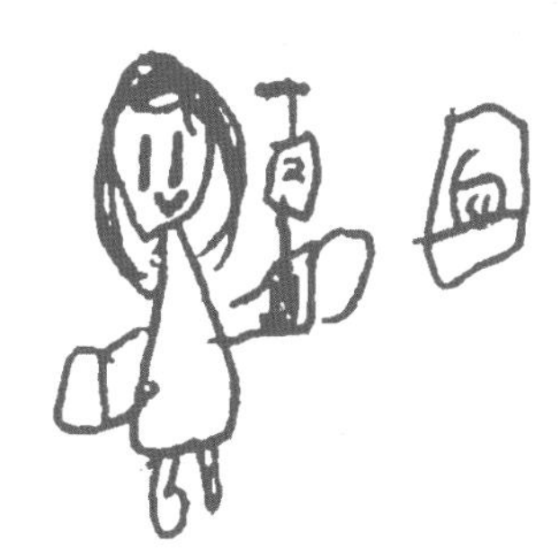

發病前：
奶爸主夫的育兒點滴

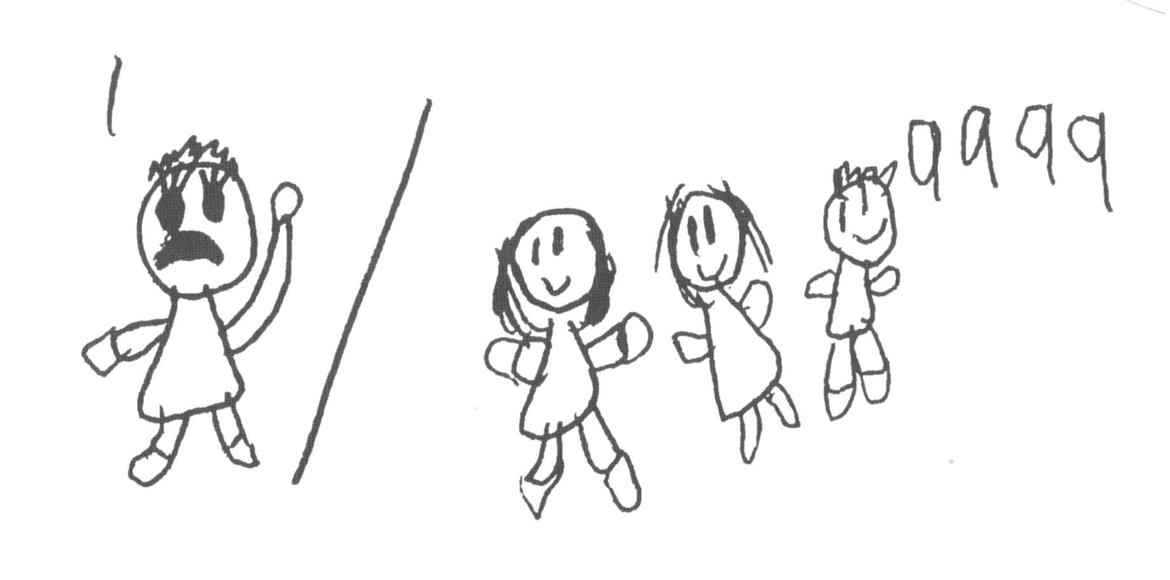

兔寶教我們的震撼教育第一課

兔寶大概太清楚人世間並不好混，所以把握時間在媽咪的肚子中極力享受那份愜意到最後一刻，不但住到超過預產期，甚至到法定催生期都還安穩地在媽咪的子宮中玩耍，在醫院中連續催生38 hrs都無法讓兔寶退房，最後兔寶媽吃了傳說中的孕婦全餐……才終於送入開刀房剖腹。原先我所準備自然產陪產的資料，瞬間全用不上了，在兔寶還沒來到這世界前，就教了我們親子學的第一課「有了孩子後，生活的規劃不是我們說了算，一切都在變化中前進。」

當兔寶來到我們眼前，一切都好不真實，原來這小小的嬰兒就是我們的寶貝女兒。開心之餘，可怕的住院地獄週才正式開始。

配合政府推行的母嬰同室，新手父母根本很難休息，加上剖腹產的傷口稍微移動身體就會有強烈劇痛感，還要親餵哺乳，努力撐過生產住院的階段，當前往月子中心那天，我們夫妻擠完備份母乳，把孩子交給護理人員後就斷片了。據護理長所言，第一天我們足足在房內睡了二十小時！

兔寶這樣說

有時母愛真的很偉大，其實我也是聽爸比講才知道，媽咪為了生下我是多麼的辛苦啊！感謝親愛的媽咪為我所付出的一切！

睡眠大崩壞

為了專注在孩子身上，只要兔寶醒著絕對不使用網路，成了我的堅持，看著落地窗外人來人往的臺北，在都市裡開始了我幾近與世隔絕的孤獨生活。

這兩、三個月最具挑戰的事情，是兔寶「超乎常人的睡眠習慣」，長輩的經驗分享與眾多育兒書裡都提過新生兒睡眠容易日夜顛倒，但兔寶的睡眠習慣已超乎日夜顛倒的等級。兔寶每天早上六點太陽出來才有睡意，睡到早上十點便又悠悠轉醒，等到兔寶睡著的兔寶爸，此時反而腦袋清醒睡不著了。兔寶上輩子大概是個歐美人或外星人吧！

為了改善兔寶的睡眠時間，我嘗試過所有的民俗偏方，衣服顛倒穿、符水洗香香、白天不讓孩子睡、放著讓她哭、多照太陽等，但最終通通沒效，難道真要如醫護所言，當四個月的貓熊，孩子就會自然改善日夜顛倒嗎？

多少個夜晚，我關上電燈，將兔寶用背巾抱在懷中，像遊魂一般在黑暗的房間內繞圈，每隔一小時再偷偷用手機手電筒觀察兔寶睡著了沒？但回應我的總是兔寶睜著無辜大眼清醒地衝著我笑。我也曾關起房門希求不要吵到老婆睡覺，然後自己摀起耳朵。

有人說孩子哭久了自然會停，但這在兔寶身上從未發生過，最終總是我先妥協，心疼地去床邊摸摸她的臉，此時的兔寶則會用她那小小的雙手緊緊握住我的手指而後瞬間安靜。也許是因為安全感，彷彿前面那些眼淚只是一場戲，當看著兔寶露出天真無邪的天使笑容時，勞累帶來的怒氣也會隨著被融化的心漸漸散去。

直到兔寶出生後第七十天起，總算慢慢脫離日夜顛倒的作息，最後是哪一個方法有效也說不清了，我只知道，總算可以再睡五分鐘啦！

奶爸陪睡還有另一種職業災害，兔寶曾因為愛睏不自覺地用頭猛力撞上我的鼻樑，迎面痛擊這一下真的超痛，超怕鼻樑被撞斷，然而當我痛得哀嚎時，老婆得知情況後的第一句話竟是「小孩的頭沒事吧?!」當下我的心中只有OOXX。後續檢查出鼻中膈彎曲，輕則容易鼻塞打呼，重則需要開刀手術；有朋友的鼻樑因為被撞擊太嚴重，導致不定期流鼻血，只得動手術改善，可見這樣的職業災害真是威力十足、不容小覷，當父母真是件犧牲奉獻的工作啊！

兔寶這樣說

辛苦爸爸了，我真的是個不愛睡覺的孩子，哈，現在我還是總希望爸爸陪我睡覺，不然就是三個人一起睡，而且我到現在還是夜貓子，晚上睡不著一直講話，所以爸爸還是會被我吵到三更半夜呢！

奶爸生活的起點

人生總是有許多的翻轉，「奶爸生活」是我從未想過會放進履歷的頭銜，回家當奶爸完全是一場誤會。

我和太太原本都不是特別喜歡小孩的人，每當親友生孩子，大家前去探望時，搶著要抱抱摸摸小嬰兒，我們夫妻倆都僅僅是讚美孩子可愛，便退居其他人身後。

不過，緣分來了就是來了，兔寶媽懷孕了！對於新生命即將到來，我們雖然開心卻也嚇到手忙腳亂。過去在學校，可沒有教過怎樣照顧嬰兒。為求放心，有什麼比上保母課程能更快學習到這一切呢？因為兔寶媽工作比我還忙碌，於是我就自告奮勇報名參加了。

我們夫妻倆開始想像未來，考慮到彼此的工作型態，當時擔任社工的我，晚上七、八點才下班是常態，有時配合輔導對象時間，晚上九點還在做夜間訪視；至於老婆上班往往忙到晚上八點過後才能吃晚餐。

夫妻倆都忙成這樣，以後誰能顧孩子呢？

日班保母無法協助照顧到那麼晚，若考慮交給二十四小時制的保母，我們當「假日父母」，萬一假日得加班，我們到底什麼時候才有空好好陪伴自己的孩子呢？

當我忙著輔導陪伴別人的孩子時，不禁思考，未來我的孩子是否反而需要找別人來陪伴？

一想到這，我決定鼓起勇氣詢問兔寶媽，是否考慮孩子出生後有人回家陪著孩子成長，避免因為我們都太過忙碌而疏於照顧孩子。

起初我的原意是想試探性地詢問兔寶媽是否有意願回家帶小孩，但她完全誤解了話語背後的試探，直覺地以為我是想回家當奶爸，試圖尋求她的支持與認同，於是她二話不說地回答：「好啊，我支持你回家陪孩子成長，只要你願意，我就支持！」

於是，我就這樣加入奶爸的行列了。

新手奶爸的衝擊

雖然早有回歸家庭的心理準備，但真正成為全職家庭主夫後，我才發現實際狀況跟想像還是有很大落差。

生活步調改變及失去成就目標

職場上，每個人無論是了升官或加薪，總是往著自己的夢想方向邁進，回歸家庭後，每天重複做著安撫孩子哭泣、換尿布、哄睡覺，同時還要整理家務，正如我老婆所說：「做家事真是全天下最沒成就感的事。」

沒人做家事，家裡會髒亂不堪，但做了卻又感覺像是沒做什麼，每天如此反覆著。

同儕生活圈消失

已婚男性友人常會說，交女友、結婚後、生孩子會各少掉四分之一的朋友，碩果僅存的四分之一就是少數死黨和公司同事。

我成為奶爸後，真切地感受到自己連最後的四分之一朋友圈都快消失了，友人較少人有小孩，返家全職帶娃的甚至趨近於零，彼此聊到教養照顧的話題自然沒有火花。

孩子還不會說話，我只能對著兔寶自言自語，以刺激她的感官能力，頂多到菜市場買菜時講幾句話，每天只有等老婆下班回到家，我才會需要「和人講講話」。

我這才明白，原來電視劇演的是真的，老婆巴望著老公下班就有人說說話，老公每天聽著同樣的柴米油鹽醬醋茶，難免沒興趣、覺得煩，下班回到家只想聽個音樂、追個劇，將腦袋放空。如今，八點檔劇情真實在我的家庭上演，唯一的差別是男女角色對調。

家人與幼兒教養書帶來的壓力

不管你學歷再高，就是沒人教過你怎樣當父母，所以父母常會試圖購買育兒書，或搜尋網路親子專家和部落客的教養文，以補足眼下的不足之處。

不看還好，讀了反而令人更加焦慮，資訊量多得嚇人，身為主要照顧者不免會擔心萬一自己「做不到位」，是否會導致孩子發展進程的差異或生活上的困擾。這時，萬一有長輩親友們再有意無意地說上一、兩句話，真是會造成照顧者內心的重創啊。

工作目標不見，朋友一個個消失，長輩給予打擊，孩子狀況不佳的日子，讓奶爸主夫實在很難熬。

全職奶爸?!

在傳統文化和個性的性別差異下，男性和女性在家帶孩子須面對的課題有所不同，我返家後才深深感受到。

奶爸的優勢

做得好容易被看到，做不好叫做理所當然

我帶孩子不覺得比許多家庭主婦優秀，但卻可以被媒體看到或上臺演講，其實並不是我厲害，而是臺灣目前這樣做的人很少，就像在南極看到一隻企鵝並不會上新聞是一樣的。

在臺灣，普遍仍有性別上的刻板偏差，男人就是隨性且不拘小節，女性就該心思細膩。我帶孩子去爬樹，孩子撞到瘀血或是感冒等，長輩的忍受度會比較高，相同的受傷程度，若是媽媽帶孩子，就容易被質疑「怎麼沒有把孩子照顧好？」

因為我是男性，旁人認為沒帶好是正常，如果帶得好就真是太厲害了，所以我能在無壓力的狀態下從容地適應主夫的改變，像是準備嬰兒副食品時，將廚房搞得一團亂，飯煮得太難吃而買外食，都不會有人覺得奇怪，壓力比女性少了不少。

所以，奶爸陪伴孩子或是教育的選擇性，有較大的揮灑空間。

男性先天蠻力的優勢

男性的力氣有先天的優勢，男性推嬰兒車出門，遇到需要上上下下搬動嬰兒車時，的確便利許多。

在孩子開始會走會跑，父母讓孩子飛高高或做翻轉動作，有助於刺激孩子的前庭與腦部發展。即使平時家中非主要照顧者的男性們，也可以藉此增加親子互動。

奶爸的缺點

幫孩子找固定玩伴難度較高

臺灣開始有了育嬰假以及新好男人一詞的助長下，男性回歸家庭當奶爸的比例較過去多出約一成，不過，扣除育嬰假後的全職主夫仍偏少，和北歐等國家相比是天差地遠。

當我帶免寶去公園玩耍時，發現媽媽們會嘗試找熟面孔聊天，甚至留聯絡方式互相認識，再相約讓孩子們一起玩。但媽咪們對於異性難免有戒心，這就是身為男性的奶爸較為辛苦的地方了。

傳統價值的壓力與自我價值的磨合

當我成為奶爸時，正反兩極的聲音就會隨之而來。正向的部分通常來自於年紀相仿的同儕，「你好有勇氣，太太真是嫁對人啦！」或「就這樣放棄工作和夢想，你未免太偉大了吧！」

當我聽到這些話，不免會想到選擇照顧家庭的女性，難道就不偉大了嗎？這就是思維上的標籤化，好像回歸家庭就是女人甘之如飴的夢想，而男性返家卻是自我放逐，放棄了人生的規劃與理想。

回歸家庭到底代表什麼意義呢？是停滯、沒價值，還是甜蜜的代名詞？即便是看似正向鼓勵奶爸回歸家庭的這一代，潛意識中仍存在著刻板印象，不難想像那長輩腦中的標籤會有多強烈。

長輩經常說出負向的話語——「你真有能力帶好孩子嗎？」「在家久了以後找不到工作怎麼辦？」「你不想想老婆與外界會怎樣看你嗎？」儘管出發點是關心家庭維繫和生計現實面的不捨和擔憂，但這些話語都會造成當事人無形的壓力。因此，考慮回歸家庭前，還真需要積極的心理建設適應啊。

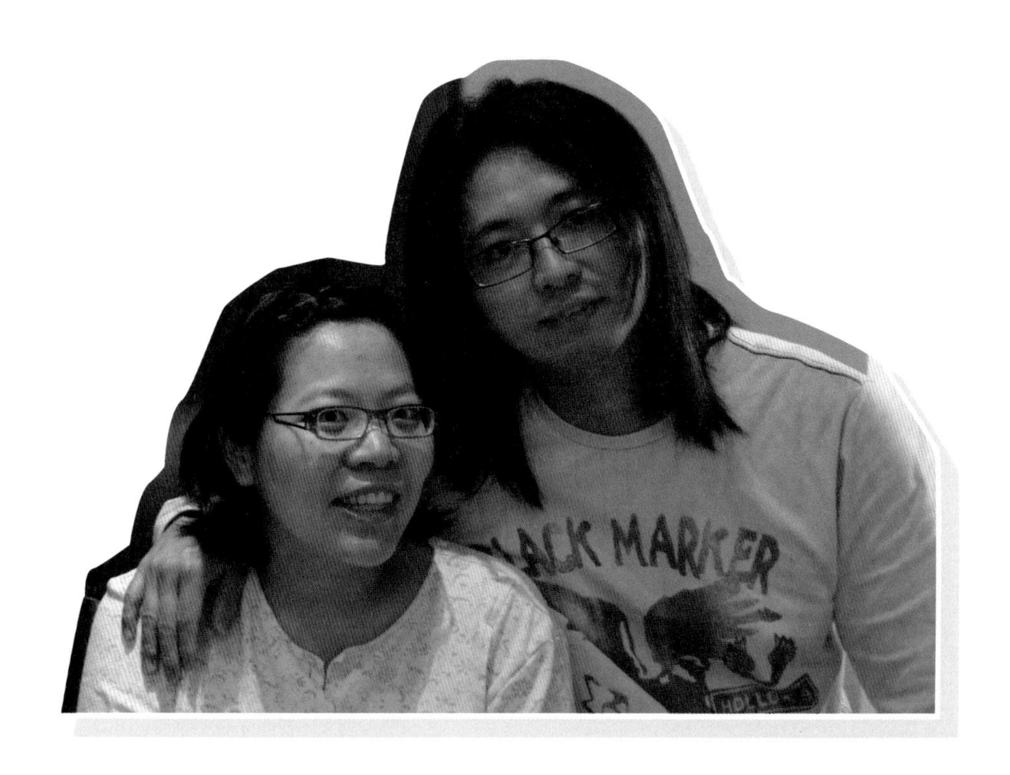

真正扶持的起點

談戀愛和結婚有很大的不同，兩個人和各自的兩個原生家庭，有了孩子以後又更加不同。夫妻倆討論由我回家帶孩子時，我很明確地跟老婆說清楚，壓力須共同承擔，有話直說不要隱忍，雖然我期待回家陪伴孩子成長，但如果老婆有一絲一毫的疑慮，我就回職場上班。

畢竟夫妻是共同體，所有教養的目的都是期待孩子和家可以更好，如果為了某些理想忽略伴侶與維繫家庭的溫度，那就本末倒置，喪失了意義。

彼此討論是否由我主內時，太太曾對我說：「我從不懷疑你到底行不行，只是想像不到以後將是怎樣的狀態，畢竟一切都還沒發生，我也清楚自己的個性是否適合回家帶孩子，很佩服你有勇氣做出這樣的決定。」

過去認為女性有母性光輝適合帶孩子的說法，我總覺得是自我欺騙的大男人思維建構出來的，尊重夫妻雙方的個性和意願真的很重要。曾有身為父親的朋友期待孩子一路自學成長，想給孩子健康快樂非體制的童年，那藍圖真的很美，但卻期待老婆離職回家負責執行。

我看過不少夫妻為了孩子該用怎樣的教養模式起爭執，抨擊對方傳統的教養模式或是自以為是新教養的縱容，最後甚至連家族長輩都被捲入戰局，搞得家庭不愉快，更甚者自認委屈或是暴怒而想離婚的都有。這樣不就跟原來為了這個家、為了孩子好而努力的初衷大相逕庭了嗎？

孩子是敏銳的，當夫妻為了教養模式不願意各退一步、好好面對溝通，不斷有所爭執時，孩子接收到家庭矛盾的衝突又怎會好呢？夫妻間彼此溝通，清楚雙方的想法與做法後取得一定的平衡點，不管選擇什麼教養方式，不要忘了最原始的念頭——期待「家好、孩子好」的初衷。

原來最在乎的是另一半的眼光

以前我總認為自己算得上是前衛又可溝通的男性，結果回家當奶爸後才發現，要完全放掉男性的尊嚴還真不容易啊。

我回歸家庭後，老婆總會關心地嘘寒問暖，詢問我是否適應？試圖與我一起討論遇到的難題，但我基於不想讓另一半擔心，外加死要面子，所以總會自己咬緊牙根往前衝，頂多在柴米油鹽醬醋茶的生活對話中，釋放出些許微弱的求救訊息。

其實這樣孤軍奮戰真的很累，甚至還會在心底浮現對另一半的埋怨，覺得對方怎麼不懂我心，徒增許多摩擦。情緒壓抑久了，有時會連對方一句「你今天在做什麼呢？」的簡單閒談都慢慢成為一種壓力。

如此壓抑的情緒，在平凡無奇的某天無預警地爆發了。

老婆回到家，看出我臉上的異樣感，在夜裡哄完兔寶睡著後，夫妻難得可以獨處，兔寶媽默默地問了我一句「你還好嗎？」我的堅強偽裝當下全都崩解了，這真是算第一次對老婆完全放下了尊嚴這件事情，第一次抱著老婆大哭，老婆也終於明白我真的累了！

我們利用兔寶熟睡的深夜，足足聊了四個小時，她很堅定地說她支持我，很感謝我為這個家的付出與辛勞。我返家後的這段日子裡，她眼中看到的這位好老公值得驕傲，她認為我帶得已經夠好了，不需要擔心別人的眼光。她還告訴我，其實她的同事及朋友都很佩服外加羨慕我們家。

這次的坦誠中，我才發現原來我最在意的不是周遭人怎樣看待我，而是身為伴侶的另一半怎麼看待我這個家庭主夫。

那次的宣洩非常有效，我們開誠布公聊了許多，一起面對困難，一起尋找方法來解決，兩個人完全放下不必要的猜測，她是我很大的精神支柱，我也因此有了帶好小孩的信心，知道我們是牽手往前走的。結婚其實也好幾年了，但到了這一刻，才是我們真正相互扶持的起點。

有不少友人曾對我說：「你的犧牲好偉大，你真是辛苦了。」但其實我真的沒有很偉大，我做的事情，只是長期臺灣女性被認為理所當然該做的選項——放下夢想，放下工作，放下原本的人生目標。除了母親節外，有誰對長期奉獻自我的女性與母親們，好好地說一聲：「媽，你好偉大，辛苦你了，感謝你的犧牲」？

只有返家的我偉大與犧牲嗎？其實我很佩服老婆，她為了這個家默默的犧牲奉獻與努力工作，工作總有風平浪靜與驚濤駭浪的不同時刻，當她順遂光彩時並不會驕傲的說這家的經濟她貢獻良多；當她上班奮鬥，在外疲憊不堪時，發現孩子與我比較親密，也不會忌妒自己累得要死，孩子卻更黏爸爸；更不會埋怨單身時她擁有多少自由與選擇，現在卻委於家庭，得為了這個家咬緊牙根撐過去。

家是夫妻一起扛起來的，真的沒有誰比較偉大，手牽手一起往前走，才是一個家！

兔寶這樣說

好溫暖，一起玩、一起笑，無憂無慮，這種感覺慢慢消失了，隨著年齡的增長世界變得好複雜，人與人的交集、社會與地位讓人被愛，但卻有人因此被瞧不起。有時生活模式會影響一個人被貼上的標籤，有時會為習慣與興趣而被視為怪胎，在無形間社會變得好複雜，這讓我不想和人有太多的交集。

有時大人會因個人利益而裝的和別人很要好，甚至隱藏自己的個性。我是個喜歡做自己的人，所以我無法用假裝來討好別人，這是我的社交模式，也因此，我其實沒有太多朋友。不過，和我在一起相處超過三個月的人，通常會完全的了解我的個性，常常會和我很要好。

人與人的社會結構我並不是那麼明白，但我喜歡那種無憂無慮的生活，謝謝爸爸、媽媽給了這樣的我這樣的家。

推著嬰兒車　參加街頭路跑

夫妻開誠布公徹夜聊聊心事後，兔寶媽認為奶爸也需要社交人際圈，使自己的心有個喘息的空間，於是很認真協助為我尋找資源。網路上有不少媽咪社團，但還真沒有奶爸社群，所以任務不容易。就在此時，兔寶媽剛好有位朋友胡杰，開始嘗試一項有趣的路跑計畫，爾後成立路跑團「街頭路跑」，兔寶媽幫全家報名加入。

路跑團中有各式各樣的的跑友，可拓展新人際脈絡；發起人胡杰本身是個充滿熱情又風趣的人，被他吸引而來的跑友也有正向、包容與熱情的特質，讓兔寶從小多多接觸正向能量的人事物很不錯；另外，全家走出家門來去運動，這完全是一舉三得。

「街頭路跑」每週都會規劃各式不同的路跑主題，供大家免費參與，例如「天堂路」路跑，以臺北市的佛教、道教、天主教、基督教與回教的著名地標為路線，帶著大家以包容的心接納彼此的信仰；也曾在城市內跑出各式圖形，如炎炎夏日跑出個冰淇淋圖形。

我們全家參加街頭路跑的第一場主題是「我們擁有今晚」，跑團提供了五顏六色的螢光棒，讓共同參與的跑友們套在頭上、綁在手腕、穿過鞋帶，享受特殊的街頭螢光路跑，一起閃耀搖滾。

不只如此，路跑團還經常提供鮮花、巧克力或棒棒糖等等小物，跑友們可以沿路分送給路人，讓大家從自己做起，把單純的愛傳遞給陌生人。

分享愛與祝福　兔寶不怕生了

因為每週接觸數十位帶著微笑與正能量的跑者，兔寶的個性很明顯地變得不怕生、願意與人接近，還坐在嬰兒車上的兔寶，已經會跟著大人發送鮮花與巧克力給路人，一起學習分享。

不過，家長推嬰兒車在路上跑步，有兩件事務必注意：

第一、建議孩子一歲半之後再開始這樣做，因為孩子還在發育中，盡量避免嬰兒搖晃症的發生可能。

第二、不求快，享受與孩子相處的片刻，可以邊唱歌或是介紹沿路的風景給孩子聽，帶著孩子認識這城市這世界。也許覺得很像自言自語，但隨著孩子慢慢地長大，這會是很棒的親子時光。

胡杰出了書，也上過TED演講，他背後其實有個超級重要的隱藏人物，卻從未在媒體上刻意曝光過，她可是讓街頭路跑能夠延續至今的重要支柱———那就是胡杰的老婆「小湯包」。

小湯包總是全力支持老公各式天馬行空的熱情念頭。世界上有幾個人可以毫無罣礙地支持老公放掉知名外商公司的工作，而全心投入一個不收費的跑團中？只能說，一個成功的人背後，真有一個好伴侶在背後默默的支持著。

兔寶這樣說

我很喜歡街頭路跑，因為那裡充滿著歡樂，以前我們常常會邊跑邊發特製貼紙和巧克力給路人，我很喜歡那些收到禮物的笑容，不只有路人有福，團員也超有福的喔！

跑到某個點常常會有意想不到的驚喜，有時是在裝置藝術上放蛋糕，有時是香蕉，這都不是最特別的，因為最特別的是盆栽。我三歲時跑步慶祝植樹節，我們家領了兩盆小樹苗，這些樹苗在不知不覺中長的好大呀，現在還有三棵小樹在我們家陪我一起長大喔。

謝謝街頭路跑帶給我這麼多美好的回憶！

夸父追日馬拉松接力賽　環島完成

什麼是夸父追日馬拉松接力賽呢？主辦方將臺灣劃分為東南西北四區塊，每區塊兩百多公里，全省跑友發揮團隊精神的方式，由一隊十人或五人接力賽的方式來參與賽事，每場賽事在二十多小時內不分日夜的接力著，夥伴開著運輸補給車來提供加油與協助。這場活動光

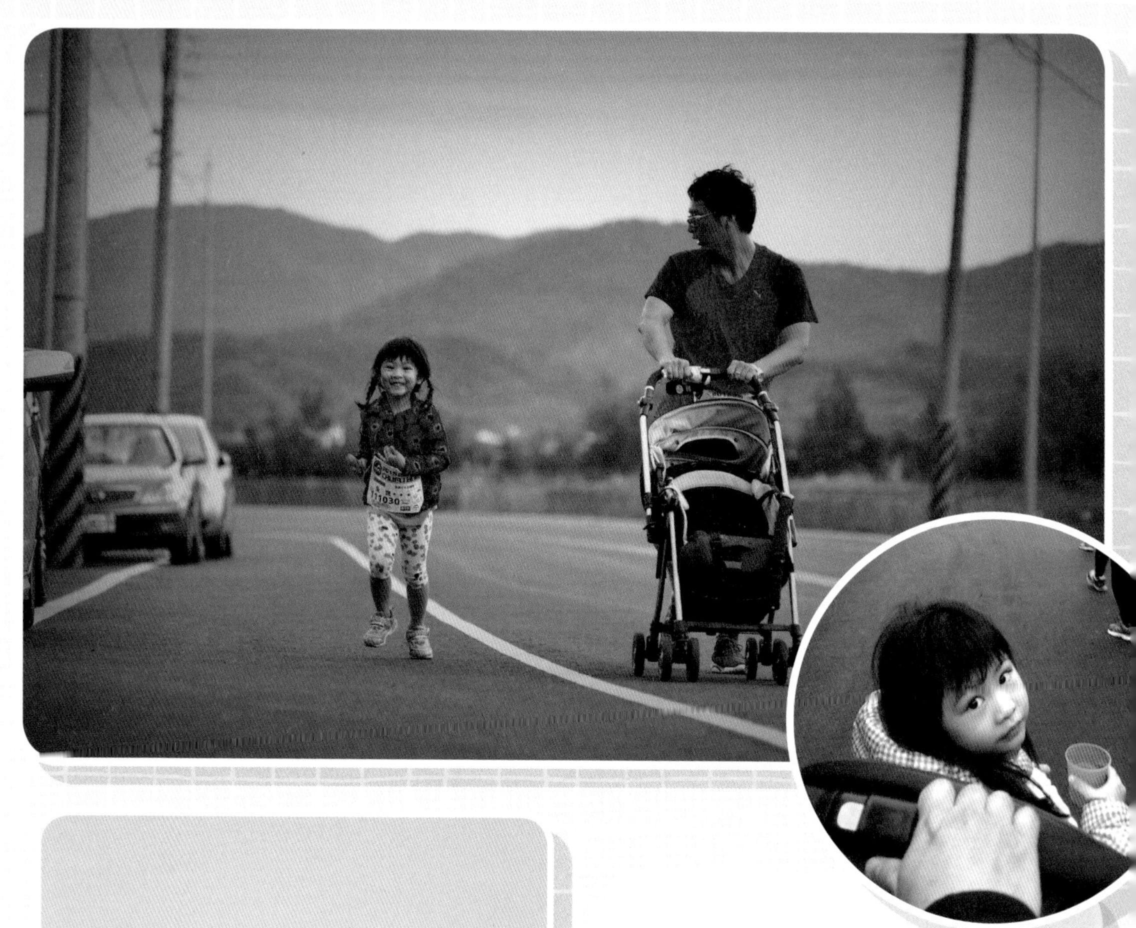

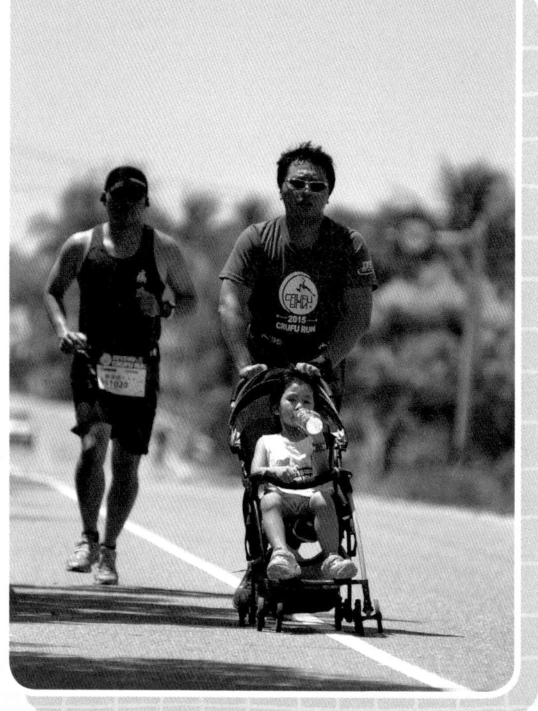

兔寶還坐著嬰兒車時，就已經陪兔寶爸征戰許多場路跑。

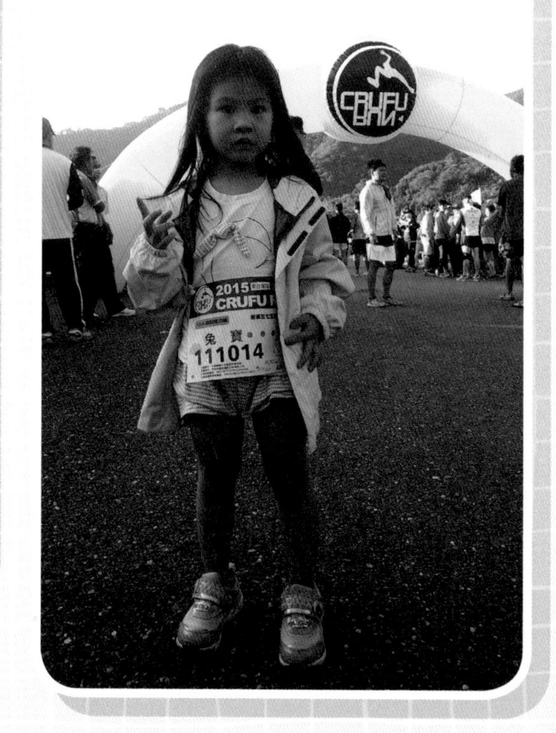

聽起來就是非常熱血和瘋狂的事情，

無私奉獻的工作人員與志工們，在這白天大熱天，晚上下大雨，清晨寒風冷到凍骨的詭異天氣下，他們卻在每一棒次站等待跑者到來，以及沿路孤單一人的指揮比方向，避免選手人車迷路。無數彼此不認識的跑者和隊車，在超越彼此或是車輛經過時，會大喊加油與相互補給，將能量及熱情傳遞給彼此，這就是這場比賽美麗的地方，競賽就不再是這場賽事的最主軸，團隊互助、傳遞熱情與精神、用雙腳雙眼去感受臺灣的風景與人文熱情的美好，才是這場賽事的重點。

這次比賽我沿路邊推兔寶的嬰兒車邊跑，邊介紹沿路風景給兔寶聽，兔寶也會下來跑一小段路，對兔寶來說，這次最大的任務就是要保護好接力棒手環，她很開心的完成使命了，也開心的拿到了獎牌。我提醒她這趟比賽的許多不同，這不是一個人追求榮耀，而是大家一起加油互相幫忙和毅力而得來的紀念禮物，希望這份無私的熱情能夠存入兔寶的心中。

很謝謝老婆放心讓我與兔寶去參加，讓兩歲多參與到快滿四歲的她，擁有有趣的一年經驗，讓她學習團隊精神，她開心拼完臺灣地圖啦！也感謝主辦單位的用心，還特地幫兔寶準備了一個專屬於她的號碼牌，也感謝隊友和所有跑友甚至志工，對於孩子的友善態度。

這是這段日子最有回憶的其中一場賽事，中午三十多度高溫下，我要她躲好在嬰兒車內避免曬傷中暑，甚至需要自行灑水讓兩人好過點，並要她多補充水分。但當嬰兒車內的水逐漸減少了，她就不大願意再一直喝著她喜愛的運動飲料，一問才知道，因為她想保護爸比，想把剩下的部分留下給辛苦推著她跑的爸比，還對我說：「爸比加油，我們一定可以的！」面對孩子這樣童真的話語，怎能不繼續往前邁向下一步呢。

街頭路跑夥伴這次共計出團七隊，我們這隊是【街頭三七五減租】，大家沿路彼此打氣和熱情加油，最後還在最後一棒處，等待著所有夥伴的歸來，然後全體成員不分你我的一起奔向最後一棒最後一哩路。

這樣無獎金又累的要死的賽事，最大的獎勵就是經歷那段一起鼓舞、一起瘋狂的過程，只有經歷過的人才懂那與自己跑場全馬有什麼不同。很感謝我們團隊成員讓兔寶一步一步完成這場活動，也許有天兔寶慢慢長大，能夠用自己的雙腳全程完成這場環臺接力賽呢。

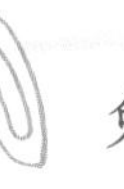

兔寶這樣說

這就是所謂運動家的精神呀！

現在我因為化療負擔、課業，比較少去街頭路跑了，但我也會叫自己乖乖運動的。雖然我現在超懶，但很開心過去的那段回憶，我不僅以前會將水留給爸爸，現在也會喔！

例如化療中參加過的田中馬比賽，那時因為我太虛，所以爸爸也是推著我跑呢！希望下次我能自己跑完全程啦！

親子共學團　大人小孩都有伴

我們送給兔寶一個大禮物，那就是加入了「大腳小腳親子共學團」，主張不打、不罵、不威脅、不利誘孩子，一切與孩子溝通講道理，這過程需要徹底去了解孩童成長過程身心發展的大數法則，以及與孩子現實的狀況配合。

這並不容易，我們也不知道能夠撐多久，但是我們努力邁出的第一步。

「共學團體」有兩個好處，其一「兔寶有同伴，兔寶爸有學伴」，對兔寶爸來說，長期面對的就是兔寶，生活圈非常狹小，封閉的生活方式，長久而言並非好事。共學團每週會有固定的兩、三天前往約定的公園讓孩子們一起玩耍，大人也能相互交流，讓兔寶與我都開展了人際互動與友誼，真是太感謝兔寶媽幫忙找到這個團體。

兔寶很喜歡有玩伴，她才剛學會說話，就會勇氣十足地四處去找玩伴，以口齒不清的童言童語說：「可以和你一起玩嗎？」如果失敗了，她照樣鍥而不捨地詢問其他孩子，直到找到玩伴為止。

她最怕的就是聽到其他家長說：「跟你的朋友說掰掰，我們等等要回家了。」因為兔寶知道聽到掰掰或再見就意味著分離，而且這聲再見，其實不一定會再見。當玩伴說完掰掰離開後，兔寶就會開始哭，身為爸比的我只能默默地給她擁抱與陪伴，等兔寶哭完五分鐘，她再自己擦乾眼淚，繼續堅強地去尋找另一位新玩伴。

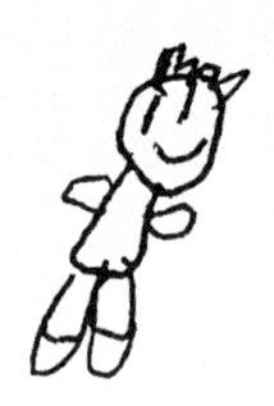

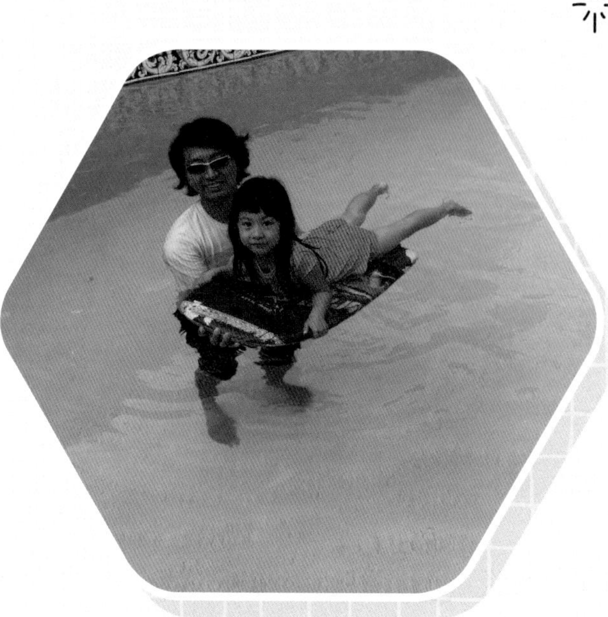

孩子的主要照顧者為爸爸是少數，間接使兔寶不容易找到固定玩伴。

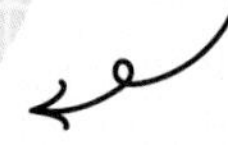

為兔寶報名共學團，是給她也是給兔寶爸的禮物。

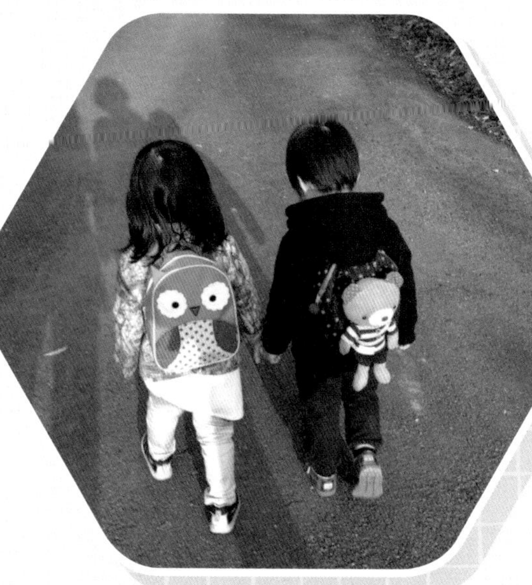

確診前的兔寶，個性活潑，很容易交到朋友。

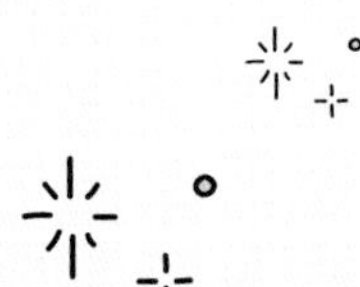

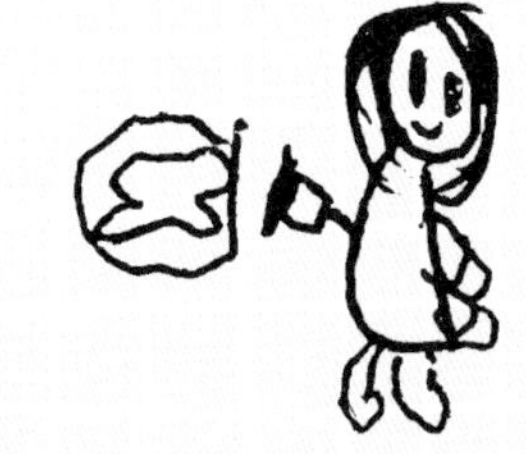

不再哭著說掰掰

看著兔寶的背影，我感到欣慰卻也滿心愧疚，因為我的男性照顧者身分，間接影響孩子無法擁有固定的玩伴，需要每天在哭泣和尋找中循環。我們加入共學團後，兔寶有著許多良性的改變，她不再排斥分離與說再見了，因為她知道別離後，再隔幾天真的會再見面一起玩耍。看到她可以帶著笑容的跟同伴們說再見，我非常開心與欣慰。

對我來說，親子團每週兩、三次的聚會，不僅讓兔寶有同儕陪伴玩耍，兔寶爸也用不著每天傷透腦筋想著各式花樣陪兔寶玩。另外，共學的孩子「混齡」玩在一起，從還在地上爬，到讀幼兒園的小孩都有，等於大人有任何育兒問題可互相求助討教。

看多了孩子，就會慢慢了解孩子天使惡魔的一面，或者孩子的各樣小感冒小毛病都是正常。當我們封閉了自己的世界，眼中只剩下自己的孩子時，恐懼焦慮都容易拿捏過當，所以加入團體後，我那容易懸著照顧孩子的心，慢慢得到了紓解，非常謝謝親子團內的所有家長們當時的陪伴。

育兒實驗　說愛與讚美一百天

曾讀到一個理論：「一個孩子何時開始註定他的一生呢？」答案是「出生起」，原因很簡單，若孩子出生後很愛哭，大人無意間會流露出不耐煩的表情；如果孩子很愛笑，父母和長輩會多加擁抱和帶著笑意。孩子雖然還聽不懂大人說話的內容，但在大人的不耐煩與微笑之間，透過互動的肢體語言、表情、音調，孩子正在默默地建構對自己的認知。

於是，自從兔寶出生，我就開始了「說愛與讚美一百天的實踐」，每天抱著兔寶說愛她，「尋找具體的事實和精確的言語」來讚美她，也會引導他人給予兔寶讚美。

執行連續一百天後，感覺還不錯，就繼續實行下去。我不知道這樣做到底有多大功效，但至少，每當孩子聽到愛與讚美時，是開心且滿足的。

有時兔寶在捷運上和其他家長搭訕聊天，下車時她對著嬰兒車上的寶寶說：「你好可愛，你的眼睛好美。」這類讚美的話語，往往讓他們的家長非常吃驚及開心。成人的讚美有時會給人客套的感覺，但由一個三歲小孩讚美他們的小嬰兒，會讓大人感到非常窩心。

有時兔寶也會突然跑來擁抱、勾住我的脖子，讚美我：「你真是個好爸爸，我好愛你喔！」這或許是孩子的天性，也可能是讚美發酵，讓我感到欣慰，這些年的實踐原來沒有白費。

兔寶這樣說

爸爸常說愛與讚美能給任何人勇敢，所以我認為愛與讚美能使人變美，也是最棒的草藥。

孩子被欺負　大人該怎麼做？

以前我有個困擾，兔寶在公眾場合不是會推打、搶別人東西的孩子，但如果兔寶遇到被搶、被推的狀況，我除了和其他家長一樣幫孩子拿回玩具、安慰她、帶她離開之外，我還能做些什麼呢？

兔寶慢慢長大後，我也將這問題用來反問她，兔寶的回答是：「通常保護孩子的方式就是將孩子帶離現場，但問題就來了，明明錯的是對方，為什麼是被害者受罰呢？」

所以，兔寶提出希望爸爸有兩個應對選項：

1. 當我被欺負時，先詢問我是否有受傷或不舒服，然後問我否想回家，讓我選擇是否離開或者去到其他遊樂區玩，不該因他人的錯誤而委屈受苦。
2. 當我受欺負時，教導我保護自己的方法，例如告訴對方這樣令我不舒服，以及盡量避免接觸欺負自己的人。

以上是兔寶我個人認為會比較好受的處理方式。

奶爸掛病號

陪伴孩子最怕的時刻就是「照顧者自己掛病號」，上班可以請病假，但育兒可沒有假期，尤其孩子還小，無法體諒家長的身體不適。

有一天我偏頭痛發作，冒冷汗外加嘔吐、腹瀉，兔寶放學後需要陪伴，我忍著疼痛和不適陪她，度過感覺十分漫長的數個小時。我試著和兔寶溝通早點睡覺卻無效，這時老爸脾氣差點起來，內心不禁埋怨孩子竟然不能體諒爸爸，但心中浮現另一個理想聲音又告訴著自己，是我自己幼稚，孩子目前這年齡無法體諒和想像是正常的。

直到晚上十點，兔寶總算睡著了，結果換我睡不著，因為掛心還沒下班的老婆，等到晚上十一點多老婆到家，給她個擁抱說聲「歡迎回家」後，回到床邊看著熟睡的兔寶，老爸我就陷入昏迷睡著了。

隔天早上，叫兔寶起床要送她去上學，她起床後怯怯地說的第一句話是：「你頭還會痛嗎？」我抱著她說：「我好了，不痛了」，兔寶一聽到我頭不痛時的天真笑容，讓人完全忘卻前一晚所有的怨念和不舒服。

一家人的跨年就要「五月天」

每個家庭都有屬於自己的習俗與默契，跨過新的一年當天，兔寶想熬夜不睡。跨年倒數五分鐘你在做什麼？等待煙火？欣賞跨年晚會？我們一家身為「五粉」，當然要在電腦面前等待五月天，有時五月天跨年會直播演唱會，有時是推出最新單曲。

這一次跨年前五分鐘發行的是最新臺語歌曲〈勇敢〉，歌詞很棒，對應人生中許多重要時刻。

兔寶一家一起欣賞完歌曲，接著一起祈福，祝福所有人都能新年快樂，也期望我們兔寶一家有嶄新生活，並快樂順心。

兔寶這樣說

說到我們家的跨年習俗就非「五月天」的線上跨年演唱會莫屬啦！嘻嘻，上網查「兔兔家的跨年傳統」就可以看到我們家跨年的樣子啦！

全家出動　當小小志工

兔寶一家出動當活動「暖心街店」的小小志工，主辦人與所有出人、出力、出衣服的人，短短幾週內，從北高兩地募集到五千多件完好的衣物與鞋子，期待將這些愛心送到寒冬中需要的人手上。

有別於過去募集到物資後直接分發，這次做法很有創意，將所有的衣物鞋子，如同百貨公司般陳列吊掛起來，讓有需要的人，可以輕鬆且有尊嚴地挑選自己真正想要的衣物。所有志工就像百貨公司的店員服務著客人，微笑提供協助和幫忙打包，是一場很有意義的活動。

兔寶媽得知朋友們發起「暖心街店」活動，第一時間就填寫了志工報名表，也很熱情透過FB跟Line分享給更多的朋友們知道，希望號召更多人來捐贈衣物或加入志工行列。

我們本來還擔心活動當天是否會有人來，還想著如果這數千件的衣物都沒人來拿，後續處理該與哪些育幼院等機構聯繫，再將適合的衣物分裝給他們。幸好當天天氣晴朗，人潮之多，完全超乎了預期。

活動當天，兔寶開心地幫忙拿衣架、幫忙志工阿姨叔叔，看到兔寶小小的身軀穿梭在客人們與志工們之間，也為「暖心街店」帶來小小生命力的感動。希望透過參與公益服務中，這顆「尊重」與「分享」的種子，能在兔寶的成長過程中慢慢萌芽。

希望有更多的父母們願意帶著孩子們一起出門做各式的公益服務，讓孩子感受到社會的溫馨，孩子也將更珍惜自己認為理所當然的生活，溫暖種子在孩子心中慢慢札根，孩子們在參與的過程中，自然而然地學習到溫暖、尊重、分享、關懷。

最後活動順利成功，兔寶累到 上車就睡著了，但睡臉上帶著滿足的微笑。

「互相」的實踐

這些年來嘗試與兔寶溝通，一點都沒有白費。她個性比起一般孩子早熟也願意討論，不會只以暴怒或是傷心哭泣來表達情緒。不過，有一好沒兩好，大人也要接受她絕對不是別人一下命令就乖乖聽話、逆來順受的孩子，她的主見和自我意識可是很超齡的，完全無法單純只用命令和權威壓迫，很需要溝通、讓她信服，她才會心甘情願地配合。

這樣的孩子，家長管教起來很不容易，但我真心認為值得，儘管仍會有疲憊的時候，得要想很多道理來與她對話。

小孩總有惡魔的時刻，但趁他們天使的時候好好珍惜，多看孩子美好的部分。兔寶爸媽一起上音樂劇課程，感謝近一年來小天使兔寶每週在教室內陪伴我們數小時，也謝謝天使般的老師和同學讓兔寶能在教室中自由的呼吸。

今天我們比較晚下課，兔寶陪爸媽上完課到家都將近十一點了，洗好澡後，她一溜煙就不見了，原來她默默回到房間，自己蓋好棉被睡著了。今天幼兒園放學後，她先去上體操課，緊接著爸媽去上好幾小時的課，她在旁陪著，看來她真的累壞了，才會自主上床睡著。真是感謝她願意陪伴爸媽，偷偷親吻她睡著了的臉龐。

我們過去教育她「互相」，爸媽陪她去上她喜歡的課，時在課程中陪伴，時在教室外守候；當我們大人的課程開課時，也期望她能夠互相包容，換她陪我們，沒想到她真的做到了。

邁步的力量　誰來當我的「社工」？

一位媽咪問我：「我們大家有需要幫忙與心靈輔導可以找你，那你呢？當你有需要心靈溝通時，誰可以當你的『社工』給你支持與協助？還是你有什麼方法來排解你內心的不平靜？」這問題還真是一時無法回答出來，但「兔寶的背影」給了我解答。

幼兒園老師請兔寶陪伴一位轉學生，是一位因害怕而不願離開媽咪身邊的小班小女生，兔寶溫暖安撫著她，牽著她的手離開了媽咪的保護，陪伴她走到教室，兔寶的背影讓我感到很欣慰。

平時黏人的兔寶總要我陪她進學校、換完鞋子、走到教室回頭說聲拜拜，才願意讓我離開，常被我唸「大班了還這樣」，但今天她知道我昨晚失眠不舒服，下車後就叫我不用送她進學校，遠遠看著她安全進學校就行了，要我回家再好好休息一下。

兔寶走向學校的背影，小小的貼心舉動讓我這爸比感覺好窩心，幸福能量充滿全身。

我也是人，也會有外在壓力的時候，尤其在這認為男人就該有鴻鵠之志的保守臺灣，怎樣度過這些年呢？

1. 感謝在奶爸這半封閉的環境中，依然沒有失去所有的朋友。
2. 感謝老婆的信任與扶持。
3. 看見妻小快樂時，一切煩惱就瞬間拋在腦後了。
4. 去看見生活中的小幸福。

兔寶的第一場售票演出

兔寶超開心參與演出「失控列車」，這是她第一次參與售票演出，在家練習的比爸媽還認真，爸媽練唱唱錯還會被兔寶糾正。感謝世珮老師與「女伶黨」夥伴們總是呵護著兔寶，兔寶完全不將他們當一般大人，而是視為夥伴與朋友，很開心門票完售啦！

兔寶爸媽可以玩音樂劇，真的要很感謝兔寶了，她才五歲多，混在「女伶黨」的資歷卻已有三年了。我們大人上課談天，她小小的腦袋有時很難理解我們聊的內容，也插不上太多話，感謝她忍受著這份無聊。

另外兔寶還不識字，我又不希望她在旁一直使用3C產品，導致這幾年在兔寶爸、兔寶媽上課或排練時，兔寶經常需要自己找事做，默默的陪伴我們，直到最近大一點，才開始能一起上課。

感謝兔寶這幾年來的陪伴，有時想想一個五歲多的孩子都做到這樣了，我們對她還有什麼好奢求，或期待她做更多的呢？

有捨才有得

很巧的是，FB跳出了四年前老婆的訊息，當時我專心陪伴兔寶，讓老婆好好的去學習音樂劇，她在FB寫：「感謝這美麗的開始！謝謝小狼讓我圓夢。」我看到這段文字也頗有感觸，四年前我割捨自己的喜好，晚上陪伴兩歲大的孩子，鼓勵上班忙碌到翻的太太，去學習她原本喜愛，卻因為生孩子而一度以為此生無緣的音樂劇。

原來有了捨，才有後面的得。四年後，我們一家三口一起上臺演出，也認識了不少共同嗜好與本性良善的朋友、師長，真是幸運。

現代的生活、工作瑣事、不合理的鳥事總是不少，雖然有些人認為只看小確幸會帶來墮落與不長進，但在煩躁沮喪之餘，回顧身旁的微小點滴吧，生活的幸福就是這樣一點一滴的堆疊而成。

惜福、惜福，當對於現況不滿，更要感謝，因為表示過去有過舒適與合理，才能感受與分辨現在人事物的不合理。感謝兔寶媽，謹以如下文字，獻給兔寶媽。

有個思維前衛，但內心卻很保守的女孩，

有個外面嚴肅，但內心卻對人無私關心的女孩，

她從不賭博，但卻在短短幾年內，她做了三個重大的賭注：

第一次，她和他的個性與職業就像黑與白似的不同，

但她勇敢地答應了他的求婚，離開所愛的原生家庭成為人妻；

第二次，賭下生命在醫院奮戰了三十六小時，成為媽咪；

第三次，違反臺灣傳統世俗眼光，讓老公成為奶爸。

她常覺得自己不懂得該如何當個好妻子，

不懂得怎麼樣當個好媽咪，

不懂得將甜言蜜語與愛掛在嘴上，

而她最不懂的是——

在她老公與女兒心中，她是最棒的！

我們都好愛你，親愛的老婆與媽咪，兔寶媽小玉。

奶爸「三年一輪」的宿命

自從當了奶爸之後，每隔三年我就會被問到同一個問題：「是不是考慮要回歸職場了呢？」這類善意詢問常常有，旁人或長輩不外乎就是擔心我們的經濟壓力，擔心男人少了名片就少了價值，擔心我穿著奶爸服會被外面西裝筆挺的帥哥們比下去，擔心我的身心狀態，擔心我無法再回歸職場，擔心外界認為我在靠老婆吃軟飯等等，總之各

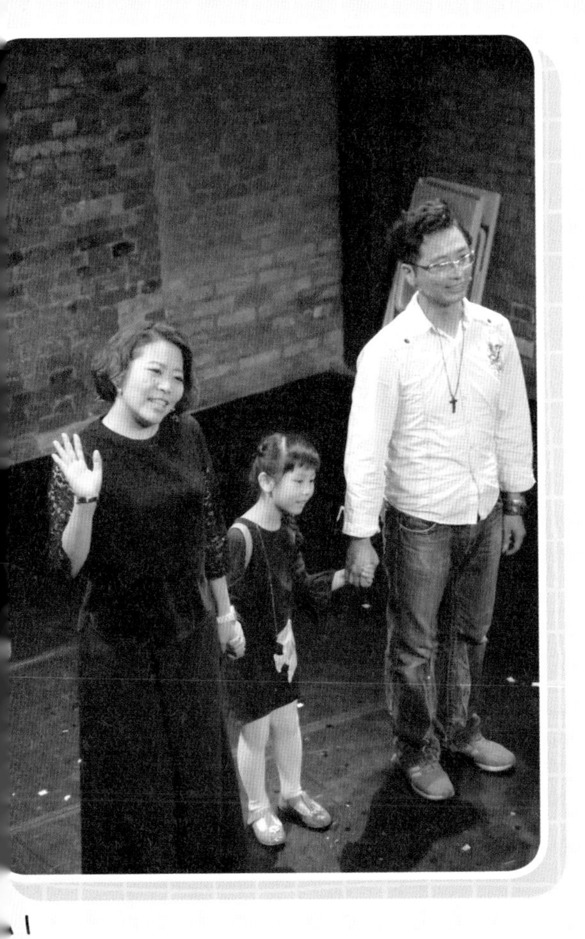

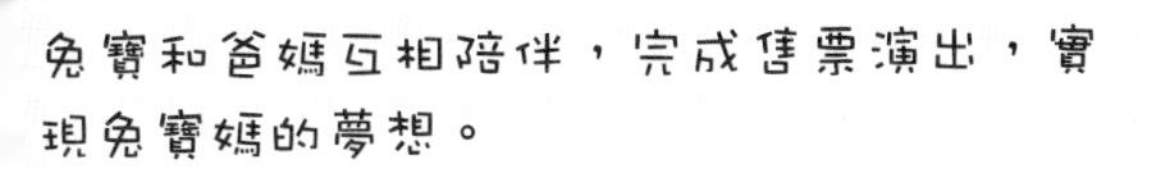

兔寶和爸媽互相陪伴，完成售票演出，實現兔寶媽的夢想。

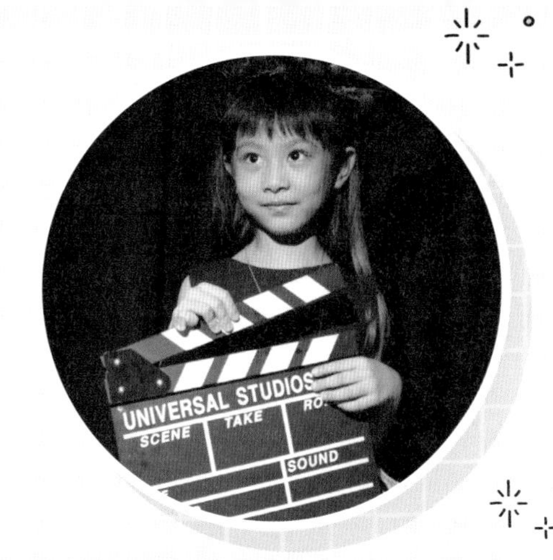

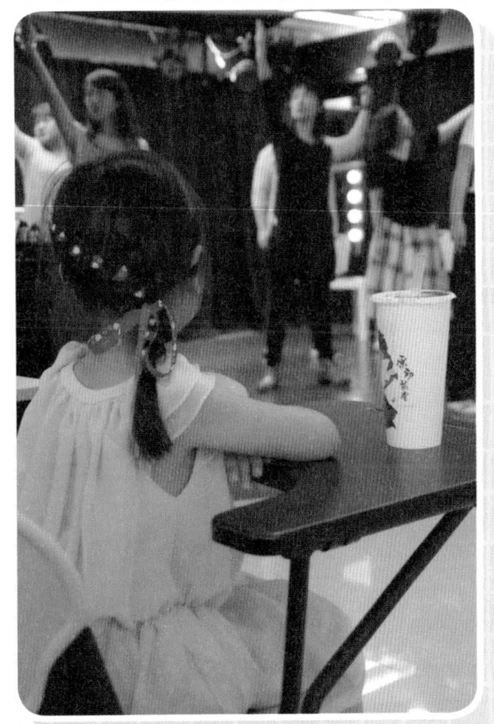

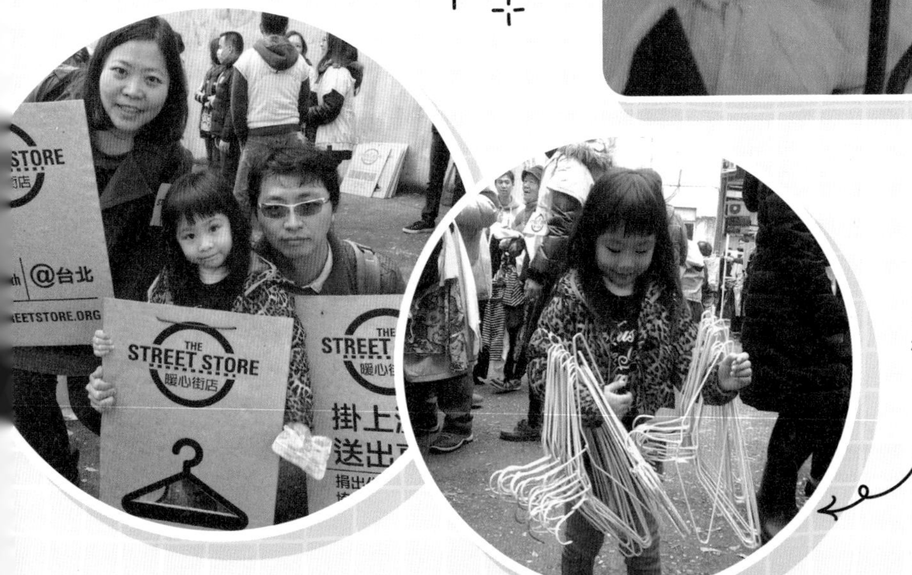

全家出動當「暖心街店」志工，兔寶穿梭著為大人遞送衣架。

式各樣「善意的擔心」。

至於，為什麼是每三年會有一次高峰期呢？

第一個三年，兔寶到了可就讀幼兒園的年齡，第二個三年，兔寶到了要上小學的階段，長輩親友認為「到了這階段，該是奶爸功成身退」的時刻，孩子交給學校就好了，孩子大了不需要父母常常陪在身邊了。

其實，凡是真正一路陪伴孩子的奶爸、奶媽就會知道，不同的年紀，陪伴上各有不同課題。

當然有太多考量，家庭經濟或為了自身夢想，雙親難以有一方完全回家照顧孩子，他們的孩子不代表就沒辦法得到良善的照顧和父母的愛，但這一切都是選擇，不同的選擇都能夠給予孩子不同的灌溉，沒有對錯。

夫妻也不一定要用同一套教養方式，但要彼此溝通，了解對方的想法與理念，才能降低衝突，一起往前邁進。只要記得這份愛的初衷，不管做出什麼樣的選擇，一家人才能夠走得長走得久。

奶爸的愛心便當

兔寶上小學了，對兔寶來說是人生的新階段，對奶爸我也是新體驗的開始。第一次需要每天守在家長接送區，每天六點起床準備早餐，準備愛心午餐，再去學校接兔寶放學，每天五十公里路送兔寶去上她想上的英文和其他課程。慶幸的是，小學和課後英文班都有她熟悉的好友，這是要好好珍惜的好運。

超佩服長年準備三餐且完全沒用料理包的家長，鞠躬！我超不會料理，所以午餐都是買自助餐回來川燙處理去油，再加工擺盤。為何要多這道麻煩程序？只要川燙過一次，保證你再也不敢直接吃外面的自助餐或便當了，超級無敵油膩！

這幾天做了各樣便當，發現懶人方法：菜色放下面，鋪上白飯，上面用海苔剪出造型，速度快，孩子也很愛！

七歲生日　實現捐髮心願

兔寶的七歲生日，做了一件很特別的事情，她將留了許多年、總算及腰的長髮剪短並「捐髮」。兔寶幼兒園時，經過「麥當勞叔叔之家慈善基金會」，知道原來世界上有這麼多罹患癌症的小朋友，看了法鼓山的心靈環保影片後，她發現即使自己只是個孩子，也能夠以捐髮為癌症患者做些令他們開心的事情。

從那時起，兔寶就開始認真的留長頭髮，盡量不修剪太多，經過數年後，兔寶總算如願捐出了她的長髮，這段長髮從小陪她到大，當要剪下的時候，她可是好不容易忍住了眼淚啊。

聖誕節到來，兔寶做禮物包要回送給聖誕老人，裡面放了運動會收集回來的彩帶和她覺得好吃的餅乾，她擔心聖誕老人看不懂中文，連封面都用英文寫。兔寶心想，聖誕老人每年送禮物給別人，如果他也能收到別人送給他的禮物，一定會很開心吧！

爸爸的
愛心便當

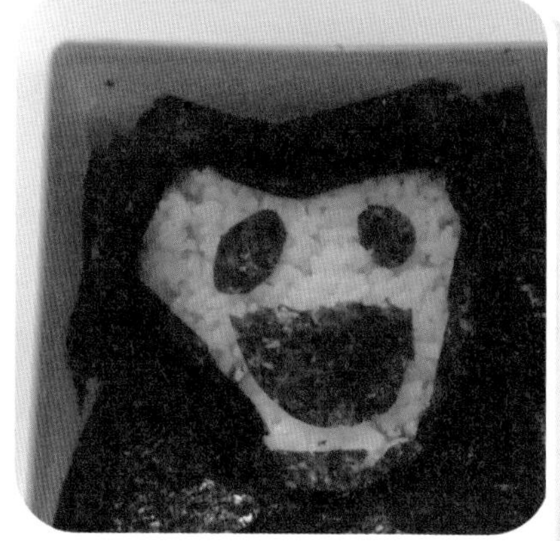

兔寶最愛爸爸做的可愛便當。

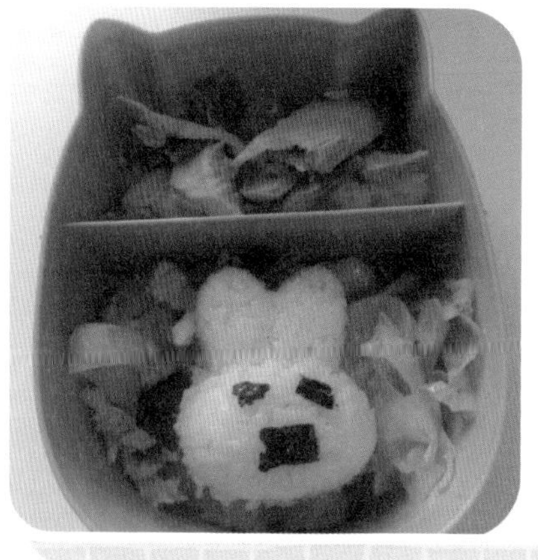

我好喜歡

7歲生日當天，兔寶將長度及腰的長髮捐出去了。

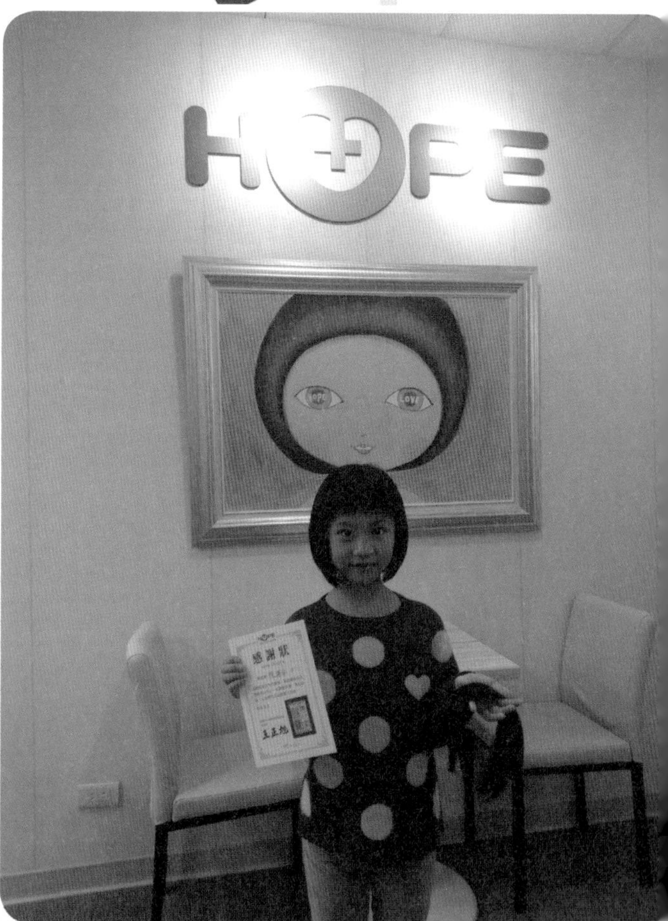

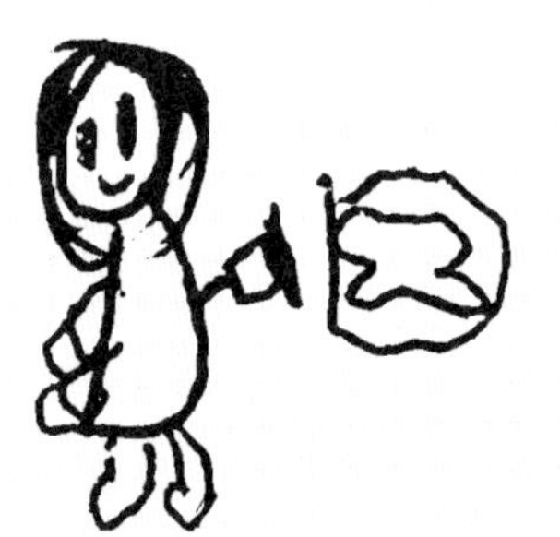

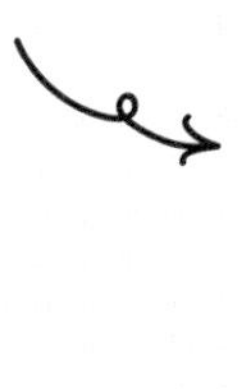

兔寶對聖誕老公公和他人的善意體貼心意，令兔寶爸感到開心，希望孩子這份單純與童真不會太早消失。

兔寶這樣說

當然不會太早消失！

我呀，到現在十二歲了，都還會準備禮物給聖誕老公公呢！

勇敢的呼拉圈

女兒在學校得到一張獎狀，讓我覺得非常的驕傲，為什麼呢？

兔寶學校舉辦「呼拉圈班際大賽」，撐過兩分鐘就能夠為班級獲得一分，撐過四分鐘就能夠得到個人獎狀，全班通過一定人數的話，全班還能拿下團體獎。體育老師一開始將班上同學分成兩組，可自由加入。A組是已經學過或有自信後續可以撐過兩分鐘的學生，再來做強化的練習；B組是認為自己還需要一步步摸索與學習的學生。

從沒學過呼拉圈的兔寶選擇去A組，她說她想勉勵自己一定要學會，所以才選擇去A組，結果兩次課程下來，兔寶的呼拉圈一直掉，雖有進步，但尚無法撐到兩分鐘，在B組的同學嘲笑兔寶憑什麼待在A組，結果比她們在B組的還要弱，還說兔寶只是在拖累A組而已。

嘲笑兔寶的同學還是平時會跟她玩在一起的伴，當天體育課後放學，兔寶忍住情緒一路撐到我的車上，她第一次因為學校發生的事而在車內委屈地大哭。兔寶覺得其他人自己沒自信選擇A組，而她自己選擇了A組，雖然她現在真的沒有辦法撐兩分鐘，但兔寶覺得自己真的很努力啊，為什麼要這樣嘲笑她？

這算霸凌嗎？我不想將小一單純的孩子冠上這樣的字眼，我只是默默地在車內陪伴著兔寶，等兔寶情緒較為穩定後，爸爸提醒她記住這一刻的眼淚，讓她記得被嘲笑的痛苦，然後期許她未來不要成為一個會嘲笑別人的人。

另外，我告訴兔寶有兩種不同的方式來處理眼前的狀況，她可以考慮選擇：

1. 回到B組：在B組好好地加強到自己可以為止，這段訓練期間就不會再被有嘲笑的機會了。
2. 繼續留在A組：兔寶可以利用自己的零用錢購買一組呼拉圈回家好好練習，他們要嘲笑就讓他們笑，因為我們目前的確不如他們，但我們知道我們的努力已經問心無愧於小組就夠了。等到我們練成的時候，他們就再也無法嘲笑你了，讓他們刮目相看。

兔寶在考慮後，最後選擇了繼續留在A組！

最後的呼拉圈班際大賽，兔寶撐過了兩分鐘，不僅幫班上得分，更撐過了四分鐘，得到個人獎狀，兔寶和那些當時嘲笑她的女同學們，又再次玩成一片。兔寶真是個射手女孩，兔寶爸為兔寶這段時間的努力感到驕傲，這是一張比考試一百分更棒的獎狀！

兔寶爸將這段小故事寫在自己的FB上，有人私下回應：「這根本有點臺灣慣性的功成名就或有錢幹嘛都可以的感覺，如果最後沒成功就什麼都不是，跟兔寶說做自己，相信自己的選擇，愛自己的選擇，不用在意旁人眼光，但如果兔寶最後的比賽結果是失敗的，那要怎麼跟孩子說呢？」

我的回答如下：

「整個過程的確感覺很像勝者為王、敗者為寇，但其實我很佩服兔寶的是她有勇氣在還不會的時候就去選擇A組，老師也說即使有些同學本來就會些皮毛了，但有自信選擇A組的人並不多；再者，我佩服兔寶的是當她難過時，她選擇去買呼拉圈挑戰自己的想法。

身為家長，佩服歸佩服，人生沒有一定如意的，她也可能最後還是挑戰失敗，所以身為家長的我，在鼓勵她的決定的同時，其實內心已經在思考如果最後還是沒學會，要怎樣鼓勵她。我告訴她，她的努力爸媽都看到了，雖然最後還是沒有挑戰成功，但不管同學怎樣說，在爸媽心中，她的勇敢與努力過程，都是我們心中最棒的楷模。

當我提供兔寶兩個選項時，我也必須想好，如果她選擇第一個的話，我該怎樣應對，我也給予她自己思考第三選擇的開放機會，我讓她知道，不管抉擇是什麼，得對自己的決定負責，爸媽都會在身邊陪伴著。此外，我也很感謝兔寶，她壓抑的情緒願意在父母面前宣洩。人生還很長，孩子有成熟的一面，當然也有天兵常讓父母氣炸的時候，這就是育兒人生啊，繼續往前走吧！」

（註：最後兔寶爸還是沒有學會呼拉圈。）

邋遢奶爸變公眾人物？

這些年來，我陸續接獲演講邀約、平面媒體採訪或參與廣播電視節目訪談，這對一個連粉絲團都沒有的平凡奶爸，無疑是莫大的肯定。我的初衷是希望對社會有一點小小的幫助，很謝謝這些緣分。

謝謝兔寶總是乖乖地默默在旁寫功課陪伴，參加完活動回到車上後，兔寶就睡著了。看著睡夢中的兔寶，感覺孩子有時是調皮小惡魔，但有時真的很像小天使，謝謝妳的陪伴。

兔寶看著老爸的崇拜眼神，應該是老爸拿到薪水之外的最大禮物吧。作家陳德愉撰寫的書籍《現場：走過傷痕、愛與和解的人生日記》，裡面收錄了26位臺灣人物故事，兔寶爸居然被收錄書本中，感覺真的很奇妙。故事中的另外25位都比我強大太多了，被收錄真是既慚愧又害羞啊。

因緣際會，我參與過幾個電視節目，那些節目果然很紅，我走在路上被認出來不只一次，謝謝教我很多的節目製作阿姊，她在我太興奮的時刻，提醒我看見自己與事物的本質，莫忘初衷。

附近的店家也認出我來了，不只一位主動問我是不是出現在某某節目裡的誰誰誰？正當我有些尷尬，內心暗自竊喜時，他們都提醒了我同一件事：「XX節目很紅耶，我喜歡你的臺風和說話內容，這樣你也算半個公眾人物啊，要注意形象，記得以後在路上不要太邋遢。」

我內心不禁吶喊：「平時接送孩子和自己出門時，到底是有多邋遢啊？」

最終篇　魔法數字298

人生有多長呢？沒有人知道。

但我們規劃事情總是會把眼光看得很遠很遠，這也沒什麼不好，這樣可以穩健地走下去，但與家人的相處與要求，對待孩子的管教方式，有時似乎可以遠近都望著，如此規劃事務會有著不同的邏輯。

就像如果一個孩子的生命剩下一天、一個月、一年、十年、五十年，相信我們對他的陪伴方式與教養方式都會截然不同，人生真的很長嗎？其實沒有人知道。

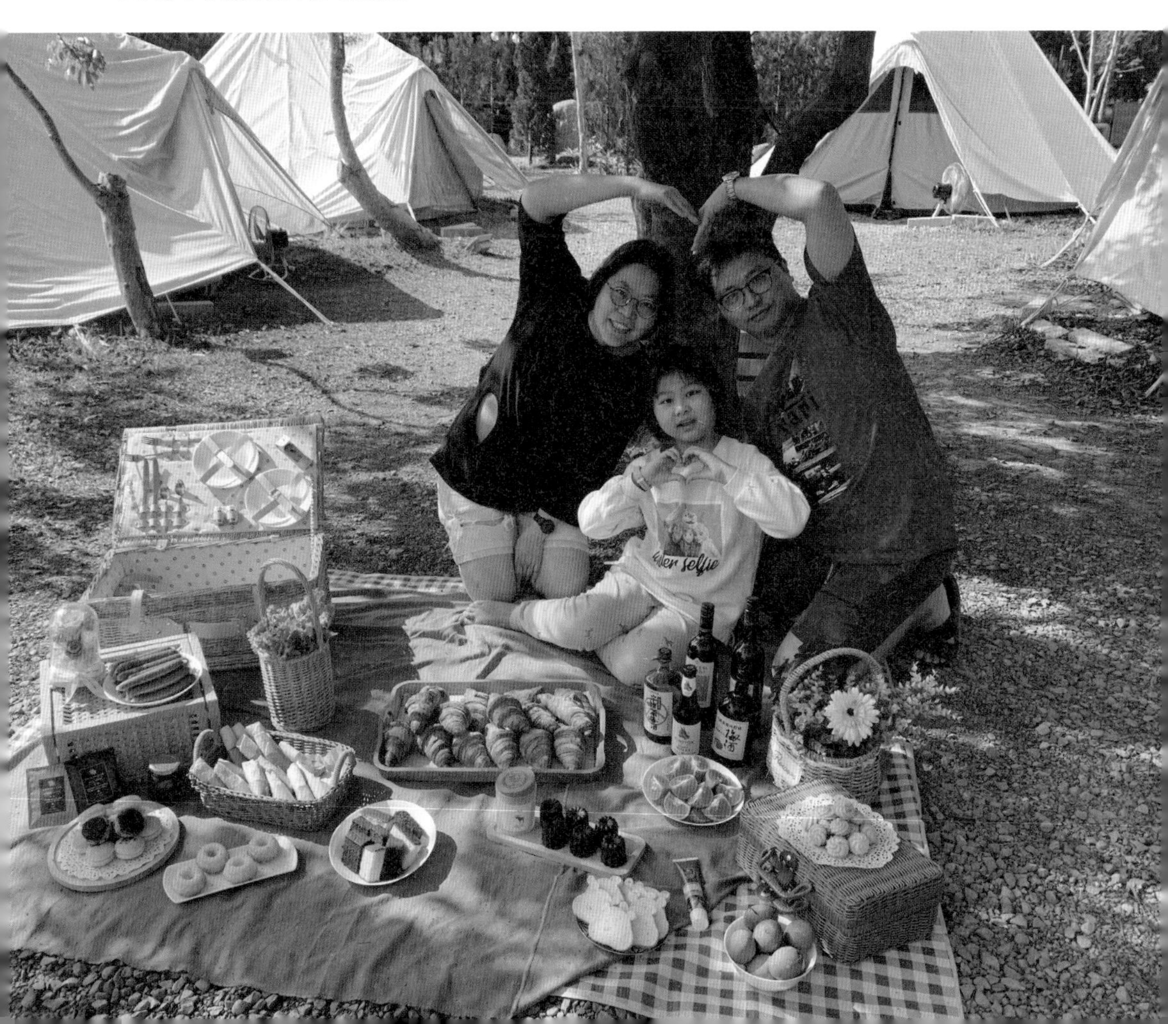

我們和孩子還有多少時間能相處呢？

兔寶爸在40歲時，好奇的假設自己可以活到80歲，等於40年後才會過世，那我們和孩子到底還有多少時間能相處呢？

以我們平時的想像，既然還有40年的時間相處，每年有365天，每天有24小時，所以我們相處的時間會如同下表上的一樣：

父母40至80歲 孩子6至45歲	年	天	小時	總計小時	總計天數
相處時間	40	365	24	350,400	14,600

但我們和孩子真實還能相處的時間剩多少呢？

計算邏輯：以我們夫妻與6歲時的兔寶為例，扣除孩子不在身邊、寫功課、睡覺等無效時間，只留下真實聊天相伴的時刻為計算，我們還不假設如果孩子離鄉背井去讀書或工作的狀況，不然剩下能計算的時間會更短。

孩子年齡	相處時間	天	每日小時	總計小時
6至12歲	週一至週五	261	4	1,004
	週六至週日	104	16	1,664
13至18歲	週一至週五	261	3	783
	週六至週日	104	8	832
19至25歲	週一至週五	261	3	783
	週六至週日	104	5	520
25至35歲	一週	52週	20	1,040
35至45歲	一週	52週	10	520
總計天數			總計小時	
298			7,146	

人生如戲、戲如人生，我們一家不是名人，大家還願意購買這本書並且看到完，由衷的感謝，希望大家可以不用親自去經歷這些過程，就能從書中感受到與獲得些什麼。

最後想送給大家的禮物就是這個魔法數字「298」。我們從來不會想到我們與孩子的相處時間其實剩下那麼短，短到不剩下一年，那我們跟我們的長輩父母及朋友的相處時間呢，相信更是比這數字還要短暫。

當與父母、孩子、摯友等因為理念不合等原因吵架或是冷戰時，請想起這個數字吧，也許很多堅持也許就能夠放下了，能夠心平氣和地去珍惜與看待事物。祝福大家都能夠珍惜與擁有那份看似平凡的生活，每個平凡的一天，其實都不平凡。

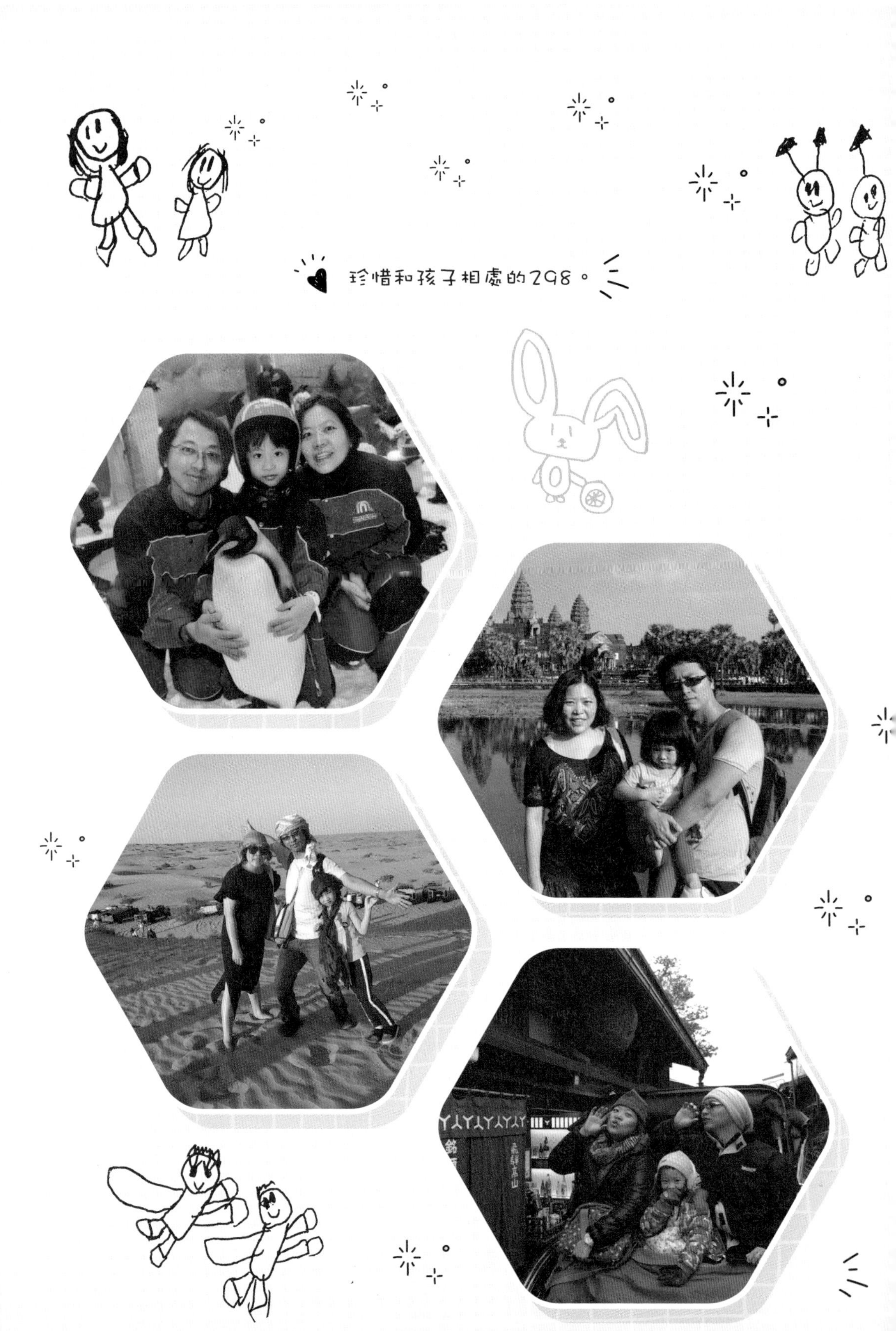
珍惜和孩子相處的298。

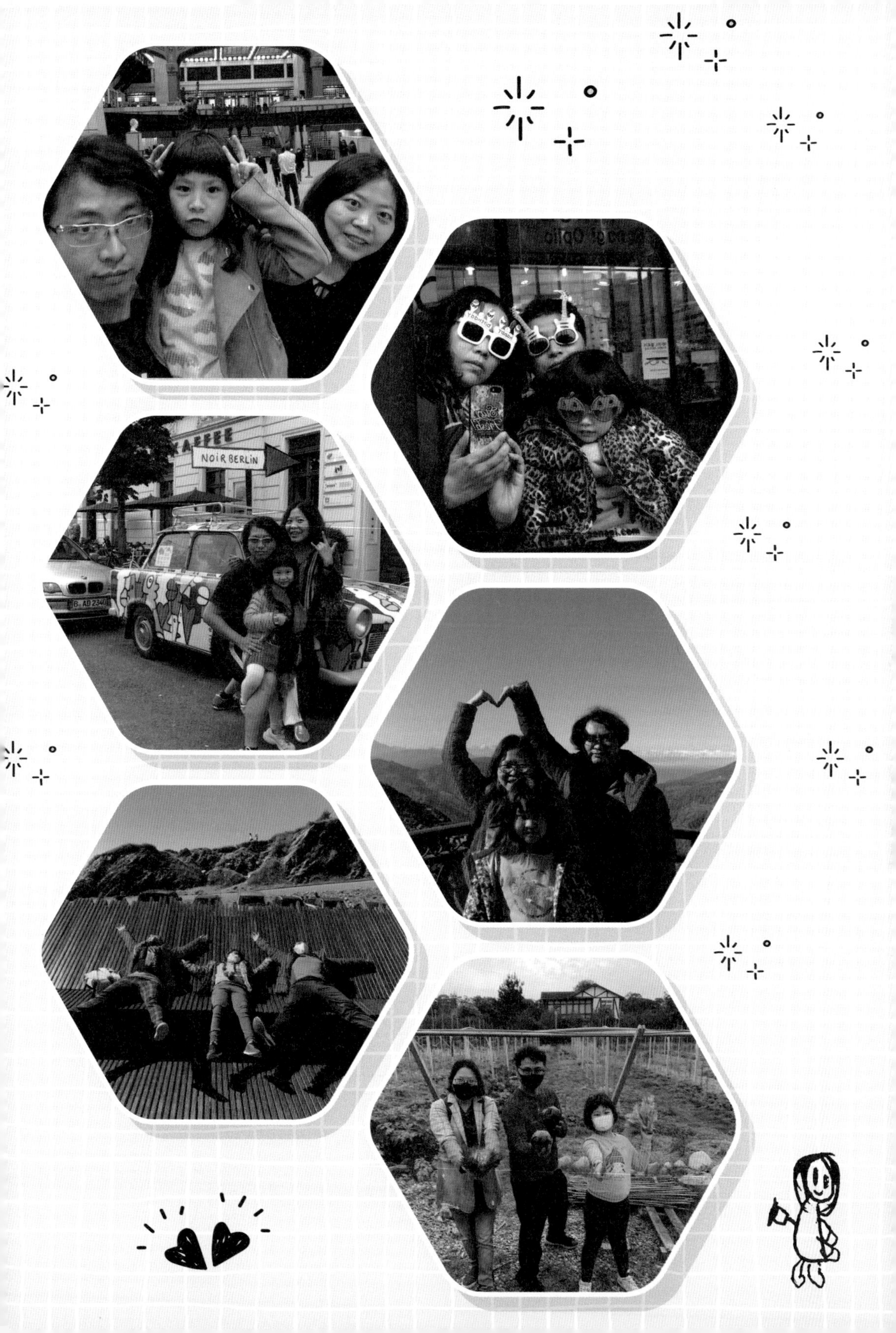
NOIR BERLIN

特別收錄：
兔寶媽的話
奇異果兔兔的異想世界

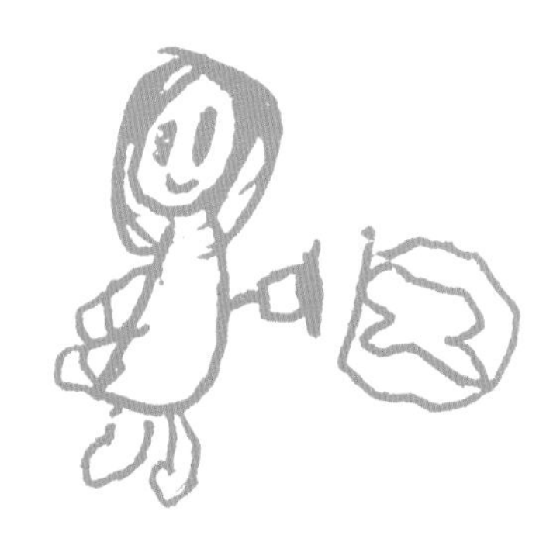

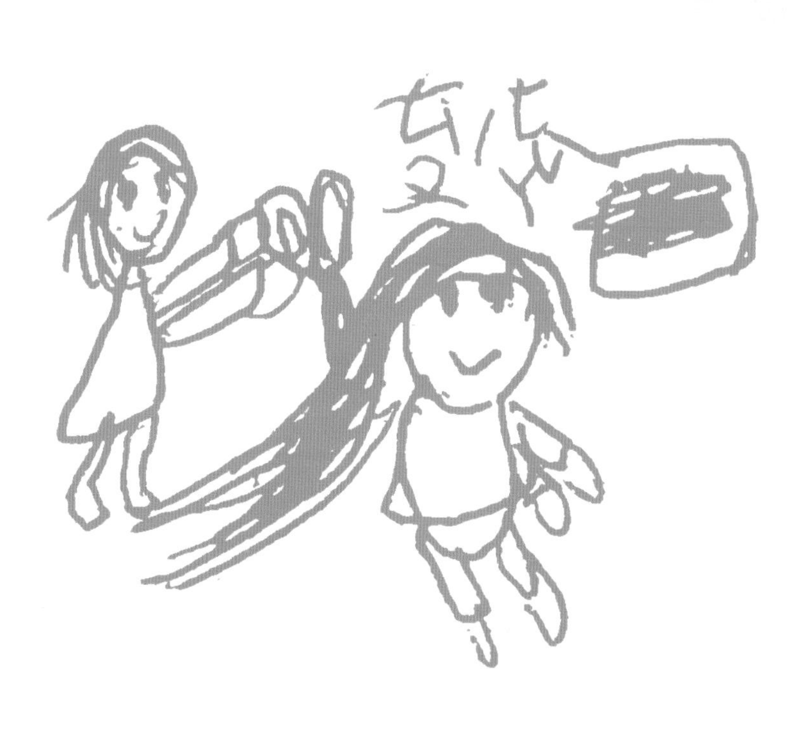

兔寶媽的話

兔寶媽想對紅鼻子醫生說的話

確診Day 882，兔寶在《國語日報》的文章寫著，「一開始生病住院的生活裡全是點滴和藥丸，只有看見媽媽煮的午餐及醫院裡的紅鼻子醫生時，心裡才會覺得快樂。」

現在回想起兔寶剛確診以及密集長時間住院的日子，還是會鼻酸心疼孩子打了無數的針和吃了數不清的藥。印象中我第一次在醫院看到布告欄上寫著紅鼻子醫生的行程表，好像能為治療的日常中，增添一點不一樣，而對紅鼻子醫生的到來有著一份期待。

盼啊盼，終於等到紅鼻子醫生來的日子，紅鼻子醫生還沒來到，早就有好多小朋友準備跟著紅鼻子醫生到處串門子巡禮；本來躺在病床上活動力不佳的孩子，都變得生龍活虎；本來因為治療副作用有許多不適的孩子，也跟著紅鼻子醫生哈哈大笑，暫時忘卻自己的疾病與治療的辛苦。有一次我們一群家長和孩子們跟著紅鼻子醫生一行人又唱又跳的，在走廊繞圈圈歡樂的遊行，好像一場嘉年華。

有時候孩子因為治療錯過了紅鼻子醫生，或是治療後身體不適正在休息中，紅鼻子醫生也都會很貼心溫暖的留下貼紙或小信物，讓孩子感受到紅鼻子醫生們的關心與祝福。

幾乎每次紅鼻子醫生來，我都跟著一起又唱又跳又演，同時也感動得淚流滿面。

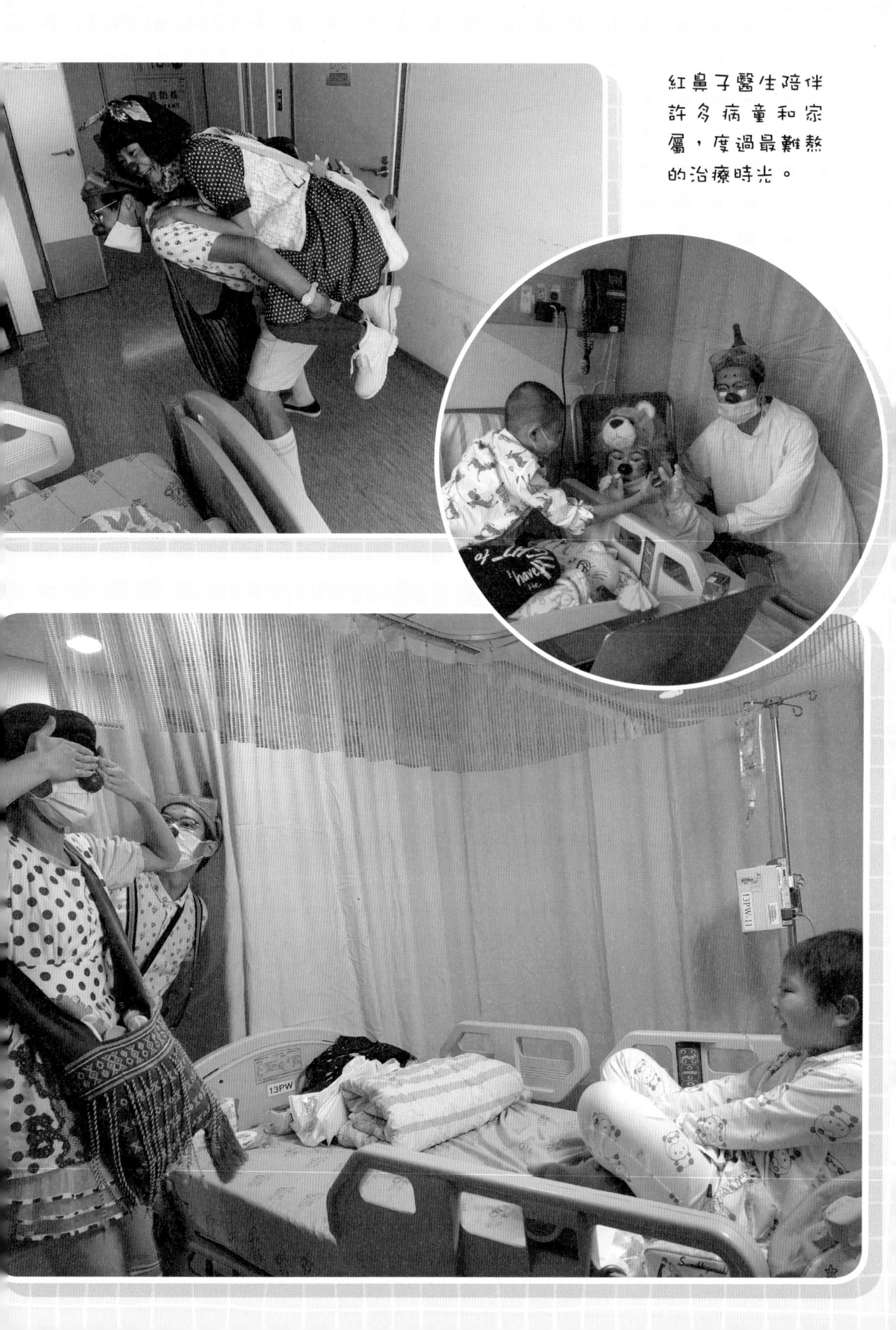

紅鼻子醫生陪伴許多病童和家屬，度過最難熬的治療時光。

紅鼻子醫生帶來的影響與感動，不僅是對孩子，還有家長與照顧者，以及病房所有的醫護工作人員，常常也看到醫護人員被逗得哈哈大笑，在他們繁忙辛苦的工作中，也得到了療癒與壓力舒緩。

記得有一次在紅鼻子醫生的FB上看到募款進度告急，資金缺口急需補上，我心裡好著急，也希望自己能多做些什麼。覺得對孩子這麼重要的精神寄託，應該要能有更多資源，甚至可以擴大到更多縣市更多醫院，照顧到更多孩子。

身為鐵粉，除了自己用行動力支持外，也一定要號召身邊的人一起響應，很開心看到後來有網紅、新聞、電視劇或節目，有更多關於紅鼻子醫生的報導露出，讓更多人加入支持的行列，真的好感動！

我要再次向紅鼻子醫生們與團隊告白：「謝謝你們，謝謝那些可以『開心大笑，忘記疼痛』的時刻，也很希望孩子與家長們的互動反饋，能夠化為滋養你們的動力。因為你們，我們在治療的路程不孤單，因為你們，我們知道勇敢不是不害怕，而是在害怕中有盼望，繼續前行。」

媽媽愛兔寶

孩子

在當你心情不好時

向你說了很多大道理

想了想

這些是出自於我的擔憂

怕你掉入無窮盡的負向循環

孩子，我想和你說

你可以生氣、焦慮、討厭、沮喪、難過、覺得不公平

想讓你知道

我們都很愛你

奇異果兔兔的異想世界

成熟的禮物

成熟是一種好事對吧？
那為什麼成熟後卻有越來越多的事要做？
那成熟不就變成懲罰了？
是因為成熟等於長大……，
而長大要做的事本來就比較多嗎？
不，那樣的話「長大」不就成為壞事了嗎？
還是因為長大而必須做更多事？
不，那樣的話我寧願永遠當個小小孩！
還是是因為……
我知道了，我真的知道了！
成熟是好事，這是絕對不會錯的真理，
或許成熟、長大以後我們需要做比較多事，
但……何不想想？
我們為什麼以前不需要做，也沒辦法做的事，
現在卻可以了？
因為我們長大了！
這也表示我們更有能力了！
所以成熟不是壞事！

我的心聲

我曾經埋怨過老天
為什麼不給我一副強壯的身軀
也曾經埋怨過家人
為什麼不給我一個富有的家庭
更曾經埋怨過老師
為什麼不以難一點的方式教學
但我為什麼從沒想過
是不是我要求的太多
其實我過得比世界上所有的人都舒適
只是我怎麼「看」而已
我擁有最棒的大腦
就算沒有強壯的身軀
我的一生也夠活了
我擁有最有愛的家庭
就算不富有又怎樣
我們一家活的快樂、充實就好
我擁有為我們著想的好老師
就算太簡單也沒關係
畢竟太簡單可以去補習
但遇到壞老師就不好了

所以不管是貧窮是富有

只要好好享受這一生就好

「夢」是助力還是阻力？

「有夢想」通常是一件可貴的事對吧！

但有人卻不這麼覺得喔！

有人甚至認為那很愚蠢呢！

在大眾的眼中，有夢想就是有目標，

有了目標，做事情就有動力，

不管是什麼事，

但在他們眼中，有夢想就是有壓力，

倘若又不小心把夢想告訴了別人，

那就糟了！

因為啊，別人下次見到你或許就會問，

「你的夢想達成了嗎？」「你有什麼進度嗎？」

這反而是一種壓力，所以不想那麼多最好，

但在我眼中，有夢想是好事，

只是你怎麼想而已，

如果你認為那個夢想對你來說是重要的，

那為何要聽別人的閒言閒語？

而且其實別人的那些話語也或許是在關心你，

你反而可以很高興的去看待這件事！

更可以和他／她分享關於你的夢想呢！

四季之歌

春天是觀眾
熱鬧的觀眾
觀眾席的大家
看著華麗的演唱會
不知不覺唱起了歌
而飛鳥和蟬在伴奏
夏天是樂團
壯闊的樂團
樂團的樂手
演奏著歡樂的樂曲
默默地帶起了氣氛
而熱浪在拍打著節奏
秋天是舞者
美妙的舞者
優柔的舞者
輕飄飄的舞動著
讓大家沉迷於此
而葉片也伴著她慢慢落下
冬天是指揮

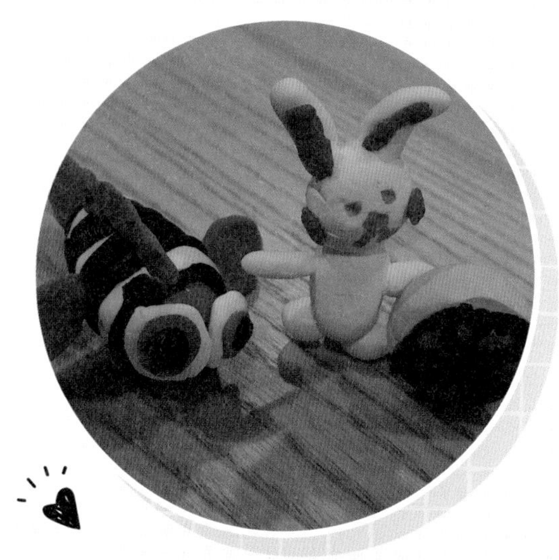

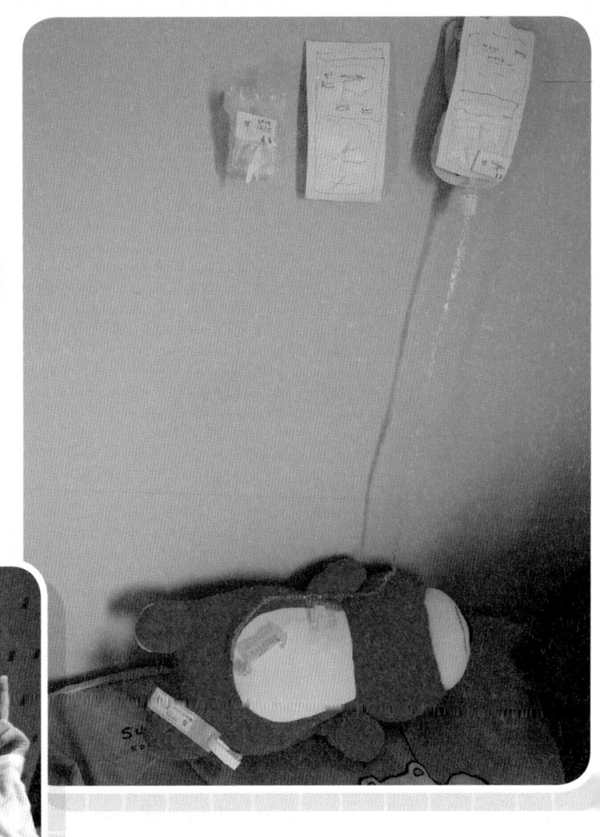

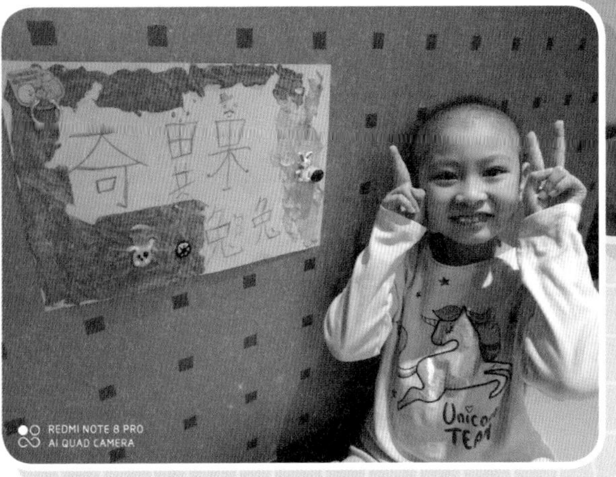

成熟不是壞事。
好好享受這一生就好。

人生就像是一趟旅程，一種體驗。

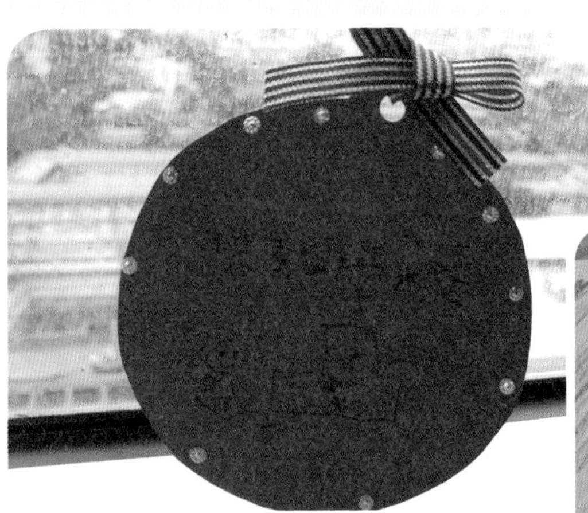

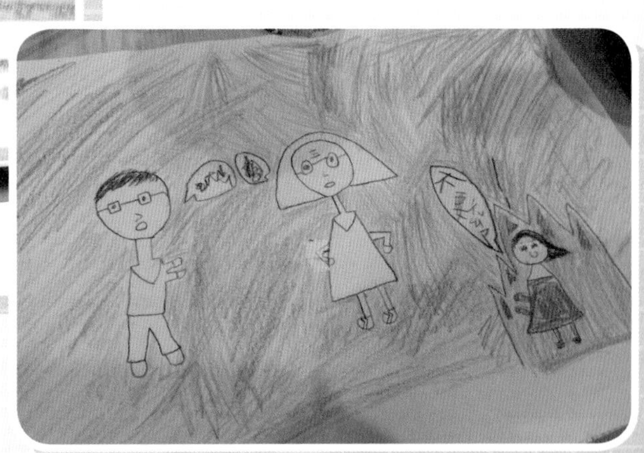

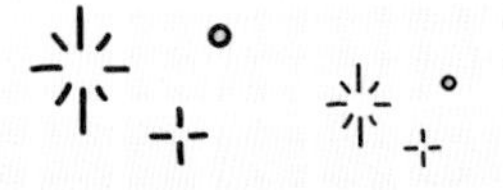

專業的指揮

重要的指揮

領著大家回窩

而雪白的冰晶也慢慢融化了

最後春天回來了……

沒有開箱的禮物

五月天的歌曲中，

我最愛的是「第二人生」的歌詞：「期待一趟旅程精彩萬分，你卻還在等」，

這句歌詞的旋律好聽，不膩，

而且句子也有著滿滿的人生感慨，

人生就像是一趟旅程，一種體驗，

裡頭充斥著滿滿的挑戰，

也有許許多多的驚喜，

不過如果你不去發掘、體驗，

你怎麼知道它有多精彩？

就像一個禮物盒，

如果你不打開它，

你又該如何知道裡面是什麼？

不過好多人總是把人生當成一種壓力，

那麼，即使它再精彩，

也不會有人知道它的好，
如果沒有開始，就不會有體驗，
所以不要再等了，
好好去體驗屬於你的旅程吧！
等回來了，記得告訴我，
「它」有多精彩。

預定人生計畫

人生的意義是什麼？
為什麼而活？
是大家共同的疑問。
不管年齡、富有，人都會問自己的問題，
小孩子可能覺得被父母管教很煩，
大人則認為被種種瑣事忙得不可開交，
有的窮人因為缺錢感到焦慮、厭煩，
而富有的人也可能為了維持財富而疲憊，
富二代則可能因為交友、人際問題感到困惑，
我們，為什麼而活？
人生又有什麼意義呢？
歷史像是拼圖，
出生時我們開始為這幅尚未完成的拼圖開始打拚，
死亡時我們將這幅拼圖留給其他人，

繼續以自己的故事將它完成，
人生像是小小的篇章，
每個篇章都是由我們的親身經歷寫下，
所有人的篇章組成了地球的歷史，
而地球的歷史則成了宇宙中的鳴唱，
人生的意義是什麼得自己摸索、尋找，
就像寫故事找不到題材一樣，
靜靜地去思考，
而在那之前，
你的人生意義就是：
「好好體驗生活中的每種感受，並尋找你的人生意義。」

人生三法則

人生如幻境，滴水即穿石。
生存有三法，助成雨滴水。
第一法：穿
看破人生為難事，
但若不看破而穿？
穿透一切以己知，
己知勝過他知以！
第二法：習
慣性難改為常知，

但若不改而建之？
建立新觀改舊念，
非改舊念了新觀！
第三法：生無常，
人生難控人皆知，
但若不控而信己？
人生難控信己能，
信己勝過信己命！

兔兔語譯：
人生像是幻境，要看破自然容易，要看破要先生存下來。
而生存有三法，幫你從鴕變成凰，尋找新觀點！
一法：以自己的能力去看穿，不強求其他。
二法：建立新嘗試，進而改掉壞習慣。
三法：人生難以掌控，但若相信自己，未來就在眼前！

哭泣，是大喜

抱歉啊，這篇可能會有點情緒，
因為這是我消化很久才寫出來的文章⋯⋯。
哭，是人的本能，
但我們卻常把它當作丟臉的事，
哭分好幾種，

委屈，難過，生氣，
但，哭泣，不是丟臉的事，
是最棒的事，
哭泣助我放鬆，
哭泣助我整理思緒，
哭泣好棒！

生疏面孔

生活中，我們會遇到兩種人，
一種是認識的人，一種是陌生人，
但，認識的人中，其實又分好幾種，
有的熟透透，有的又陌又生，
有的認識很久，有的只有一面之緣，
但，如何定義，
我們是否真的了解一人呢？
每個人都在改變，
每秒每分每時每日每月每年，
大大小小的改變，
一念之間，原本的熟識朋友，
也可以變成最陌生的敵人，
俗稱的背叛，
不也是要先認識、熟識，

才有所謂的背叛嗎？
但，既然我們不知道，
誰，今天可能做什麼，
誰，可能想要背叛我，
與其擔心，
不如多花點時間在過日子上，
即使朋友圈再重要，
也不要把自己的重要性放在它後面，
不要讓重心偏離自己，
影響自己的生活。

To：我自己

操偶師&偶

世界上的人，我分成兩種，
管理員、被管理者，
想成為管理員，
除了要有能力，
最重要的，還是創造力，
我在算塔羅牌時，
也常常算到與創造力有關係的內容，
而當然，管理員，
也必須要有協調力、溝通能力，

但其實不一定有同理心、品德，
不過，大家都希望有好的老闆吧？
既然如此，那麼與其抱怨，
不如多增進創造的能力吧！
未來的管理員，就是你！

旅途

人生，像是一場旅途，
一個單程的旅途，
這場旅途，沒有回頭路，
因此，活下來最重要的，
便落在了生存的意義上，
為什麼要開始這趟旅途？
什麼是活著？
每個人都有不同的解釋，
但其實，活著的意義，
只有一個人能定義，
那就是身為旅行者的你，
每個人，
都只能為自己的人生給予定義，
並不能影響他人，
因為，要不要活著，

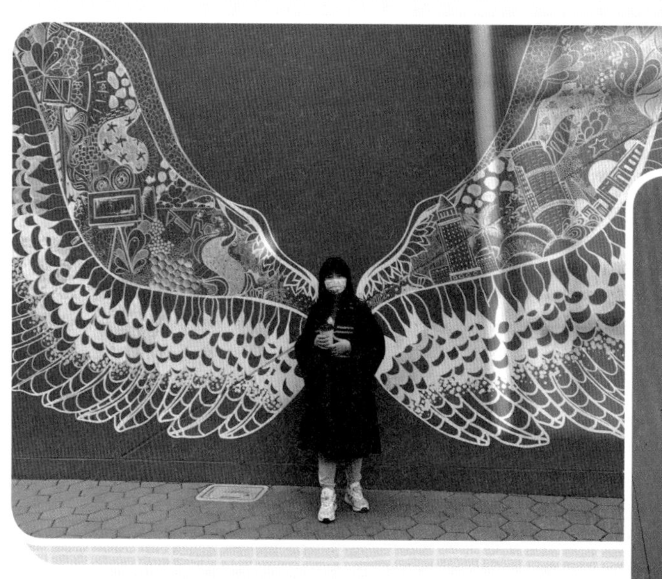

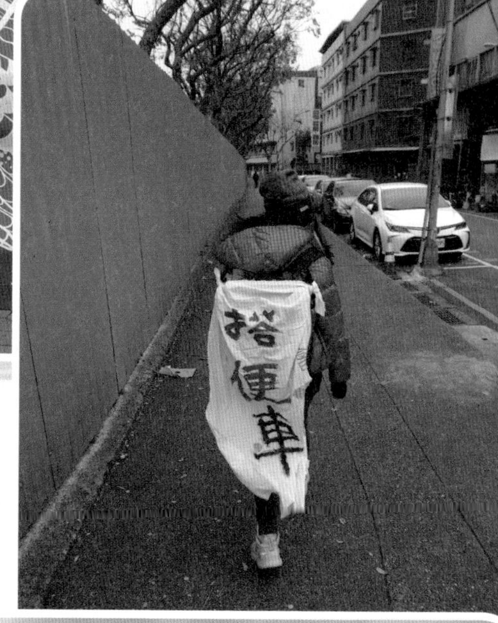

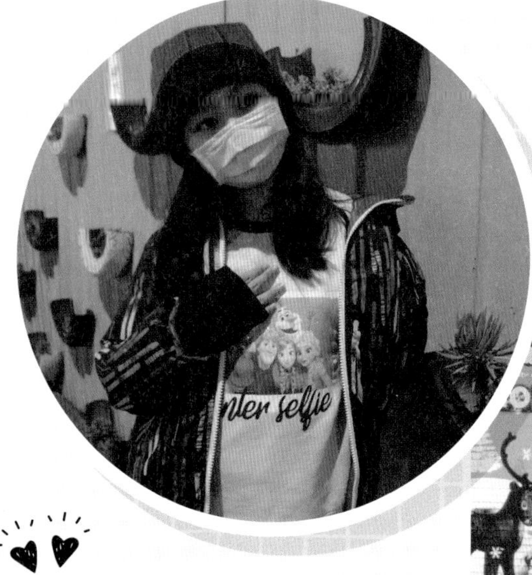

歷史像是拼圖。
若相信自己，未來就在眼前！

未來的管理員，就是你！

人生，像是一個單程的旅途。

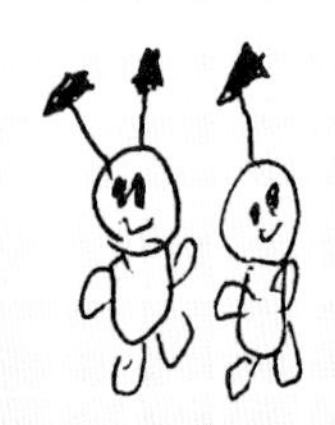

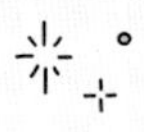

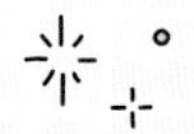

為什麼而活著，
要不要活的快樂，
要不要活的精彩，
取決於你自己，
當你認為它不精彩，
那麼即使別人認為精彩，
也不是重點，
希望看完這篇文章的你，
好好想想，
你活著的意義是什麼。

一朵花

人的每一生，都像花朵，
花苞，人誕生時像一個花苞，
開花，人從出生到出社會，需要一段時間的歷練，
凋零，人總是會死的，但開花時，你很美……。
人生中，或許要經歷一段時間，
我們才能成長，
又或許，我們老的很快，
但過程中，
我們的努力，
所謂的汗水，

我們的付出，

所謂的一切，

我們的辛勞，

所謂的細心，

我們的快樂，

悲傷，喜悅，

都造就了，

我們開花時的光彩，

好好珍惜這段時間，

因為這時的你，很美……。

我的專屬自介

我是誰，不重要，

重要的是，我的心長怎樣，

我，

一個喜歡錢的人，一個有夢想的人，

會為了夢想打拚，也為了賺錢努力，

只要有作文比賽，我一定參加到底，

作文是我的喜好，也是我最擅長的，

最喜歡吃玉子燒，不喜歡吃的很多，

哈密瓜香瓜榴槤，辣椒節瓜都不愛，

酸的可以辣不行，雖說好吃的都愛，

個性固執愛生氣，勇敢負責有想法，
這就是我，沒人可以反對，
因為自我這種東西，自己最知了！

爸爸OS：至生病過後，真的讓兔寶覺得錢很重要啊！

傷痕

我有一個傷，揮之不去的傷痕，
在我的身上，在我的內心深處，
穿上衣服後，就沒人能看的見，
但不是衣服，都能遮掩我的疤。
我的心上，刻滿了疤痕，
我的身上，有一道傷疤，
它們不是，單薄的衣服，
可以輕鬆，遮掩住的傷。

好想回到那一天

其實，我也不記得那是什麼時候發生的事了。

還記得那一天，我們全家的心情都不是很好，因為那陣子，我剛開始進行對抗白血病的療程，治療初期，媽媽還有在上班，而從小陪伴我的爸爸，依然在我的床邊，握著我的手，說媽媽會來探望我，煮飯給我吃。

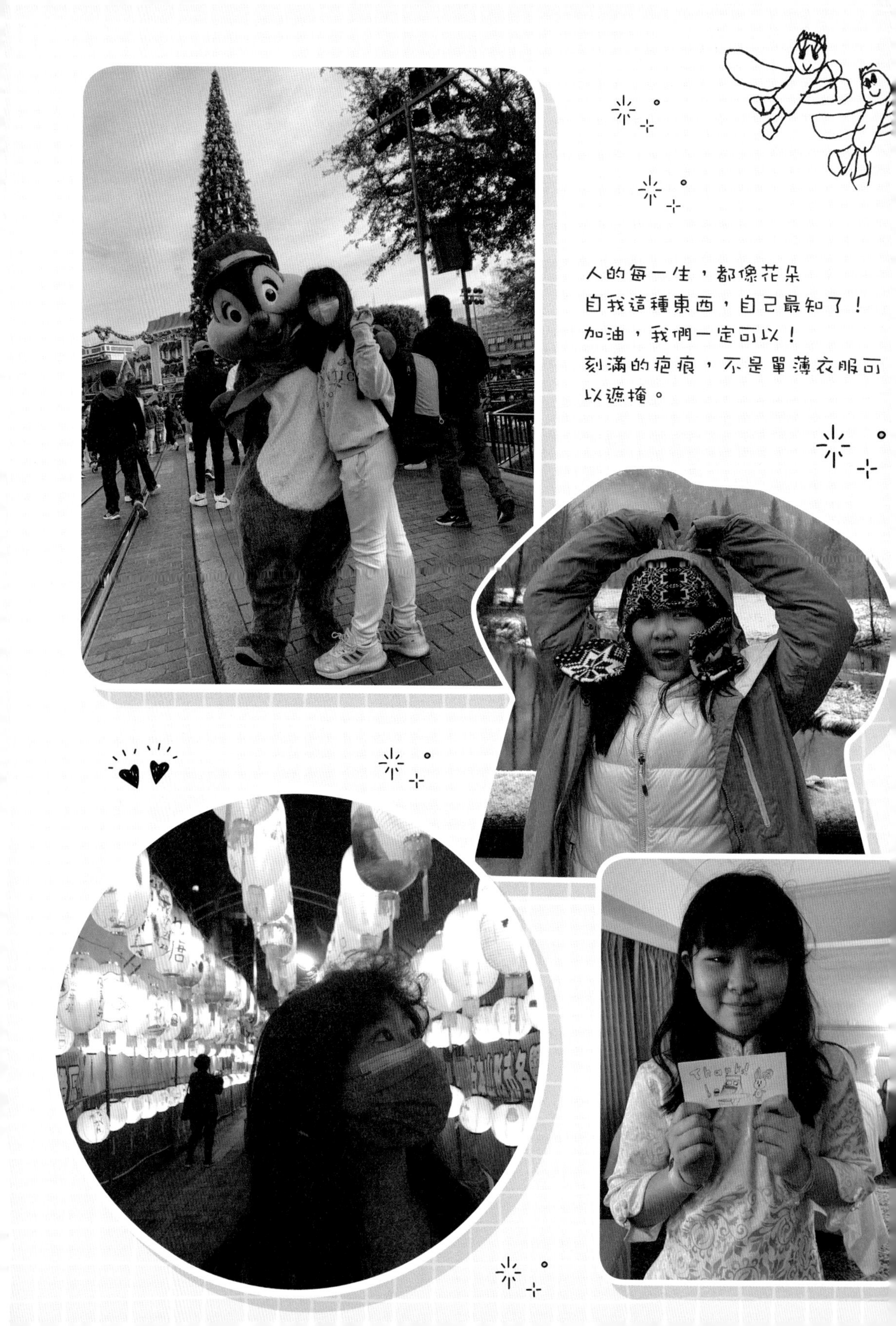

人的每一生，都像花朵
自我這種東西，自己最知了！
加油，我們一定可以！
刻滿的疤痕，不是單薄衣服可以遮掩。

表面上，我們一家，好像都接受了我生病的事實，但其實沒有，我們常常各自在夜晚的月光中哭泣，為了不影響彼此的情緒，而努力隱藏。不過最煎熬的，其實不是我，我還有爸爸的陪伴，可以在他懷裡哭泣，但上班時的媽媽不能哭，回到家裡，也只有她一人，她每天，就只有跟我們視訊、送餐或探望時，能見到我和爸爸，而且，視訊時，她必須保持微笑，因為好像只有這樣，我和爸爸才不必擔心她。直到有一天，媽媽和爸爸說：「對不起，我撐不下去了。」媽媽辭退了他工作多年的公司，專心地陪伴我，當時的我，沒太多想法，因為那時，我連自己都顧不好，但其實，我好想給媽媽一個大大的擁抱，並和她說：「媽媽謝謝你，謝謝你每天晚上都需要偷偷哭泣，即使會擔心我，也努忍著情緒，專心賺錢，讓我們生活能更愜意，謝謝你。」

我想回到的那一天，是媽媽決定辭職的那天，她不知道她做的對不對，很擔心這樣的決定是否正確，也因為這樣，她辭職後，壓力特別大，因此我想回到那一天，告訴她，她做的決定是對的，只要她的心能舒服點，我就很開心了。

真正彼此相愛的家庭，不該是以其中一人的痛苦來達到平衡的，因為那不是真正的平衡，這樣的家庭，遲早會崩潰的；一個相愛的家庭，是彼此理解、傾訴，尋找一個大家都會笑的方法，來解決問題。所以我希望、期望，我能回到那一天，讓媽媽的心，少擔心一些。

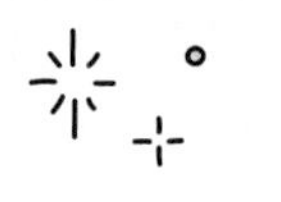

最愛一宗人

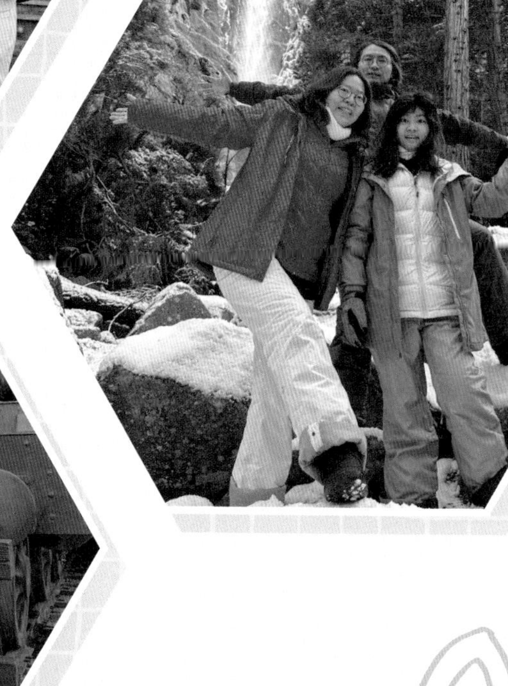

樂活 019

最漫長的暑假
兔寶KO ALL兒童白血病日記

作　　者 / 陳廷宇、陳繹安

總 編 輯 / 吳燕萍
特約編輯 / 吳宓蓉
校　　對 / 陳廷宇、陳繹安、吳宓蓉
整合行銷 / 陳彥潔
出 版 者 / 柏樂出版有限公司
bolepublisher@gmail.com
總 經 銷 / 易可數位行銷股份有限公司
231新北市新店區寶橋路235巷6弄3號5樓
886-2-89110825
香港總經銷 / 和平圖書有限公司
香港柴灣嘉業街12號百樂門大廈17樓
852-28046687

封面製作 / 劉美琪
內頁編排 / 菩薩蠻數位文化有限公司
製版印刷 / 上海印刷股份有限公司
出版日期 / 2024 年 7 月 初版一刷

定　　價 420 元
ISBN 978-626-7333-13-6

國家圖書館出版品預行編目(CIP)資料

最漫長的暑假：兔寶KO ALL兒童白血病日記/陳廷宇, 陳繹安著. -- 初版. -- 新北市：柏樂出版有限公司, 2024.07

272面；17×23公分. -- (樂活；19)

ISBN 978-626-7333-13-6(平裝)

1.CST: 白血病 2.CST: 小兒科 3.CST: 通俗作品

415.635　　112015945

柏樂出版Facebook
歡迎按讚加入